쉽게 따라하는 나의 첫 메이크업

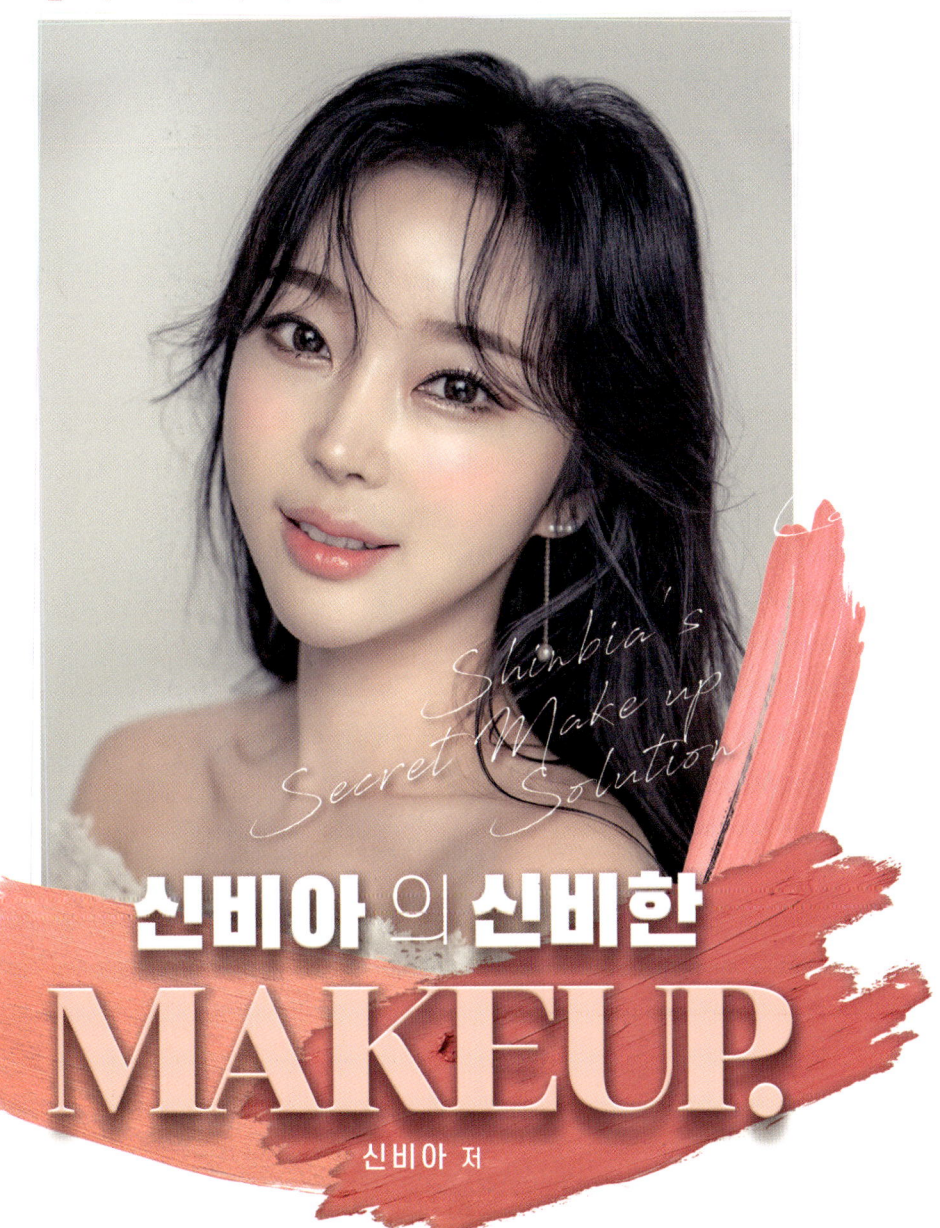

Shinbia's
Secret Make up
Solution

신비아의 신비한
MAKEUP.

신비아 저

전원문화사

신비아의 신비한
MAKEUP.

2020년 6월 25일 **1쇄 인쇄**
2020년 6월 30일 **1쇄 발행**

편저자   신비아
펴낸이   남병덕
펴낸곳   전원문화사
주   소   서울시 강서구 화곡로 43가길 30 2층
             T.(02)6735-2100, F. (02)6735-2103
등   록   1999. 11. 16. 제1999-053호

Copyright ⓒ 2020, by 신비아 & Jeon-won Publishing Co.

이 책의 내용은 저작권법에 따라 보호받고 있습니다.
저자와의 협의하에 인지는 생략합니다.

잘못 만들어진 책은 바꾸어 드립니다.

prologue

숨가쁘게 업데이트되는 유행들,
힙스터들의 잇 아이템들과 잇 메이크업들,
쏟아지는 매력 틈바구니 속에서 먹고 사느라,
나를 꾸밀 새도 없죠.

삶의 고단함에 이리 밀치고 저리 밀치며 내가 얼마나 아름다운지,
내가 얼마나 매력적인지 알지 못한 채 포기하고 살아가는 우리 친구들.

외모지상주의라며 지나치게 겉모습에만 치중하는 뷰티라이프는 우리들의 내면을 오히려 헤칠 수 있지만 거울 앞에서 "거울아 거울아 누가 제일 예쁘니" 했을 때 거울 마법사가 대답해주는, 내가 아닌, 다른 사람을 말하지 않도록….
내가 사는 내 세상에서 내가 가장 아름다울 수 있는 자신감!
쉽고 간단하게 자존감과 아름다움 두 가지를 동시에 잡아 보는 건 어떨까요.

케이 뷰티(K-Beauty) 시장이 커지면서 우리는 값싸고 질 좋은 화장품을 커피값으로도 구매할 수 있게 되었잖아요. 이제, 적은 돈으로 아름다워지는 내 모습을 보면서 힐링할 수 있게 되길 바래요.

여러분 모두 똑똑한 정보로 본연의 아름아움을 찾을 수 있으면 좋겠어요.

메이크업 아티스트 **신비아**

CONTENTS

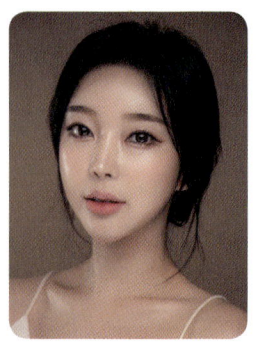

Chapter 1
내 얼굴의 상태 파악하기

face 01 웜톤? 쿨톤? 내 피부톤 제대로 알고 시작하자 • 10
  웜톤 vs 쿨톤 • 10

face 02 내 피부 타입을 몰라요 • 16

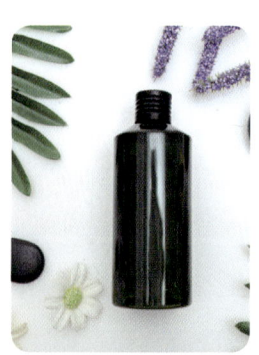

Chapter 2
내 화장품 지식 상태 파악하기

face 01 피부 타입에 따른 최고의 베이스 선택 노하우 • 20
  베이스 제품 알아보기 • 20

face 02 물광피부? 도자기피부? 뭘 하고 싶어? • 26
  5살 어려보이는 물광 메이크업 따라하기 • 27
  매끄러운 도자기 피부 메이크업의 비밀 • 31
  촉촉하면서 뽀송한 두 마리 토끼를 잡는 윤광피부 만들기 • 35

face 03 단점 극복하는 베이스 메이크업 ❶
  – 어려운 내 피부고민 이젠 끝! • 38
  울긋불긋 여드름 피부 뽀얗게 만들기 • 39

face 04 단점 극복하는 베이스 메이크업 ❷
  – 어려운 내 피부고민 이젠 끝! • 42
  태평양 같은 넓은 모공 도자기처럼 매끄럽게 • 43

Make up

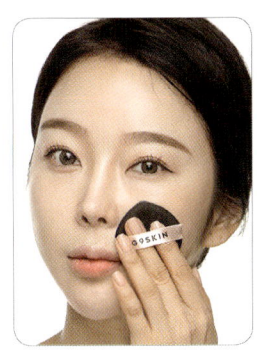

Chapter 3
실전 메이크업 도전하기

face 01 내 화장대의 무기 파악하기 • 48
 쿠션만으로 예뻐지는 초간단 메이크업 • 49
 볼–이마–턱–입가–콧망울 주변으로 바르기 • 50
 퍼프에 남은 양으로 레이어링해 줄게요 • 50
 밀착력 높이는 방법 알아두기 • 51

face 02 브러시 5개로 메이크업 끝내기 • 52

face 03 눈썹만 잘 그려도 아이돌이 될 수 있다 • 55
 눈썹 정리하기 • 58
 기초적인 깔끔 눈썹 그리기 • 60

face 04 강아지상? 고양이상? 아이라인 하나로 변신 가능 • 62
 기본형 그리기 • 64
 일자형 그리기 • 65
 올라간 눈매 교정하기 – 아래로 내려간 아이라이너의 강아지 눈꼬리 만들기 • 66
 처진 눈매 교정하기 – 고양이 눈매 만들기 • 67
 쌍꺼풀이 없어도 눈이 2배 커보이는 아이메이크업 – 작은 눈 • 68

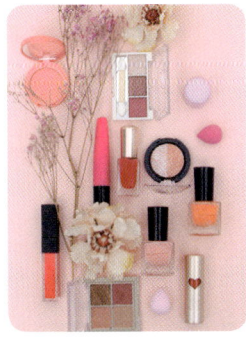

Chapter 4
색조 메이크업 정복하기

face 01 나도 아이섀도우 금손이 될 수 있다! • 74

face 02 입술 콤플렉스 메이크업으로 완벽 변신하기 • 77
 입술 표현법 • 77

face 03 10살 어려 보이는 볼터치 바르기 • 82
 피부톤별 블러셔 컬러 고르기 • 83
 블러셔 브러시 고르기 • 84
 블러셔로 그라데이션 넣기 • 87
 블러셔로 다른 분위기 연출하기 • 88
 얼굴형에 어울리는 블러셔 방법 • 90

face 04 지우지 않으면서 예뻐질 순 없다 • 92
 쉽고 깨끗하게 지우는 데일리 클린징 노하우 • 92
 예쁜 피부를 위한 홈케어 노하우 • 95

CONTENTS

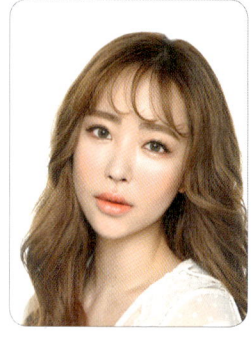

Chapter 5
데일리 메이크업을 기본으로 디테일하게 공략하라!

- face 01 사랑스럽게! 첫소개팅 메이크업 • 104
- face 02 깔끔, 단정! 대기업 면접 메이크업 • 108
- face 03 간편하고 쉽게 데일리 메이크업 • 112
- face 04 두근두근 금사빠 메이크업
  (금방 사랑에 빠지게 만드는 도화살 메이크업) • 116
- face 05 러블리 팡팡 과즙 메이크업 • 120
- face 06 특별한 날 레드립 포인트 메이크업 • 124
- face 07 흰티에 청바지만 입어도 여신되는 메이크업 • 128
- face 08 셀프 웨딩 메이크업 • 132
- face 09 속쌍꺼풀 청순하게 데일리 메이크업 • 136
- face 10 무쌍 브라운 음영 메이크업 • 140
- face 11 센스있게! 클럽에서 주인공될 수 있는 메이크업 • 144
- face 12 나도 아이돌될 수 있는 메이크업 • 148
- face 13 단아하게! 하객 메이크업(feat. 예쁜 친구 결혼식) • 152
- face 14 여배우 메이크업 • 156
- face 15 남자 데일리 메이크업 • 160
- face 16 남자 아이돌 메이크업 • 164

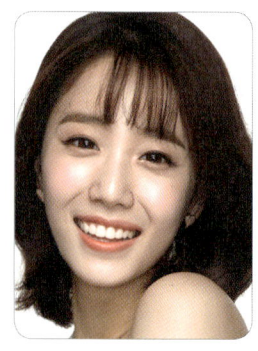 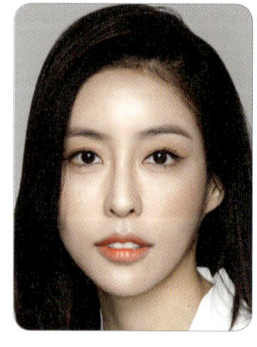 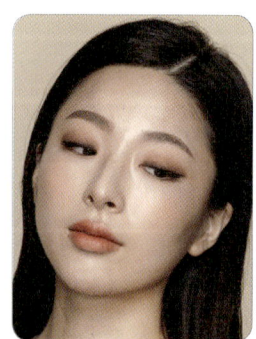 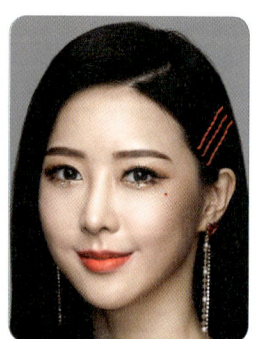

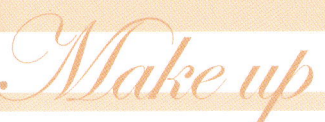

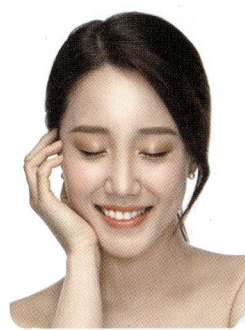

Chapter 6
7분 / 15분 / 30분 초간단 메이크업

face 01　초간단 7분 메이크업　•　170
face 02　조금 더 디테일하게 15분 메이크업　•　174
face 03　완벽 30분 만에 끝내기 메이크업　•　178

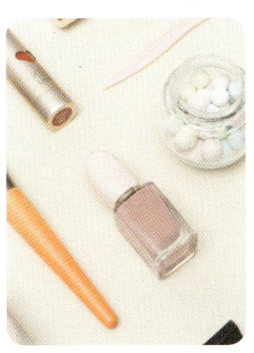

부록
고민 상담 시간　•　186

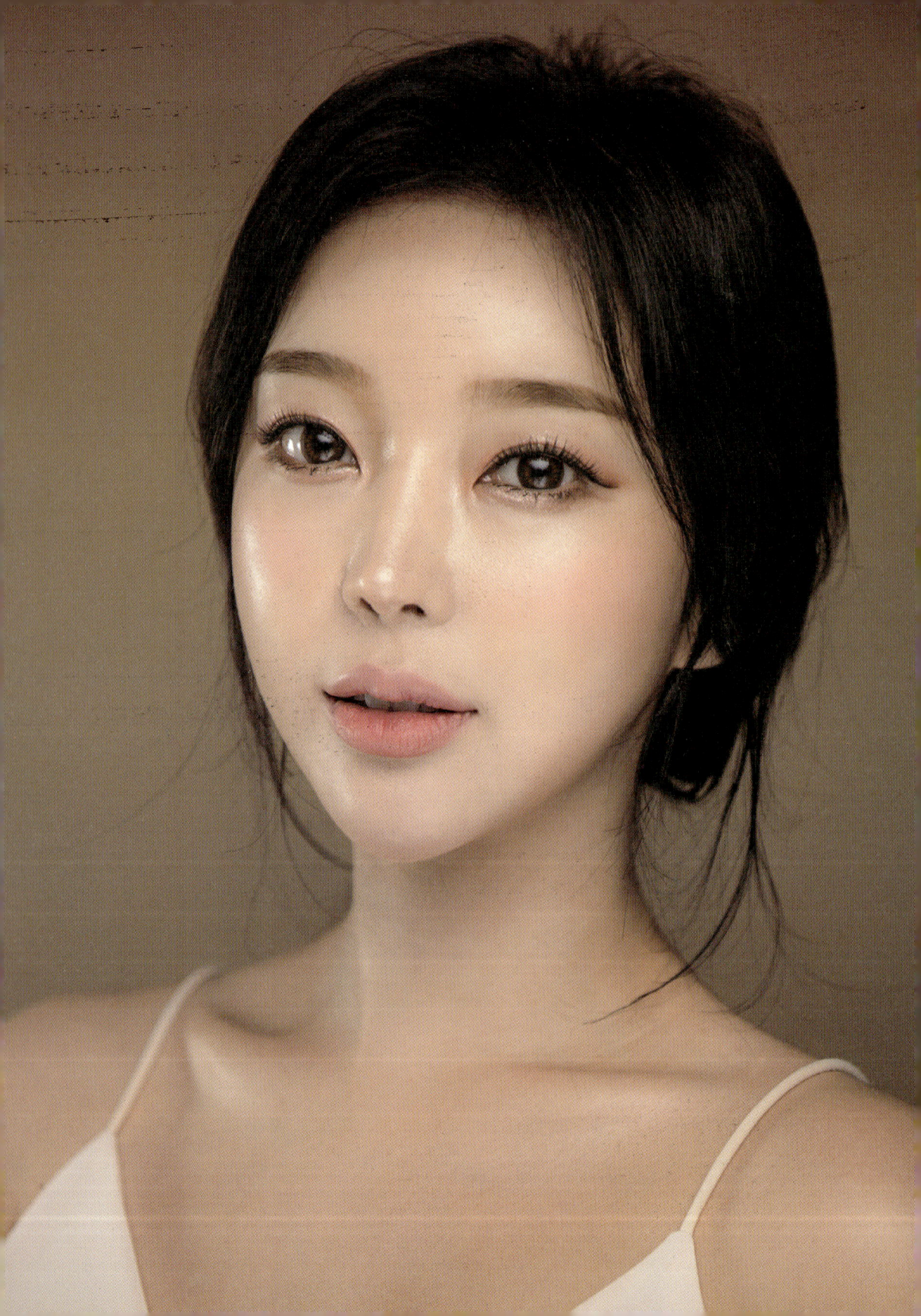

Make up

내 얼굴의 상태 파악하기

Chapter 1

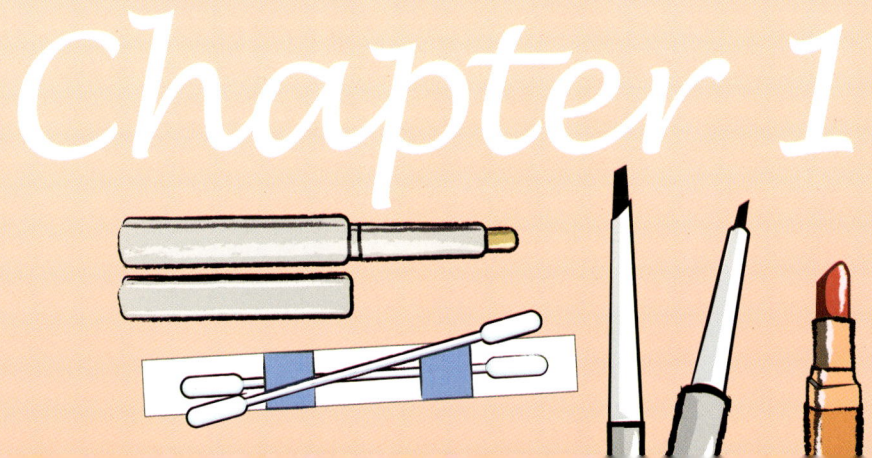

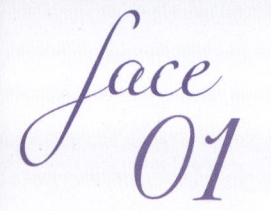

웜톤? 쿨톤?
내 피부톤 제대로 알고 시작하자

웜톤 vs 쿨톤

자신에게 어울리는 옷이 있는 것처럼 개인마다 어울리는 컬러가 있어요. 개인이 가진 고유한 신체 색에 어울리는 컬러를 퍼스널 컬러라고 합니다. 웜톤과 쿨톤, 우리는 수많은 영상속에서 많이 들어봤던 단어일꺼에요. 이 안에서 조금 더 디테일하게 봄, 여름, 가을, 겨울 사계절 컬러로 분류할 수 있어요. 일반적으로 이 둘을 합쳐 봄 웜톤, 여름 쿨톤, 가을 웜톤, 겨울 쿨톤으로 사용하는 경우가 많습니다.

나는 웜톤일까요? 쿨톤일까요?
궁금해 하는 사람들이 많지만 정확하게 본인의 톤을 모르고 본인이 좋아하는 컬러로 메이크업을 하는 경우가 많아요. 본인의 피부톤을 잘못 알고 어울리지 않는 컬러로 메이크업을 하면 어울리지 않는 옷을 입은 것처럼 촌스럽거나 과해 보이는 인상을 줄 수가 있기 때문에 정확한 진단이 필요해요.
웜톤, 쿨톤은 무엇일까요? 결론적으로 말하면 노란색 빛, 오렌지 빛이 많이 도는지 또는 핑크빛, 회색 빛이 많이 도는지에 따라서 웜톤과 쿨톤으로 나눌 수 있어요. 웜톤과 쿨톤은 눈동자 컬러 + 피부색 + 염색하지 않은 본인의 머리카락 컬러에서 결정됩니다.
웜톤 타입은 생동감있는 화창한 봄의 느낌과 가을 단풍잎과 같이 따뜻하면서 부드러운 컬러이고 쿨톤 타입은 비가 내리는 여름 같은 차가운 느낌과 눈밭의 주얼리처럼 화려하고 쨍한 느낌의 컬러로 구성되어 있어요.

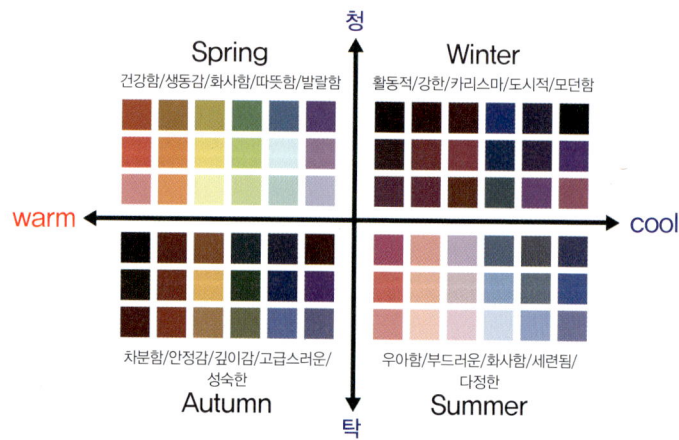

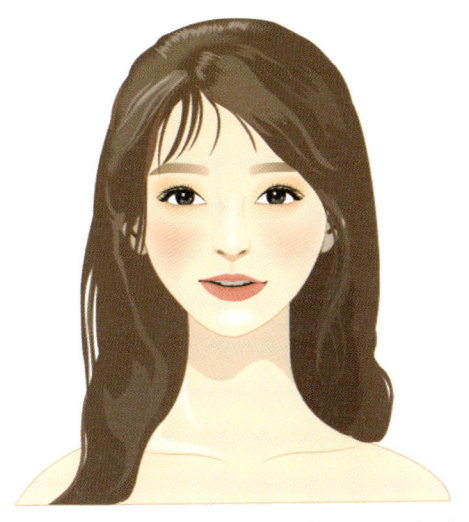
봄 웜톤

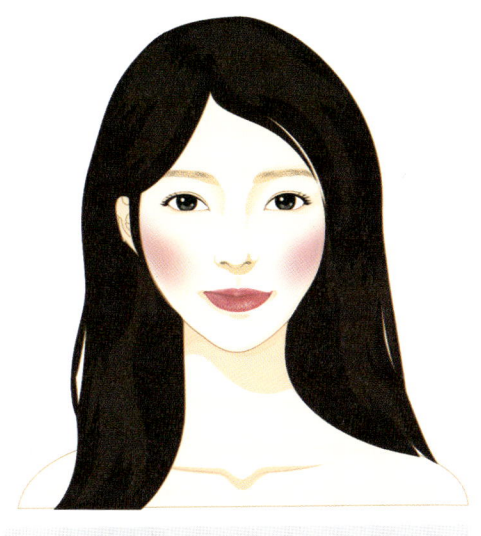
여름 쿨톤

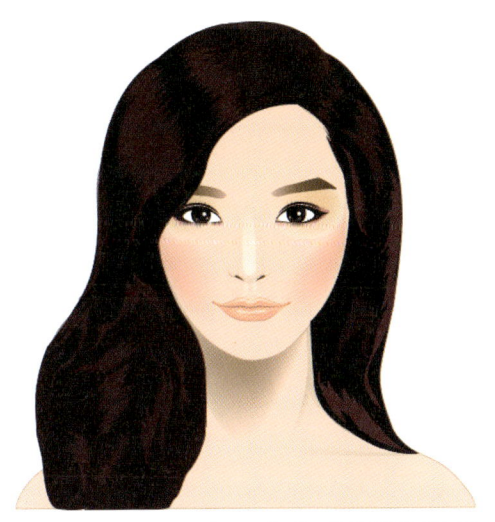
가을 웜톤

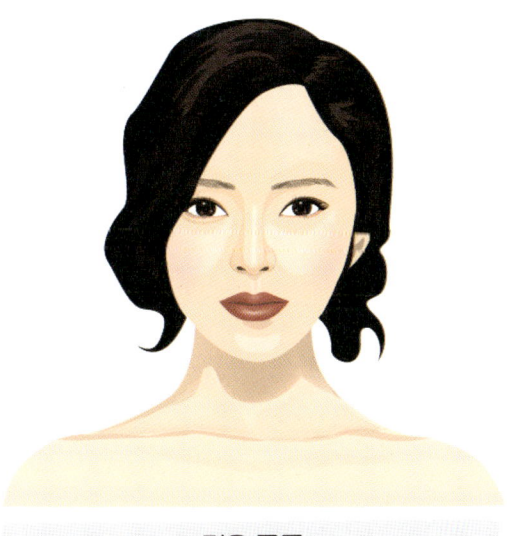
겨울 쿨톤

- **봄 웜톤**: 갈색 머리카락, 갈색 눈동자의 동양인 피부의 노란 기운의 피부톤. 입술색은 오렌지색이 어울리고 밝고 귀여운 이미지(예: 연예인 아이유)
- **여름 쿨톤**: 검은색 머리카락에 하얗고 뽀얀 피부, 핑크 입술이 어울리고 청순하고 우아한 이미지(예: 연예인 이영애, 송혜교)
- **가을 웜톤**: 건강하고 혈색있는 피부톤에 자연스러운 브라운 느낌. 섹시하고 건강한 이미지(예: 연예인 이효리)
- **겨울 쿨톤**: 검은색 머리카락과 빨간 입술이 어울리는 세련된 이미지(예: 연예인 김혜수)

✓ Tip 웜톤 & 쿨톤 체크 리스트

본인은 웜톤, 쿨톤 중 어느 쪽에 가까운지 체크해보세요. 다음 표에서 좀 더 많은 개수가 본인의 톤입니다.

분류	웜톤	쿨톤
전체적인 피부톤	노란기가 감돈다	붉은기가 돈다
눈동자 컬러	밝은 갈색	짙은 갈색, 검정
햇빛에 노출되었을 때	갈색으로 타는 경우가 많다	붉게 그을리는 경우가 많다
어울리는 액세서리	골드	실버
어울리는 립 컬러	코랄, 오렌지 톤	핑크, 버건디 톤
어울리는 섀도우 컬러	오렌지, 베이지, 골드 계열	핑크, 퍼플 그레이 계열

파운데이션 컬러 선택하기

웜톤과 쿨톤에 맞는 파운데이션 컬러를 알아보겠습니다. 봄 웜톤은 생동감있는 피부색을 살릴 수 있도록 맑고 깨끗한 컬러로 가볍게 표현합니다. 노란기가 많은 제품은 피부톤이 떠보일 수 있어서 여름 쿨톤은 부드러운 핑크 톤이 좋습니다. 가을 웜톤은 컬러감이 많이 느껴지지 않으면서 차분하고 자연스러운 컬러가 좋습니다. 노란기가 지나치게 많으면 혈색이 없고 탁하게 보일 수 있으니 주의해야 합니다. 겨울 쿨톤은 밝은 느낌으로 화사하게 표현하는게 중요합니다. 지나치게 내추럴하거나 어둡게 표현하면 안됩니다.
쿨톤의 피부 타입에 어울리는 컬러는 핑크베이스이고 웜톤의 피부에 어울리는 컬러는 웜베이지입니다.

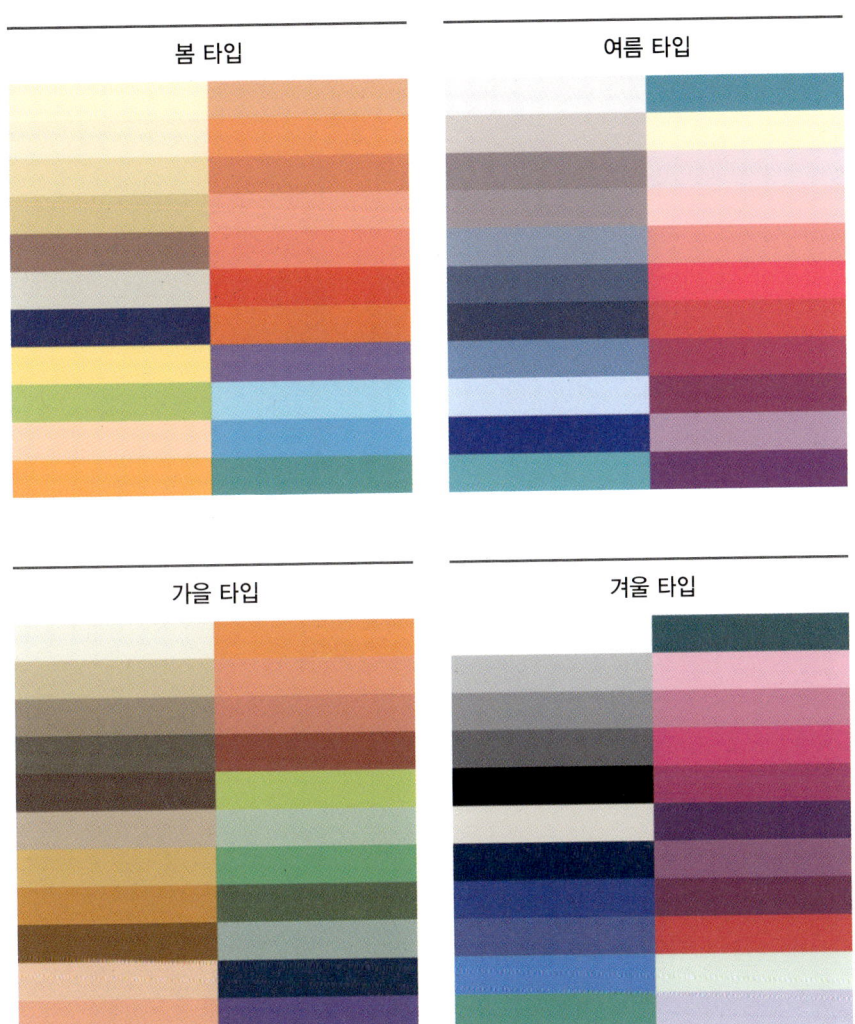

Chapter 1 _ 내 얼굴의 상태 파악하기 · 13

어울리는 섀도우 선택하기

쿨톤은 핑크빛이 돌면서 노란기가 적은 색상을 선택합니다. 창백한 느낌이 도는 분홍색 파스텔 계통도 어울립니다(로즈브라운, 핑크브라운, 진한 딥 핑크).

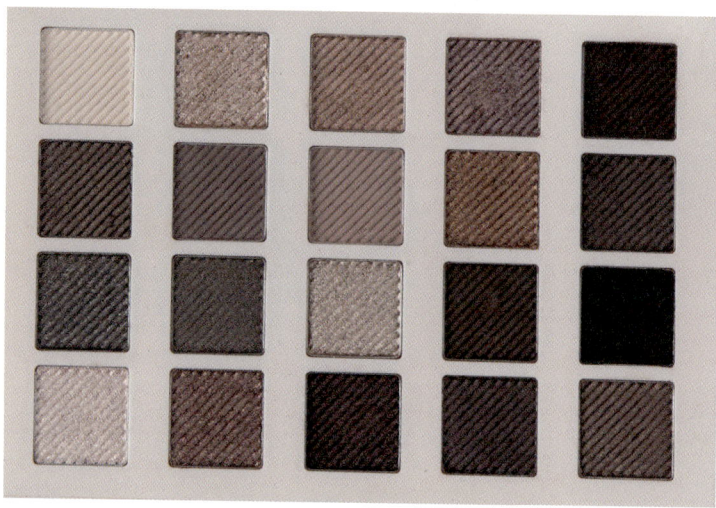

웜톤은 노란기가 주로 도는 오렌지 계열을 선택합니다. 강한 비비드 오렌지부터 탁한 주황빛과 브라운 계열이 어울립니다(살구, 복숭아 피치, 애프리콧, 주황기 도는 핑크, 살몬, 사틴컬러도 어울림).

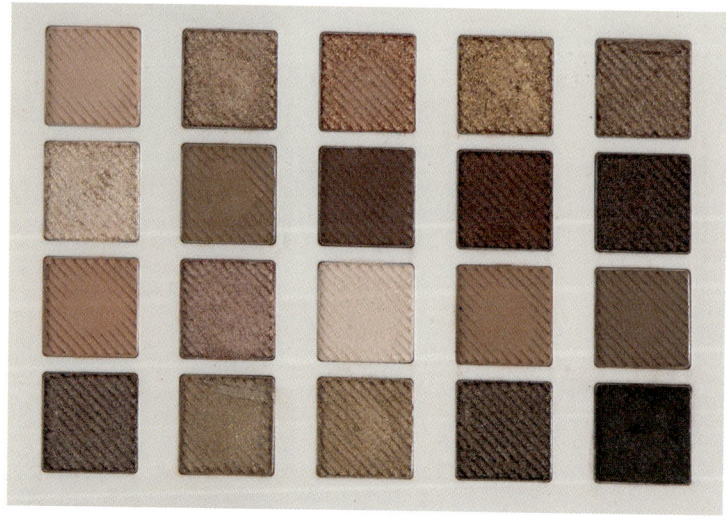

여기서 주의할 점은 같은 퍼스널 컬러라고 해도 정형화된 정답은 없어요. 렌즈를 끼거나 염색을 했을 경우 어울리는 퍼스널 컬러가 달라질 수 있으니 본인이 좋아하는 스타일로 다양하게 변신을 해보는 것도 좋은 방법입니다.

> **Tip** 웜톤 & 쿨톤 자가 진단 시 주의할 점

1. 피부톤을 진단할 때 뺨 부분을 기준으로 측정해 주세요.
   (다크써클을 보고 진단하면 안됩니다!)
2. 퍼스널 컬러 진단은 꼭 생얼로 해주세요!
3. 내 피부속 옐로우가 많은지 레드톤이 많은지 옷이나 천을 사용해 조화로운 색을 찾아주세요.

> **Tip** 이미지에 따른 구별법 & 어울리는 메이크업 컬러톤

- **비비드한 원색(봄):** 오렌지 베이스에 피치톤, 핑크톤
- **흰색, 푸른색, 바다색 파스텔(여름):** 라벤더 베이스에 핑크, 피치톤
- **황금색(가을):** 골드, 브라운 톤
- **어둡고 하얀 쨍한(겨울):** 라벤더 핑크, 장미빛

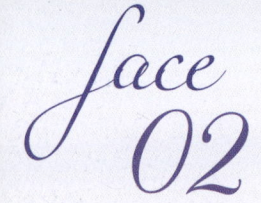

내 피부 타입을 몰라요

많은 사람들이 자신의 피부 타입을 정확하게 모르고 유명한 제품만 골라서 사용하기도 하는데 아무리 좋은 화장품을 발라도 피부 타입에 맞지 않는 제품을 사용하면 아무런 효과가 없어요.

오히려 트러블이 생기거나 피부를 민감하게 만들 수가 있어요. 지금부터 예쁜 피부 표현을 하기 위한 첫 번째 단계인 스킨케어를 올바르게 하기 위하여 간단하게 본인의 피부 타입을 체크해보도록 해요. 피부 타입은 피지 분비량으로 결정이 돼요. 어리고 건강한 피부일수록 천연 유수분 보호막인 피지 보호막이 튼튼하여 세안 후에 크게 당기거나 건조함을 느끼지 않지만 시간이 지나고 노화에 따라 건성이나 복합성, 지성, 민감성으로 피부 타입이 나눠질 수가 있어요. 메이크업을 하지 않는 10대 시절에는 대부분 피부 타입이 복합성인 경우가 많지만 사춘기가 되면서 지성으로 바뀌기도 하고 여드름이 생기는 피부 변화를 느낄 수 있어요. 환경호르몬과 노화를 겪으면서 피부가 건조해지거나 민감성으로 변하는 경우도 많아요.

지금부터 예쁜 피부 표현을 하기 위한 첫 번째 단계인 스킨케어를 올바르게 하기 위하여 간단하게 피부 타입을 체크해 보도록 해요.

■ 건성
- ☐ 겨울에는 피부가 잘 트는 편이다.
- ☐ 세안 후 아무것도 바르지 않으면 얼굴이 심하게 당긴다.
- ☐ 여름철에도 각질이 생긴다.
- ☐ 피부 탄력이 떨어지고 입가나 눈가에 잔주름이 많은 편이다.
- ☒ **제품 사용 팁**: 집중 수분 케어하기. 유분 밸런스를 위해 리치한 보습 케어하기. 주 2회 천연 오일로 스킨케어 수분 공급하기.

■ 지성
- ☐ 세안 후 아무것도 바르지 않아도 크게 당기는 느낌이 없다.
- ☐ T존 부위가 항상 번들거린다.
- ☐ 기름종이를 하루에 3번 이상 사용한다.

☐ 맨 얼굴일 때 모공이 눈으로 정확히 보인다.
☐ 화장 후 금방 번들거린다.
☐ 영양크림이나 팩을 하면 오히려 트러블이 생긴다.
☒ 제품 사용 팁: 겉으론 유분감이 돌지만 속이 건조한 수분부족형 지성일 경우 매일 수분젤을 꼭 바르고 주 2회 수분팩과 매트 라인 팩을 교대로 사용한다. 수분은 적당하지만 유분이 많을 경우 밸런스를 맞추기 위해 산뜻한 제형의 기초 제품을 선택한다. 주 1~2회 스팀타월로 모공을 열어 딥 클렌징을 하고 주 2회 블랙헤드와 각질제거 팩을 해준다.

■ 복합성

☐ 세안 후 유분은 많은데 당기는 느낌은 있다.
☐ 볼과 턱 부분은 건조한 느낌이다.
☐ T존에 유분감이 많다.
☐ 이마와 코 주변에 트러블이 많이 생긴다.
☐ 메이크업이 T존 위주로 많이 지워진다.
☒ 제품 사용 팁: 유수분 밸런스를 맞추기 위해 낮에는 산뜻한 보습제품을 사용하고 밤에는 U존에 오일이나 보습팩을 사용한다. 주 1회 T존의 피지를 제거하는 팩을 하고 U존은 수분 영양팩을 한다.

■ 민감성

☐ 기온에 민감한 편이며 겨울철에는 홍조가 심하다.
☐ 알코올이 들어있는 화장품을 사용하면 얼굴이 화끈거리고 따갑다.
☐ 화장품을 바꾸면 가려움과 두드러기가 생긴다.
☐ 얼굴이 건조하고 자주 붉어지는 편이다.
☒ 제품 사용 팁: 피부에 자극되는 화학 성분보다는 무알코올, 천연 성분 제품으로 지극없이 관리하는 것이 좋다. 진정, 보습에 좋은 알로에베라, 시어버터 등 천연 성분의 제품으로 보습 진정관리를 해주면 좋다.

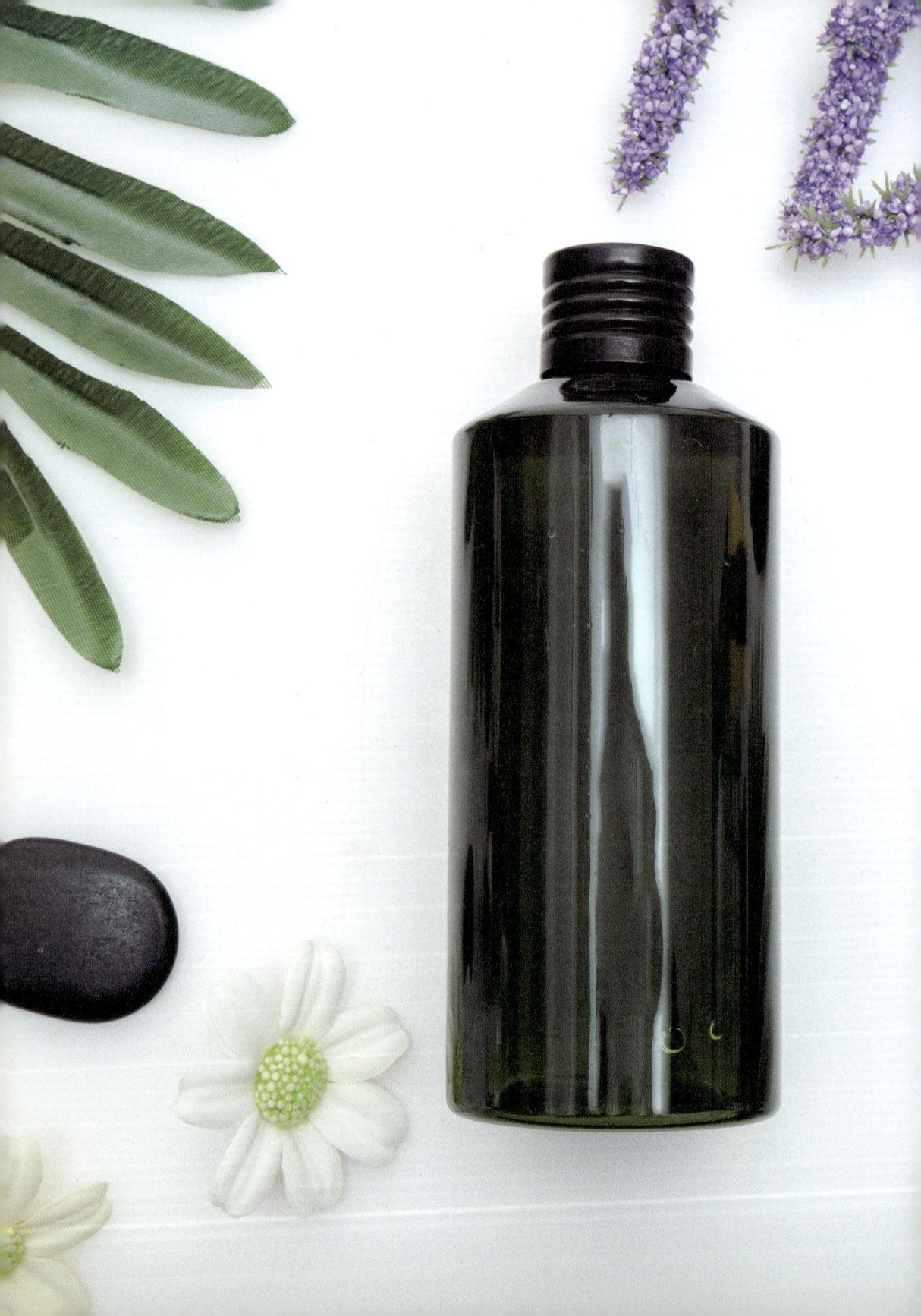

Make up

내 화장품 지식 상태 파악하기

Chapter 2

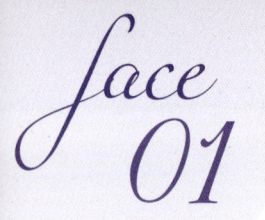

피부 타입에 따른 최고의 베이스 선택 노하우

메이크업을 할 때 TV나 영상을 보면 이것저것 바르다 보면 예뻐지고, 예쁜 피부 표현과 자연스러운 색조 메이크업이 쉬울 것처럼 보입니다. 하지만 막상 화장을 해보면 뭉치고 바르면 바를수록 촌스럽고, 어쩜 메이크업한 것보다 생얼이 예쁘다는 말을 들을 때도 있습니다.

가장 중요한건 기초 지식이에요. 베이직을 공부하지 않고 남들이 하는 메이크업을 따라하면 자신에게 어울리는 메이크업이 아닌 트렌드만 따라갈 수 있기 때문에 꼭 체크해보도록 해요.

메이크업을 처음 시작하는 초보자들은 본인에게 파운데이션이 맞는지 쿠션이 맞는지 BB크림이 맞는지 잘 모르는 경우가 많아요. 흔히 베이스 메이크업이 중요하다고 하는데 대체 베이스 메이크업은 어느 단계부터 어디까지일까요? 베이스는 기초 단계가 끝난 후에 시작됩니다. 피부 타입과 피부톤에 따라 사용해야 하는 컬러톤과 제품의 질감이 달라지게 되요. 그럼 지금부터 베이스를 선택하는 방법을 알려드릴게요.

베이스 제품 알아보기

프라이머(모공 케어제품)

프라이머는 피부의 결을 매끈하게 해주며 메이크업 후 번들거림을 잡아주기 때문에 메이크업의 지속력을 높여주는 효과가 있어요. 가장 중요한 건 사용량이에요.

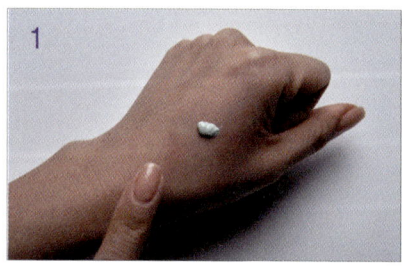

손등에 강낭콩만한 크기로 소량 펌핑합니다.

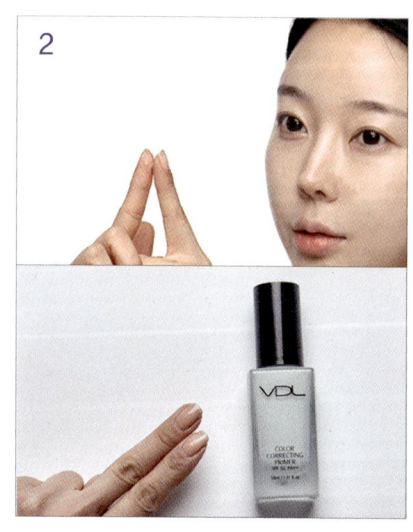

손의 온도를 사용해 녹여주세요.

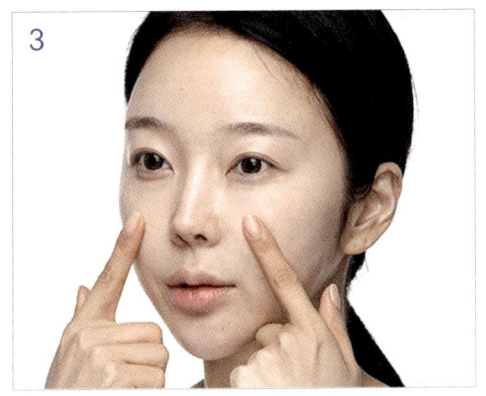

프라이머는 모공이 크거나 화장이 잘 지워지는 분들이 사용하면 메이크업이 무너지지 않고 오랫동안 유지될 수가 있어요. 주름에 파운데이션이 잘 끼는 분들은 수분 프라이머를 사용해 보세요.

모공이 있는 볼 안쪽과 피지선이 있는 T존에 발라줍니다.

메이크업베이스(광채베이스, CC크림, 톤보정베이스)

메이크업베이스는 기초 단계의 수분막을 보호해주면서 파운데이션의 밀착력을 도와주는 기능이 있어요. 피부를 광나게 하는 물광 메이크업을 할 때는 펄 베이스를 사용하고 피부톤이 칙칙한 피부에는 피부 톤업을 시켜주는 베이스를 사용하기도 해요. 탄력있는 브러시로 발라주면 윤기감을 살려줄 수 있습니다. 메이크업베이스 제품에는 광채베이스와 CC크림, 톤보정베이스가 있습니다.

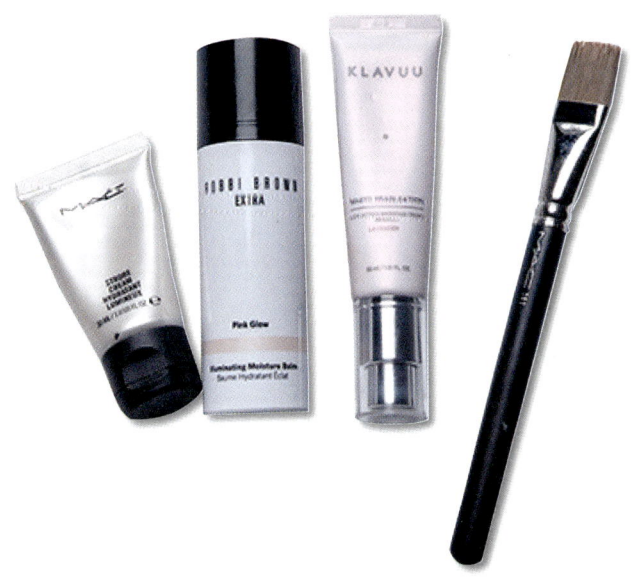

파운데이션

■ **지성(매트한 파운데이션)**

지성 피부는 커버력이 있고 지속력이 강한 파운데이션을 선택하는 게 좋아요. 모공 브러시를 사용해서 피부속까지 꼼꼼하게 발라주면 매끄러운 피부 표현을 해줄 수가 있어요.

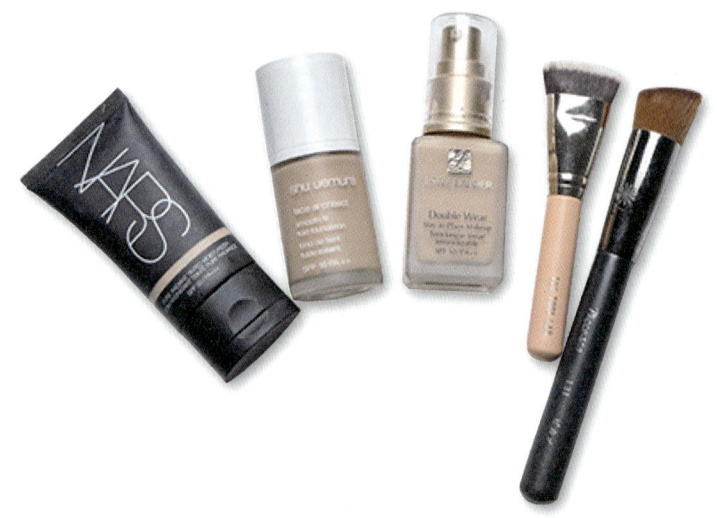

■ **건성(촉촉한 파운데이션 OR 쿠션)**

수분감이 많은 파운데이션을 선택해서 탄력있는 브러시로 발라주세요.

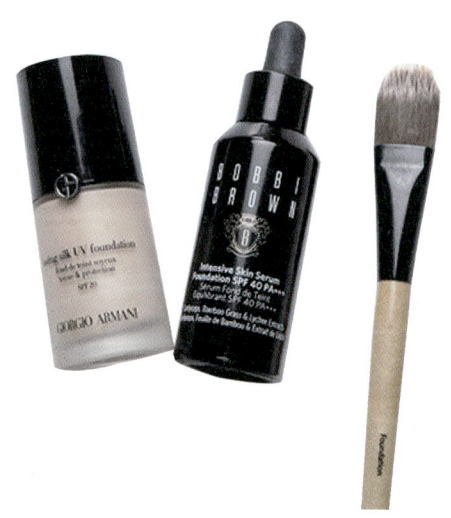

파운데이션의 지속력이 좋으나 양조절을 실패하면 뜨거나 밀릴 수가 있습니다. 잘 바르는 꿀팁은 밀착력있게 바르는 것이 매우 중요합니다.
파운데이션을 바를 때는 피부의 두꺼운 부분에 넓게 펴바르고 피부가 얇은 방향으로 펴주면 됩니다.

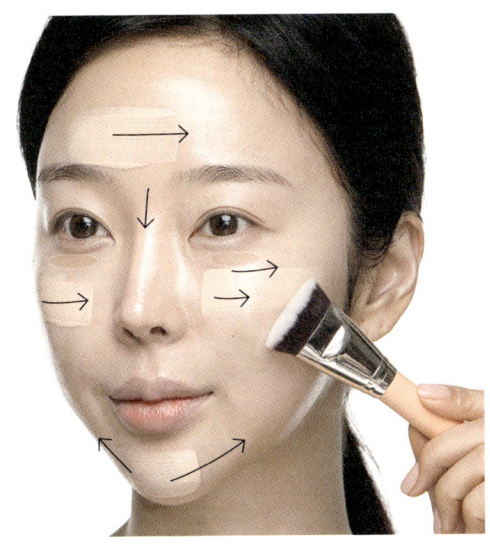

쿠션

쿠션은 수정이 간편하고 바르기 편해요. 단지 너무 빨리 사용하게 되고 다크닝 현상이 올 수 있어요.

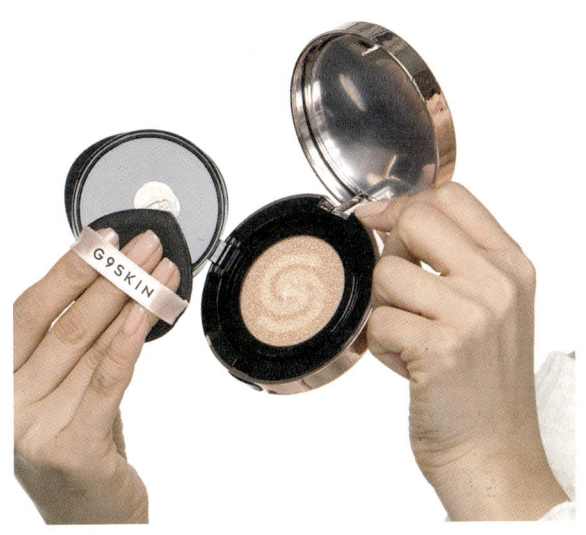

쿠션 잘 바르는 방법은 손등이나 케이스에 덜어 양을 조절하는 거에요. 피지와 섞여 잿빛의 다크닝을 막기 위해 프라이머나 베이스 사용을 추천해요.

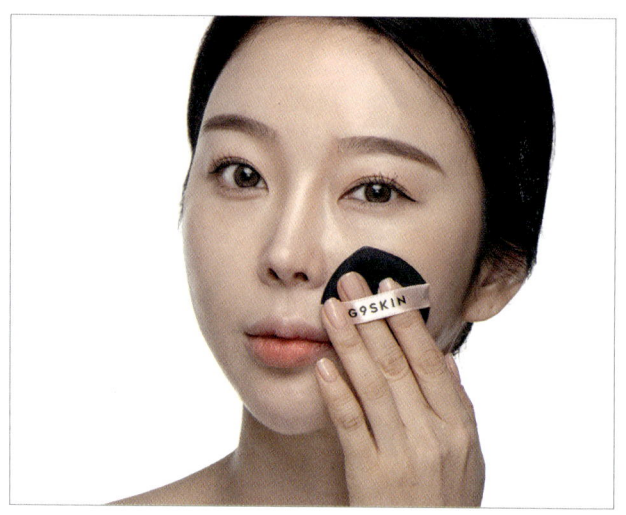

컨실러

컨실러는 파운데이션보다 커버력이 높은 제형입니다. 다크써클이나 피부의 잡티나 점을 커버할 때 사용합니다. 피부톤을 보정하거나 파운데이션의 지속력을 높이고 싶을 때, 트러블 자국을 커버하고 싶을 때 사용하기 좋아요.

- **초록색**: 붉은기의 피부톤을 안정감있게 잡아주고 잡티 많은 피부를 화사하게 해줌
- **빨간색**: 푸른빛의 다크써클을 커버할 때 효과적임
- **핑크색**: 혈색 없는 하얀 피부
- **노란색**: 피부가 울긋불긋하거나 피부톤이 어두운 사람들이 사용하기 좋음
- **보라색**: 노란빛이 도는 칙칙한 피부를 화사하게 표현할 때 사용함
- **파란색**: 노란 피부를 환하게 표현. 창백한 피부는 핏기 없어 보여서 안 됨
- **흰색**: 미백 화이트닝 기능으로 콧등이나 광대라인에 발라 하이라이트 효과를 주어 입체감을 나타낼 수 있음

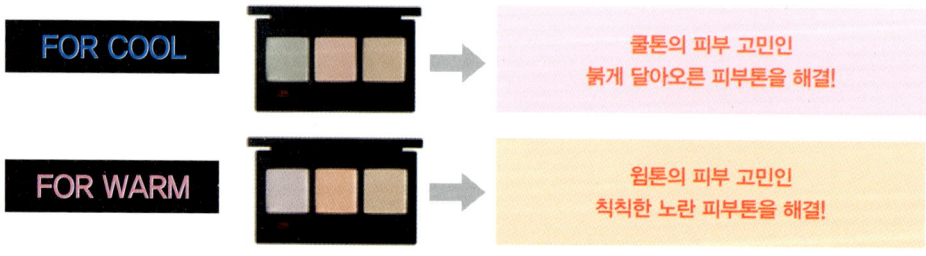

파우더

루스 타입과 고체 타입으로 나뉘어집니다. 루스 타입은 자연스럽게 유분감을 잡아주어 건성피부가 사용하기 좋고, 자연스러운 피부 표현 마무리 단계에서 사용하기 좋아요. 그리고 파우더 브러시를 사용해 가볍게 유분감만 잡아주면서 투명하게 커버할 수 있는 장점이 있어요. 고체 타입은 완벽한 커버로 깨끗한 피부로 마무리를 해줄 수 있고, 파우더 퍼프를 사용하여 양조절을 할 수 있어요.
유분감이 많은 분들은 퍼프를 사용해 살짝 눌러주면 도자기 피부를 만들어줄 수 있어요.

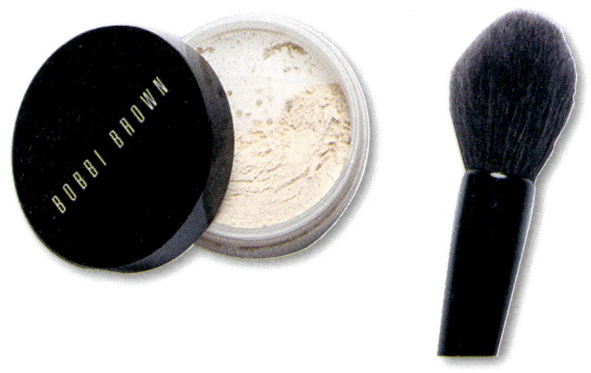

오일컨트롤 파우더

T존의 번들거리는 오일감만 잡아주어 뽀송한 피부 연출이 가능해요. 메이크업 마무리 단계와 수정 메이크업 단계에서 사용해주면 보송보송한 피부로 마무리해줄 수 있어요. 번들거림이 심하고 메이크업이 잘 지워지는 지성피부에 사용하면 효과가 좋아요. 퍼프를 사용해도 되지만 브러시를 사용하면 많은 양을 바르지 않아도 피부 표현이 두껍지 않고 투명하게 표현할 수 있어요.

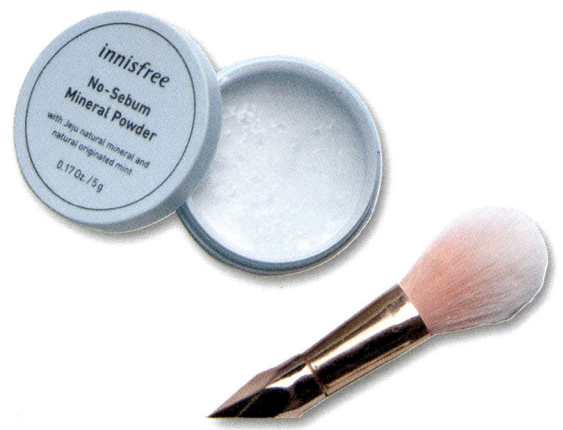

face 02

물광피부? 도자기피부?
뭘 하고 싶어?

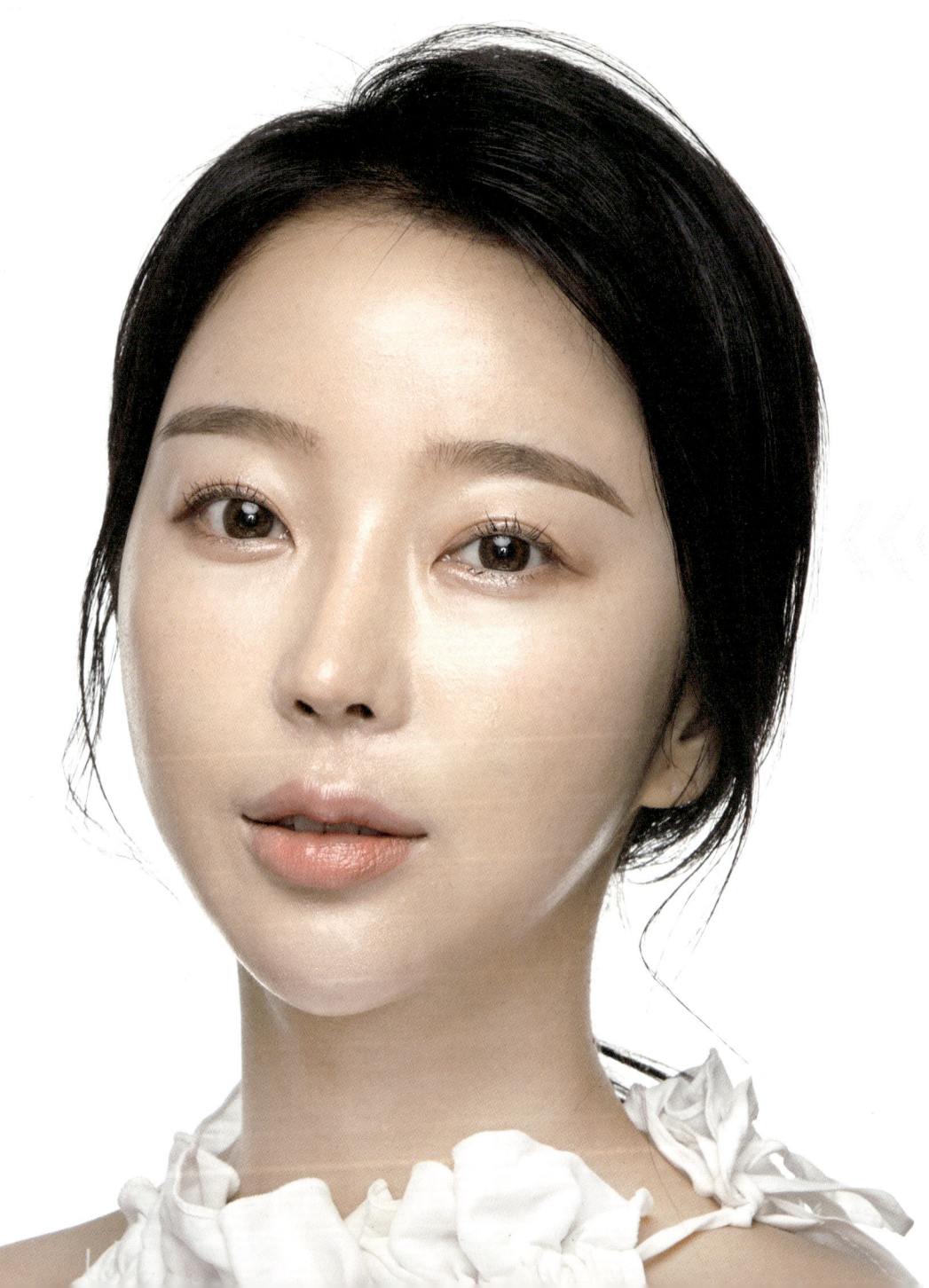

5살 어려보이는 물광 메이크업 따라하기

물광은 피부에 물기를 머금은 듯 피부속 꽉찬 수분을 갖고 있는 상태를 말합니다. 시상식장에서 여배우의 피부와 같은 피부를 표현할 수 있어요. 반짝거리면서 화려하게 표현하기 위해 진주 같은 영롱한 펄감이 들어있는 제품을 섞어 사용하거나 오일 제품을 파운데이션과 믹스하여 사용하면 광채감을 극대화시킬 수 있어요.

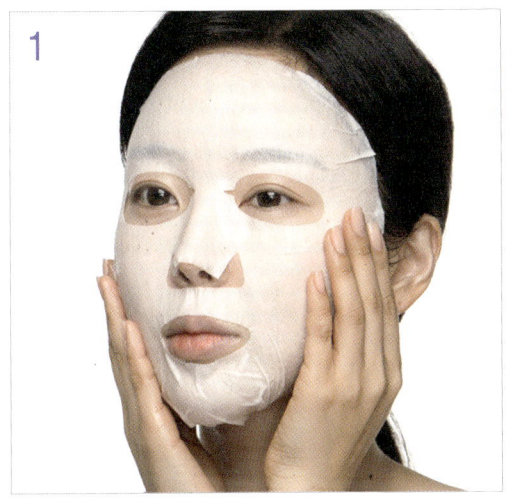

피부에 수분감을 보충해주기 위해서 진정 수분팩을 해줍니다.

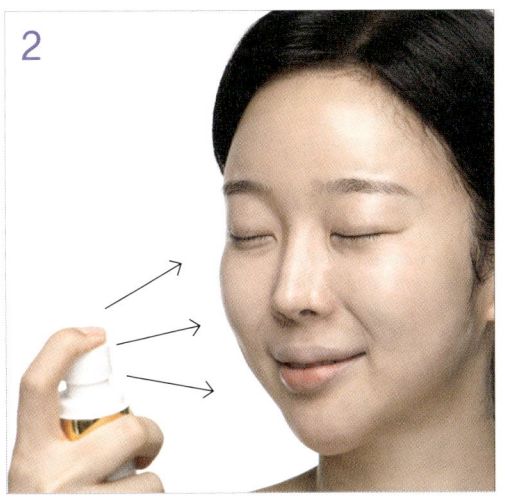

수분 미스트를 사용해 수시로 수분감을 채워주세요.

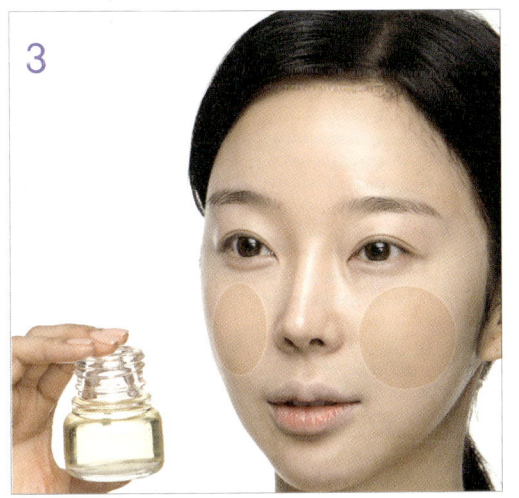

페이셜 오일을 손바닥에 덜어서 얼굴 전체를 부드럽게 감싸 수분막을 형성시켜주세요.

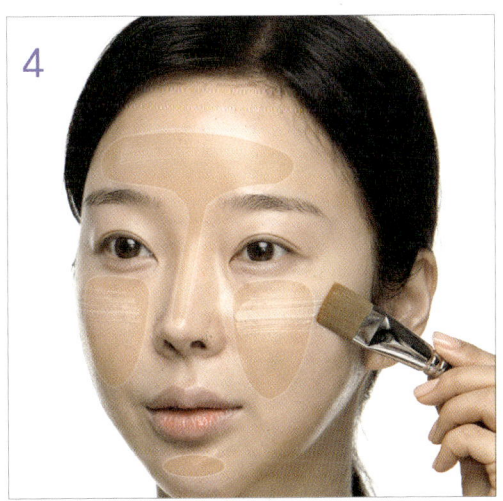

미세한 펄감이 들어있는 광채 베이스를 브러시를 사용하여 피부결을 따라 발라줍니다.

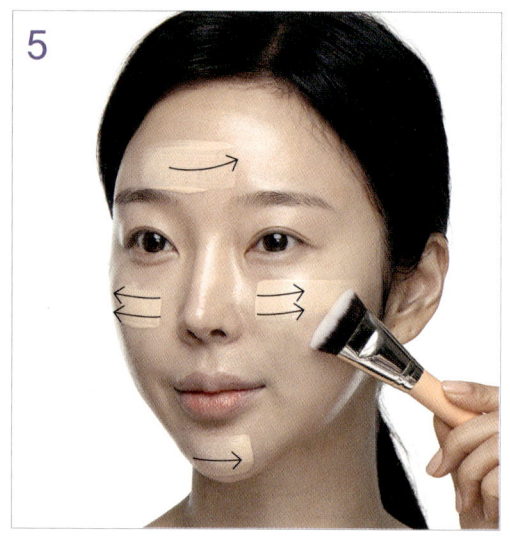

파운데이션과 오일을 1:5 비율로 믹스하여 얼굴 중앙부터 바깥쪽으로 펴발라주세요.

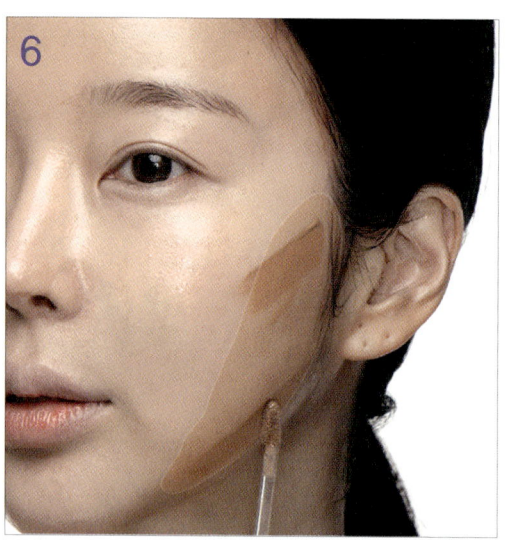

피부톤보다 한 톤 어두운 컨실러를 사용해 얼굴 외곽 라인을 정돈시켜주고 라텍스로 두드려서 밀착시켜주세요.

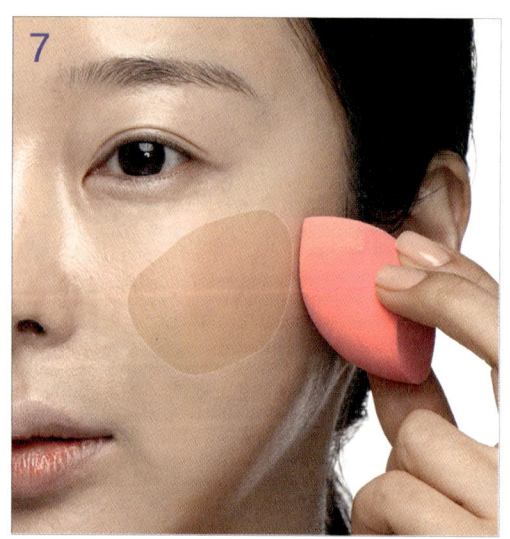

블러셔는 크림 제형으로 볼 안쪽을 포인트로 발라주세요.

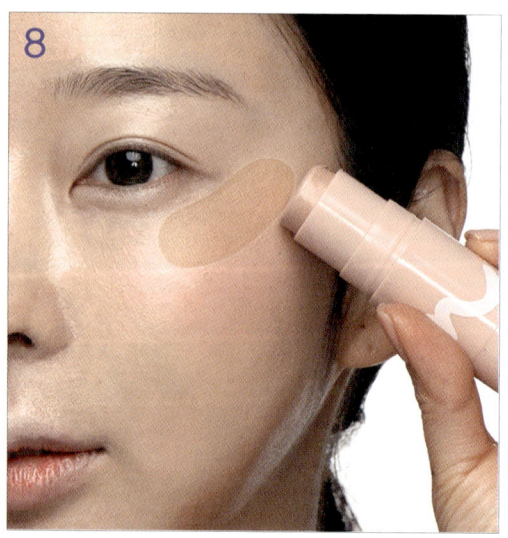

광채 스틱으로 T존과 광대라인을 환하게 밝혀주세요.

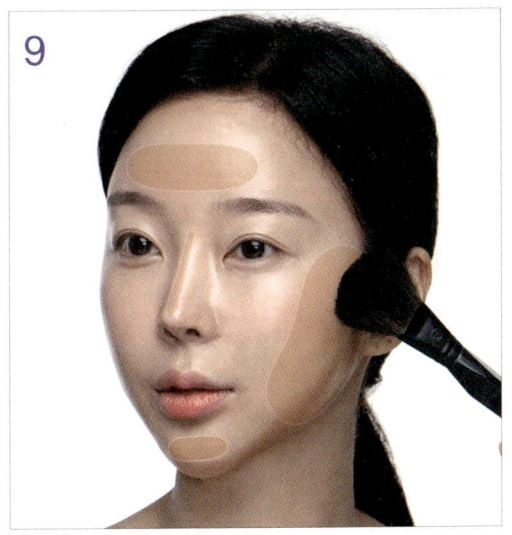

루스 파우더를 사용해 얼굴 외곽과 코 벽 라인을 가볍게 터치해서 유분감을 정돈시켜주세요.

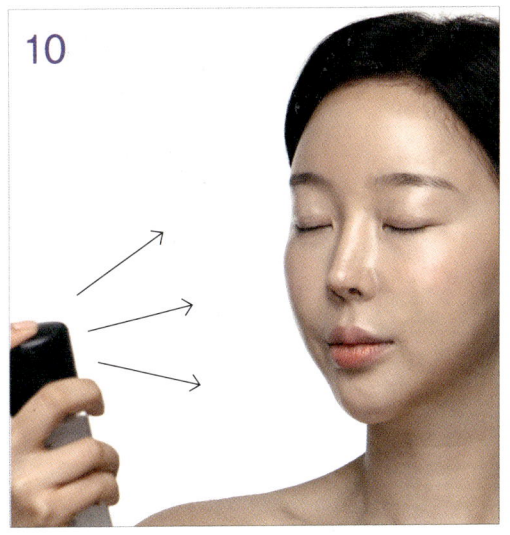

펄감이 미세하게 들어가있는 광채픽서를 얼굴 전체에 뿌려 지속감을 더해줍니다.

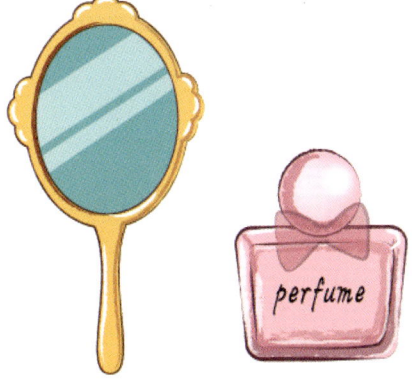

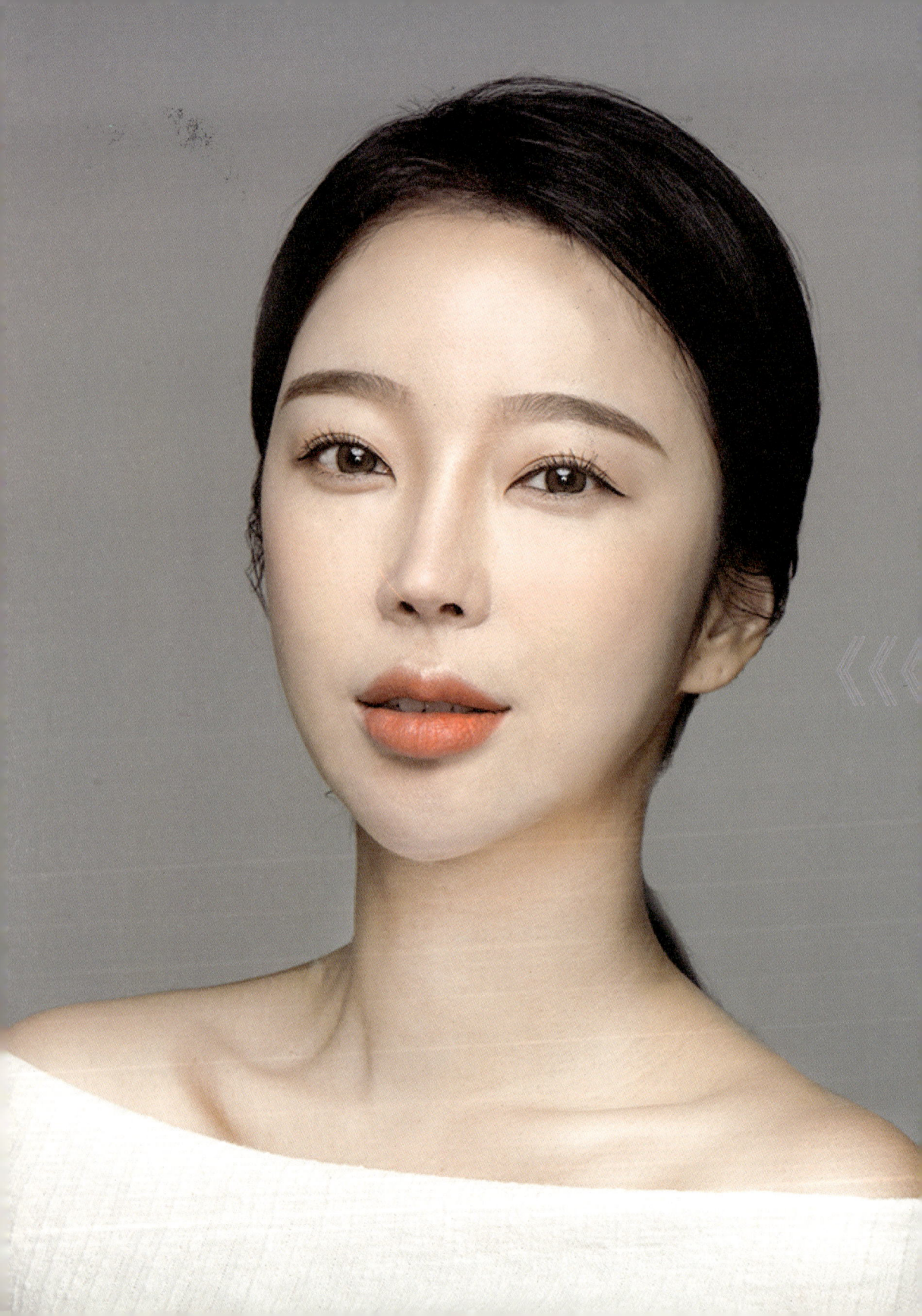

매끄러운 도자기 피부 메이크업의 비밀

도자기 피부는 잡티를 완벽하게 커버하면서 깨끗하고 매끄러운 피부 상태를 말합니다. 커버력이 좋은 파운데이션을 사용하고 라텍스 퍼프를 사용하여 발라주는 것이 좋습니다. 마무리로 파우더는 필수입니다.

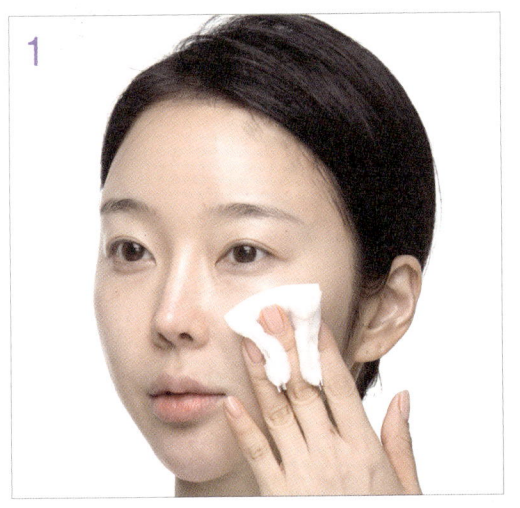

세안 후 화장솜에 토너를 묻혀 피부결을 정돈시켜주세요.

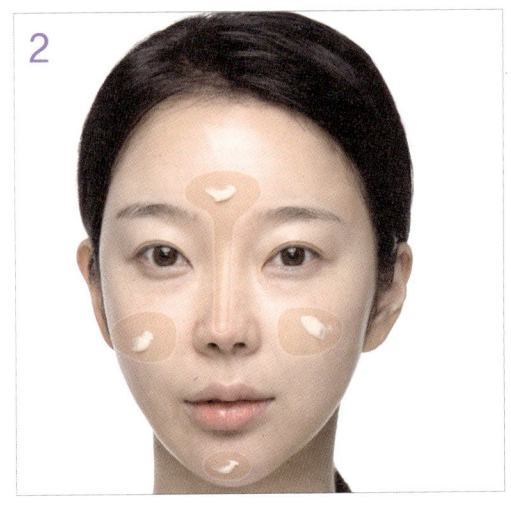

촉촉한 수분 프라이머를 전체적으로 발라 피부속 수분감을 지켜주세요.

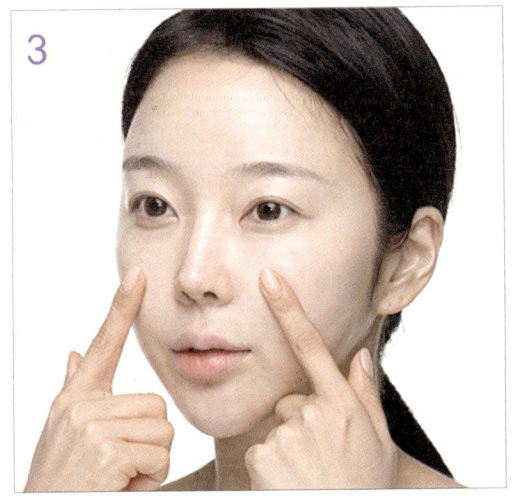

모공 커버와 지속력을 위해 프라이머를 볼 안쪽과 T존에 발라 피부결을 정돈해주세요.

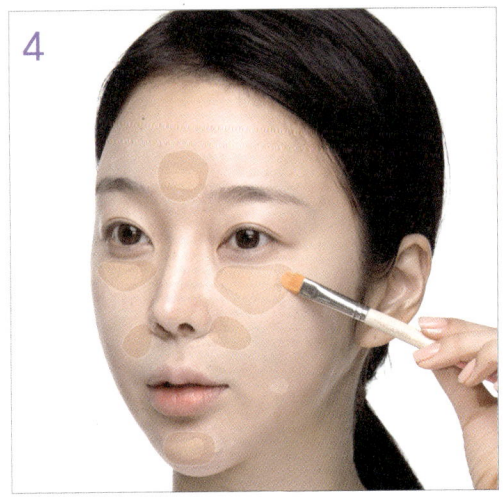

실키한 컨실러를 사용해 눈 아래 다크써클과 콧망울 옆 붉은기가 올라오는 부위에 한 번 더 덧발라주세요.

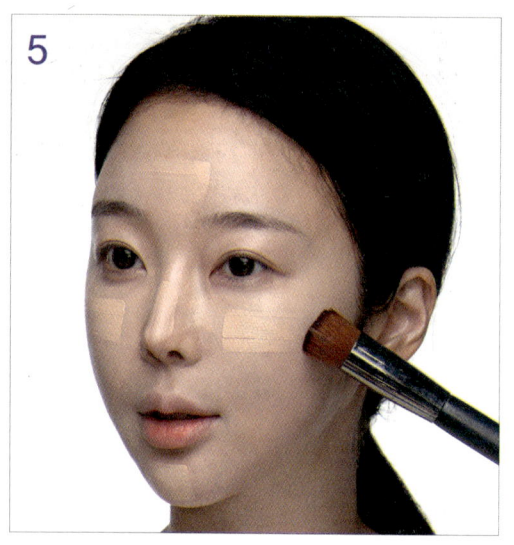

커버력이 좋은 파우더리한 파운데이션을 사용해서 피부결을 따라 발라주세요.

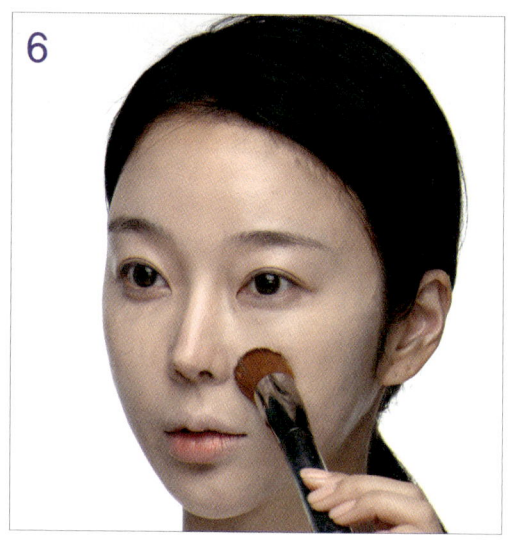

모공 사이 사이에 브러시를 굴리듯 발라주면 모공이 깔끔하게 메꿔질 수 있어요.

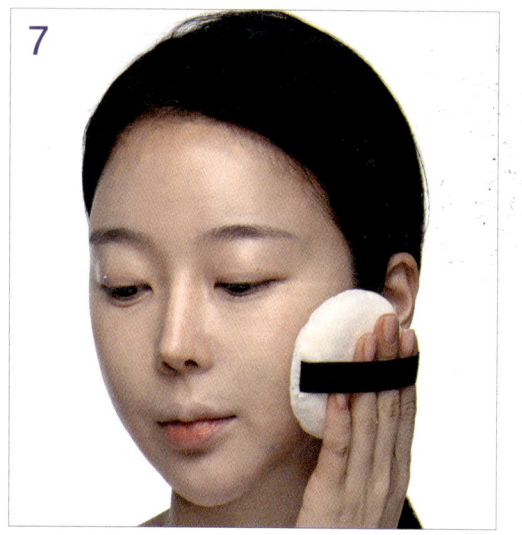

루스파우더를 파우더 퍼프에 묻혀 뽀송뽀송하게 마무리해주세요.

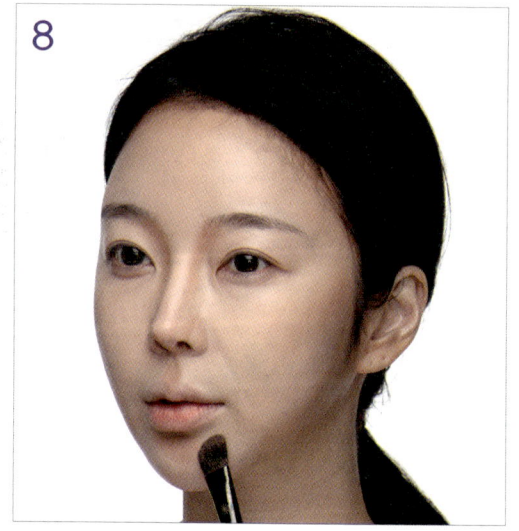

얼굴 안쪽에 노즈 섀도우로 윤곽라인을 그려 또렷하게 만들어주세요.

> **✓ Tip** 도자기 피부 타입을 연출할 때 주의할 점

* 크림의 질감

너무 무겁고 리치한 제형보다는 가볍고 산뜻한 수분겔 타입을 선택해서 발라주세요. 흡수율이 높아야 베이스 단계가 탄탄하게 잘 밀착이 될 수 있어요!

* 프라이머의 양 조절

모공 커버를 위해 너무 많은 양을 바르면 뭉치고 지우개처럼 밀릴 수 있기 때문에 강낭콩 정도로 소량만 발라주세요. 손의 온도를 사용해 가볍게 밀착시켜 주세요!

* 파우더의 선택

입자가 너무 굵고 무거운 파우더 제품으로 마무리를 하면 커버는 가능하지만 피부가 두껍고 뭉칠 수밖에 없어요. 커버는 컨실러로 하고 파우더는 가볍게 유분감을 잡고 고정해주는 단계로 생각해주세요.

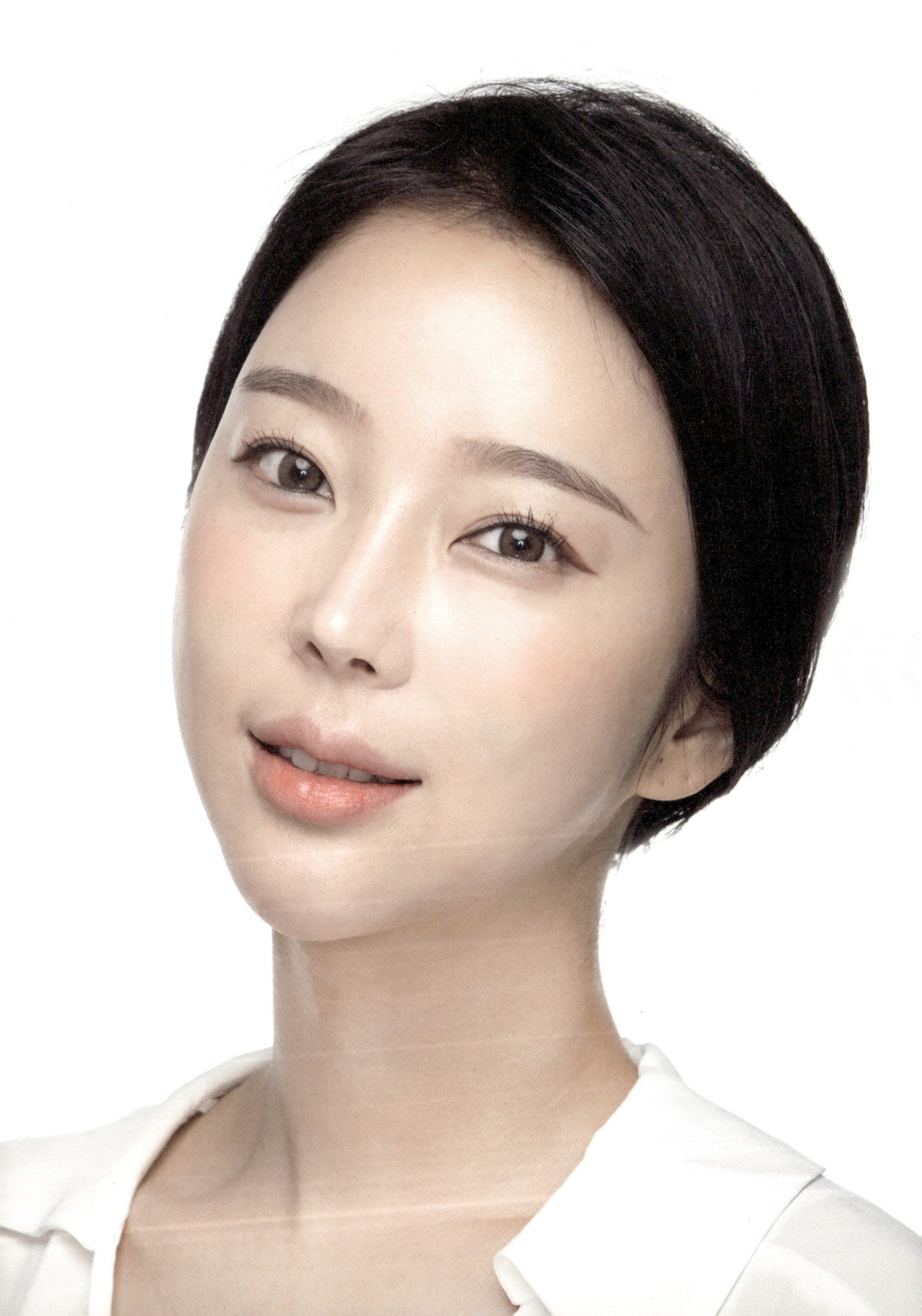

촉촉하면서 뽀송한 두 마리 토끼를 잡는 윤광피부 만들기

윤광은 피부에 자연스러운 윤기가 도는 깐 달걀 같은 피부 표현을 뜻합니다. 아기피부처럼 촉촉하지만 번들거리지 않는, T존은 보송하지만 U존은 촉촉하고 깨끗하게 표현이 돼 있습니다.

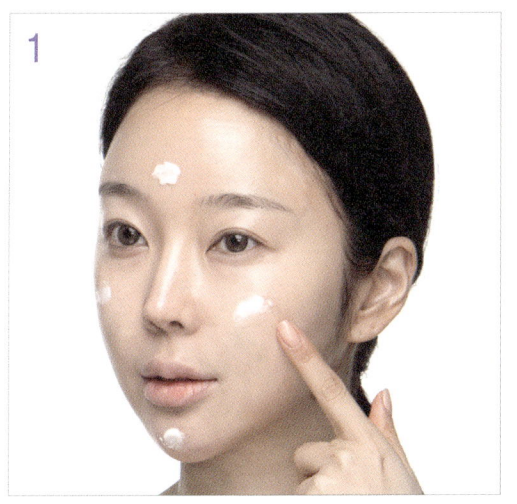

1. 피부의 유수분 밸런스를 조절해주는 수분 부스팅 크림을 발라줍니다.

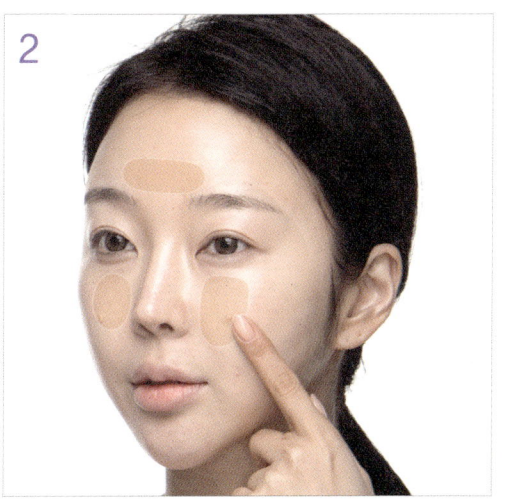

2. 입자가 고운 프라이머를 볼 안쪽과 콧망울에 발라 번들거림을 잡아주세요.

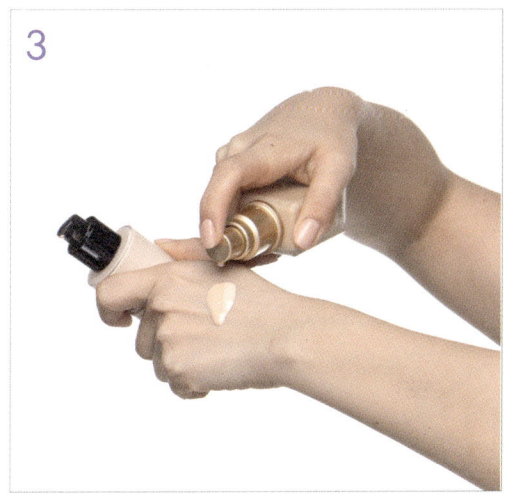

3. 커버력이 있는 매트한 파운데이션과 수분감이 있는 촉촉한 파운데이션을 1:1로 믹스해서 섞어주세요.

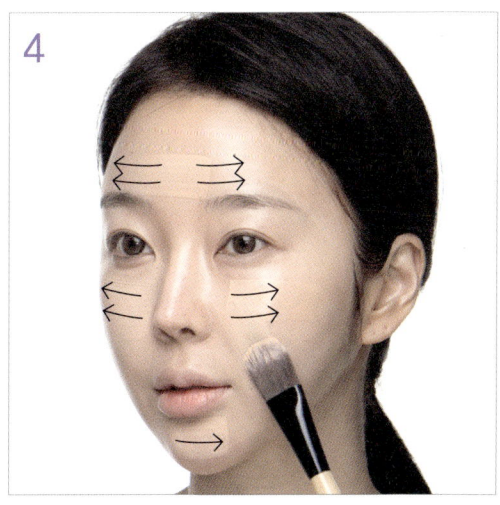

4. 매끄럽고 탄력감이 좋은 파운데이션 브러시를 사용해 피부 조직에서 가장 두꺼운 부분을 가장 많이 바르고 피부가 얇은 눈가와 입가는 마지막 남은 소량으로 터치해주세요.

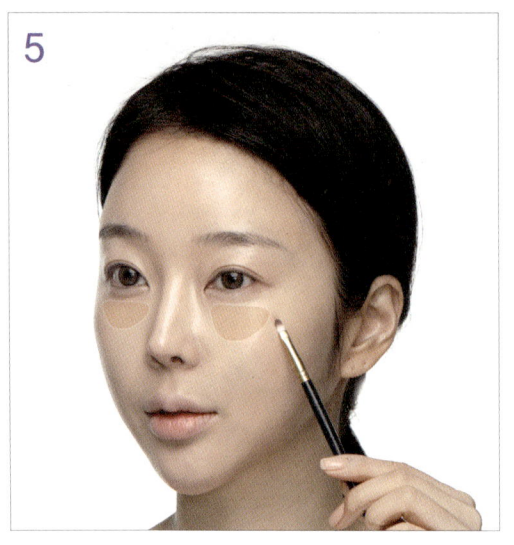

다크써클과 보색 컬러를 믹스하고 라이트한 핑크컬러 컨실러를 컨실러 브러시에 흡수시켜 발라줘요.

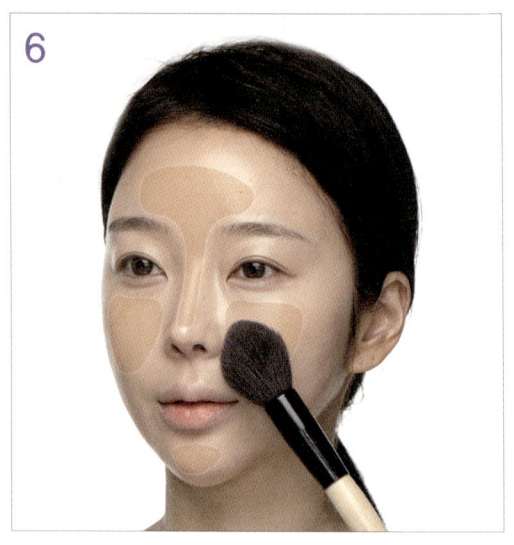

루스 파우더와 스프레드 파우더를 믹스해서 스타존에 발라주세요.

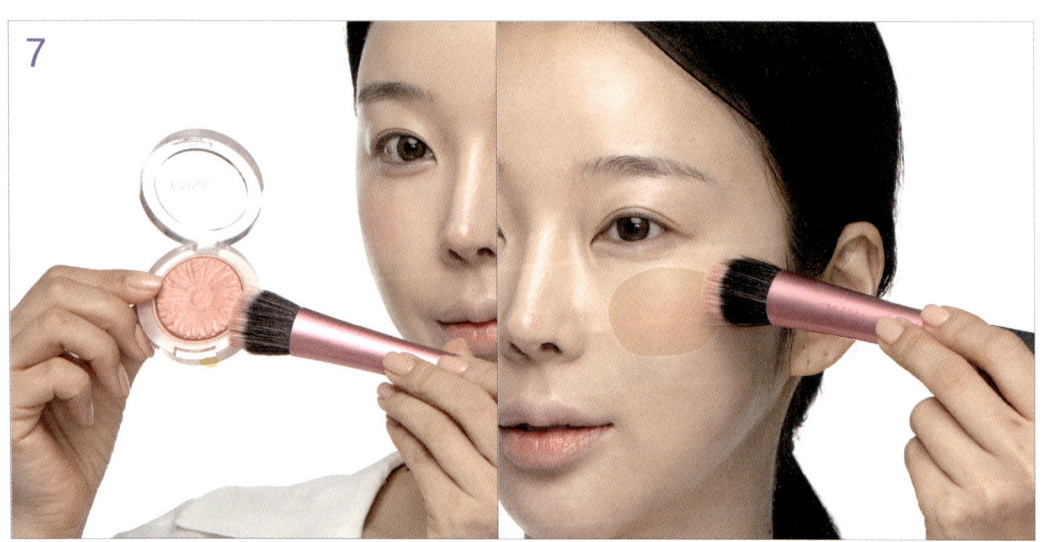

은은한 광채감이 도는 베이킹 블러셔를 볼 안쪽 위주로 발라주세요.

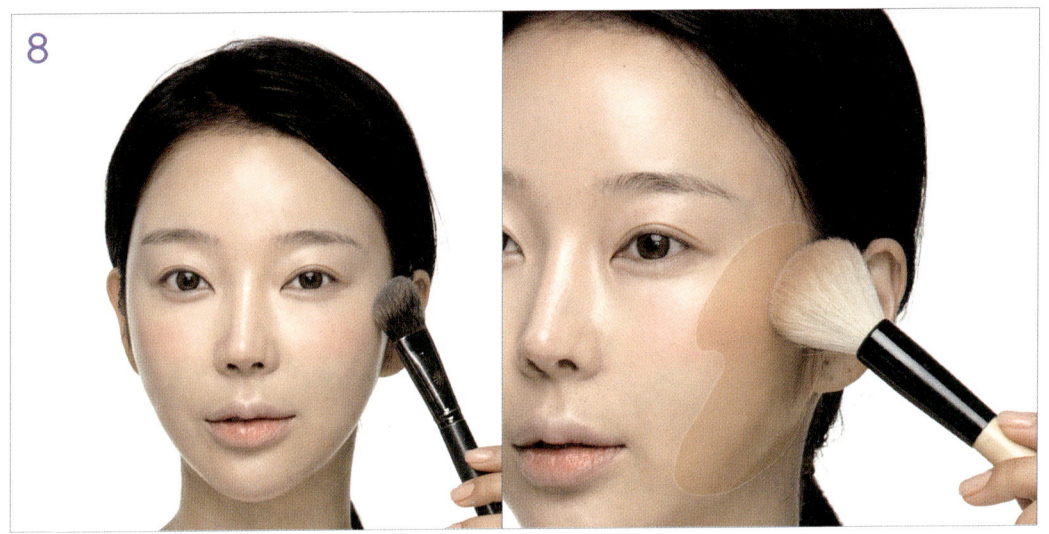

8

미세한 펄감이 들어있는 하이라이터로 이마, 눈밑, 콧대를 밀착시켜 입체감을 살려주세요. 헤어 라인의 경계 라인을 따라서 셰이딩을 발라주면 윤광 메이크업이 완성됩니다.

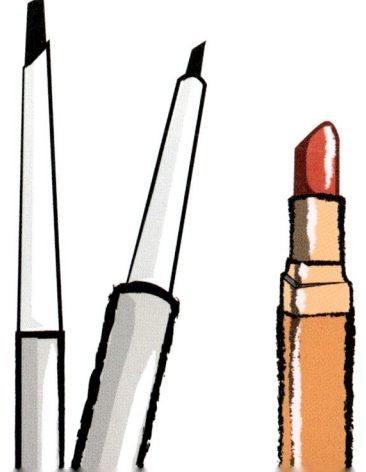

face 03 — 단점 극복하는 베이스 메이크업 ❶
- 어려운 내 피부고민 이젠 끝!

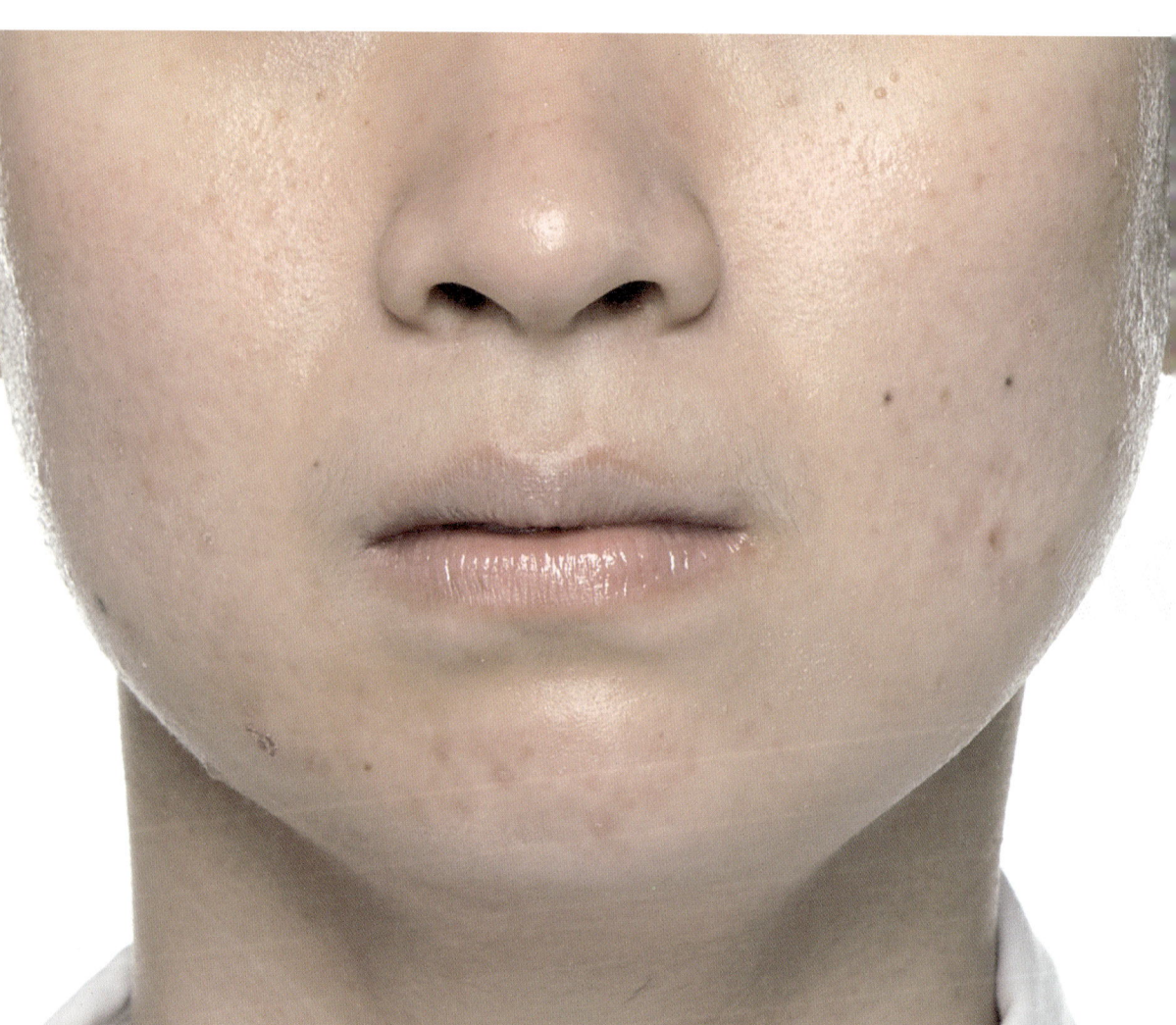

울긋불긋 여드름 피부 뽀얗게 만들기

여드름 피부는 건조함과 유분감의 밸런스가 무너지면서 트러블을 유발하게 되는데 각질 제거를 꾸준히 해주어 피부의 유수분 밸런스를 지켜주는게 가장 중요해요. 끈적이는 제품보다는 산뜻한 제품으로 스킨케어 마무리를 해주세요.

색소 침착별 컨실러 컬러의 사용 방법은 다음과 같습니다.
붉은 여드름 흉터는 그린 컬러의 코렉터를 사용하는게 붉은기를 중화시켜줄 수 있어요. 색소 침착이 된 보라색이나 갈색 흉터는 노란색 코렉터를 사용하여 커버해주고, 검은 다크써클 부분은 연어색 코렉터를 사용해주세요. 여드름 피부는 살살 두드려 밀착시켜줍니다.

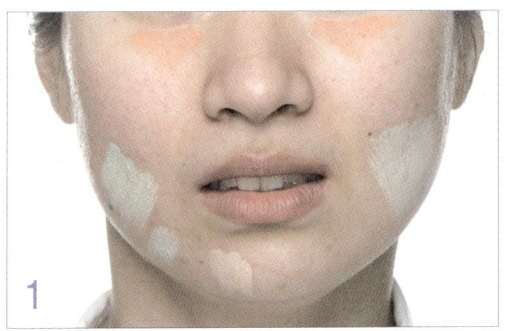

피부톤에 맞는 컨실러를 바른 후 가볍게 퍼프를 사용해서 펴발라주세요.

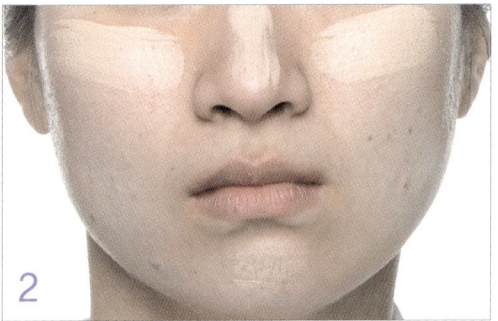

전체적인 톤업 밸런스를 맞추기 위해 피부톤과 비슷한 컨실러를 사용해 얼굴의 중심 부위 위주로 발라주세요.

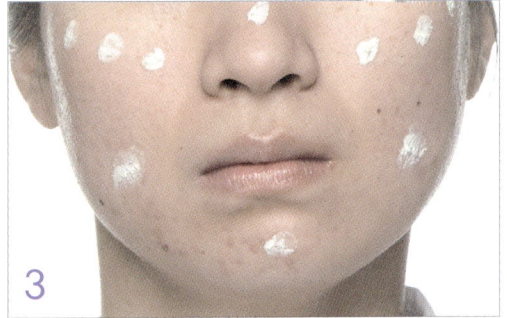

여드름 피부는 살살 두드려 밀착시켜주면 완성입니다.

여드름 커버 메이크업은 다음과 같은 단계로 합니다.

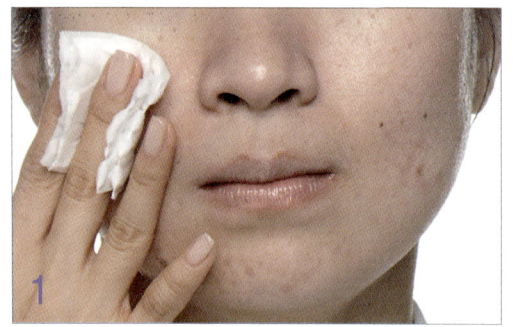

토너로 피부결을 정돈시켜 주세요.

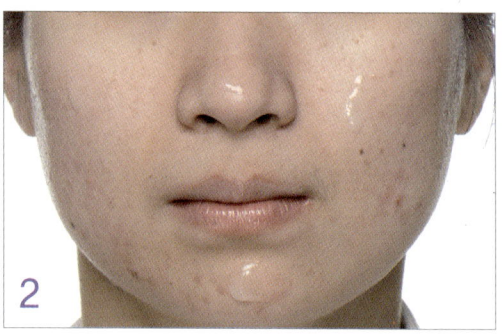

수분 에센스로 피부속 깊숙이 촉촉함을 유지시켜 주세요.

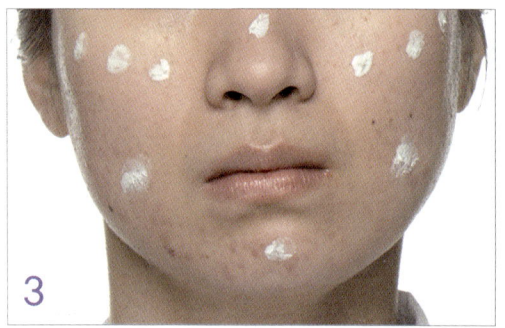

톤업 베이스를 사용해서 건조해 보이지 않도록 밀착시켜 줍니다.

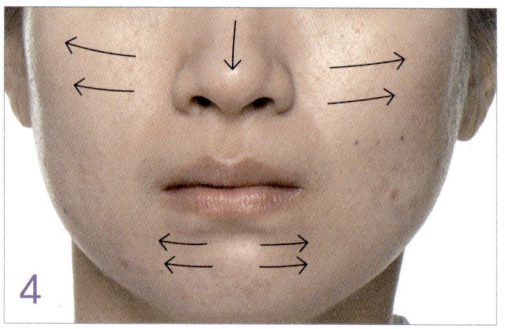

그린 컬러 베이스를 사용해 전체적으로 붉은기를 완화시키고 피부속에 건조함을 없애주세요.

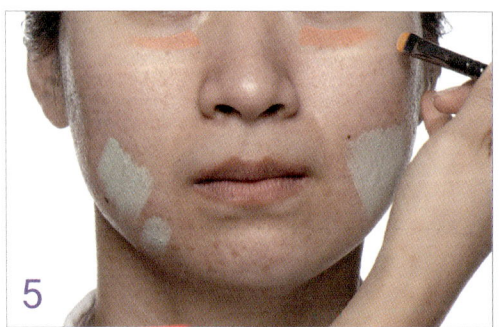

붉은 여드름에는 그린 컬러의 코렉터를, 다크써클에는 오렌지색 코렉터를 소량 발라 브러시로 밀착시켜주세요.

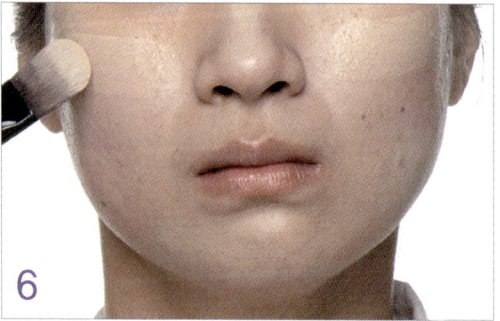

파운데이션은 커버력이 있지만 지속력을 높여주도록 얇게 얹혀주고 밀착력을 높여주기 위해 미스트를 뿌려 라텍스를 두드려서 발라주세요.

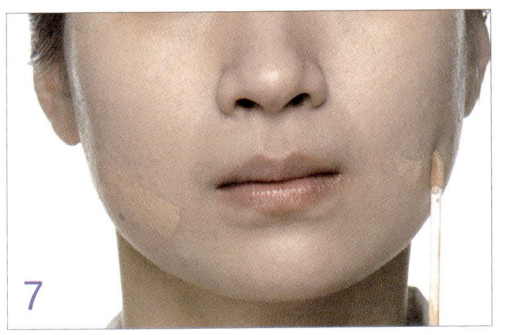

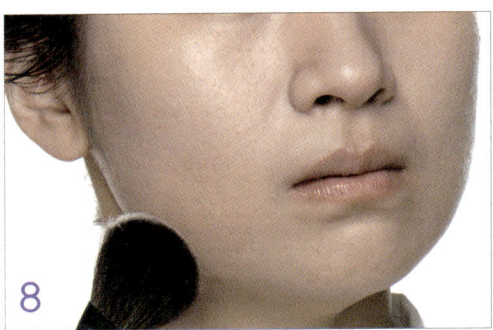

커버력이 좋은 고체 컨실러를 사용해 커버해야 하는 점과 잡티 부분에 한 번 더 소량씩 커버해주세요.

파우더를 브러시에 묻혀 전체적으로 쓸어준 다음 퍼프로 눌러줍니다.

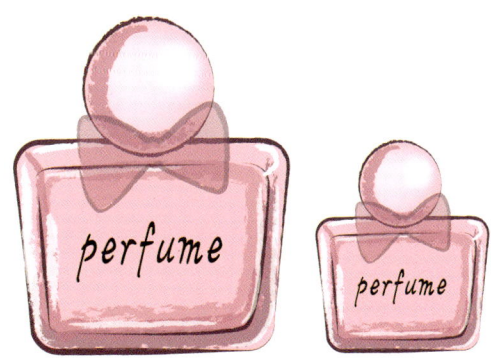

face 04

단점 극복하는 베이스 메이크업 ❷
- 어려운 내 피부고민 이젠 끝!

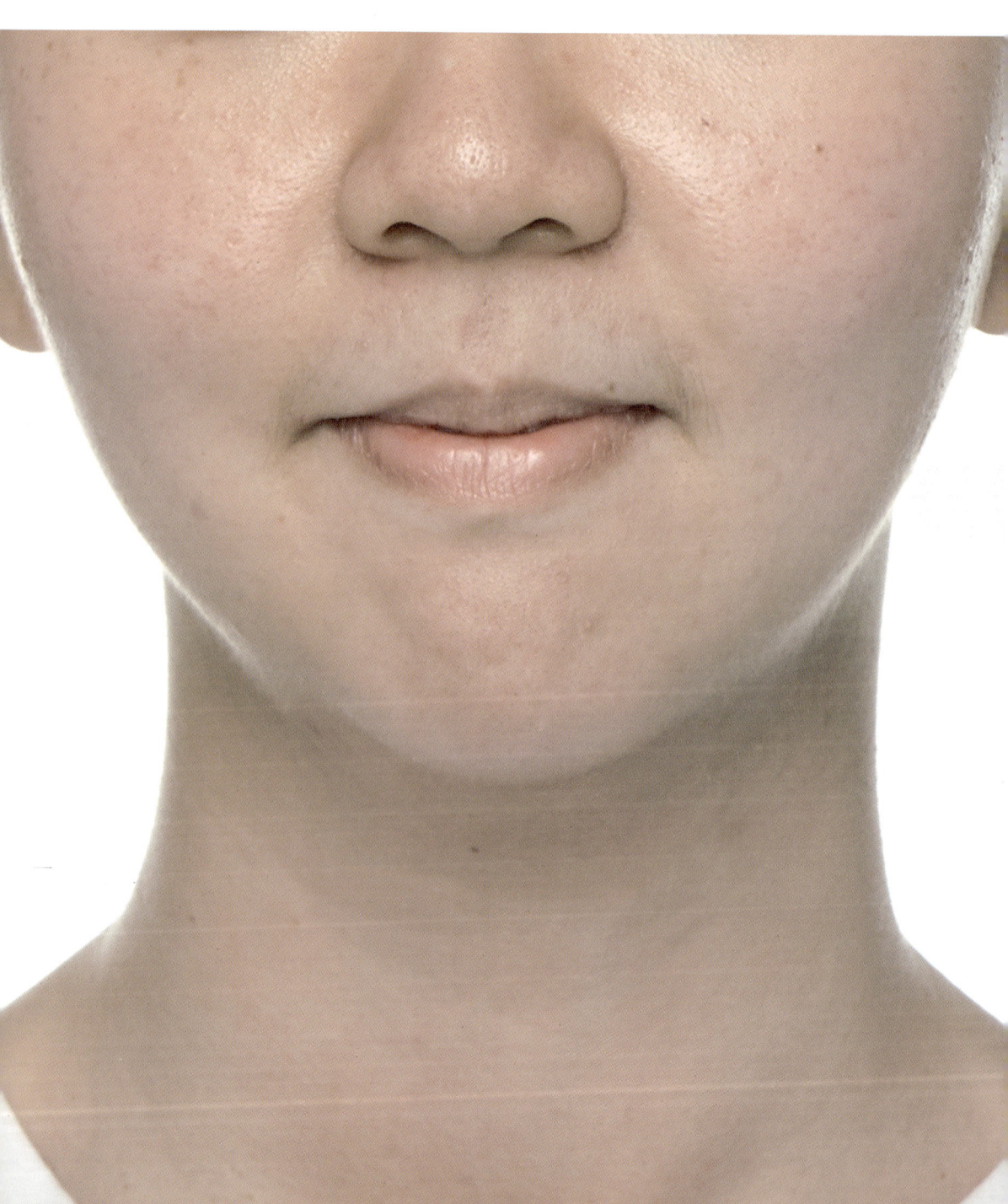

태평양 같은 넓은 모공 도자기처럼 매끄럽게

노화가 시작되면서 모공이 늘어지고 탄력이 없어지기 때문에 피부 표현에 신경을 써야 합니다. 모공을 커버하려고 여러 제품을 바르면 무겁고 두꺼운 메이크업이 될 수 있기 때문에 수분 보습과 모공 케어에 신경을 써줘야 해요. 화장이 두꺼워 보이지 않으면서 지속력을 높여 모공을 매끄럽게 표현하는 게 가장 중요해요.

너무 많이 바를수록 메이크업이 밀릴 수 있기 때문에 많은 제품을 덧바르는 것보다는 수분감이 많은 제품을 사용해서 피부의 열감을 내려주고 피부결을 정돈하는 제품을 사용해야 해요.

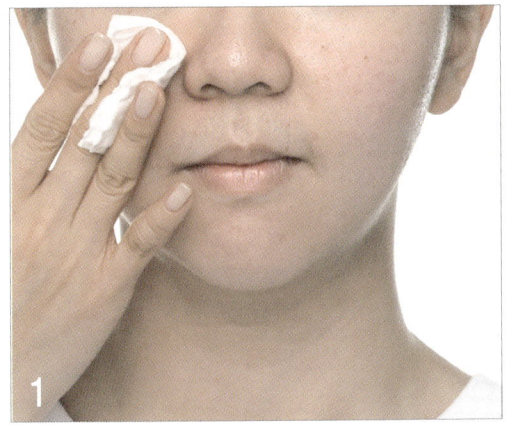

붉은기와 열감을 완화시키기 위해 크림을 사용하거나 토너를 화장솜에 묻혀 냉장고에 넣어 준 다음 메이크업 전 단계에 시용합니다.

 Tip

녹차 티백을 우려내어 냉장 보관한 다음 토너 사용 전 화장솜에 묻혀 5분~10분 올려놓으면 피부진정 효과에 좋아요.

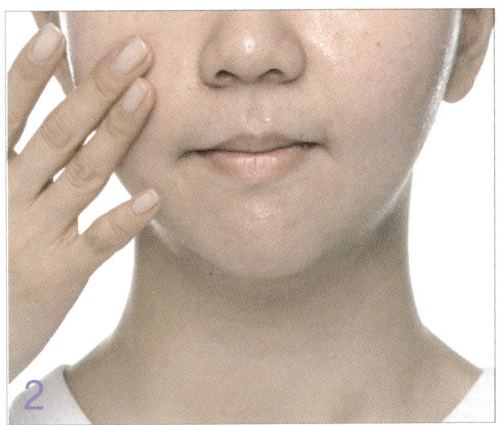

기능이 다른 두 가지 프라이머를 사용해서 화장이 잘 무너지는 볼과 T존의 모공을 막아주세요. 매끄럽고 실키한 프라이머를 얼굴 전체에 발라준 다음 큰 모공을 커버할 수 있는 프라이머를 사용해서 코와 볼의 노공을 가려주세요. 프라이머는 양 조절이 중요하기 때문에 아주 소량을 손의 온도를 사용해서 발라주는게 중요합니다. 너무 많이 바르면 밀리기 때문에 욕심부리지 말고 아주 얇게 발라주세요. 어려우신 분들은 스파츌라를 사용해 한 번 얇은 막을 씌운 다음 발라주세요.

 Tip

베이스 단계가 너무 두꺼워지면 지우개처럼 밀릴 수 있습니다. 이럴 때는 스킨케어가 무겁거나 프라이머를 너무 많이 바른 것입니다. 주의하세요.

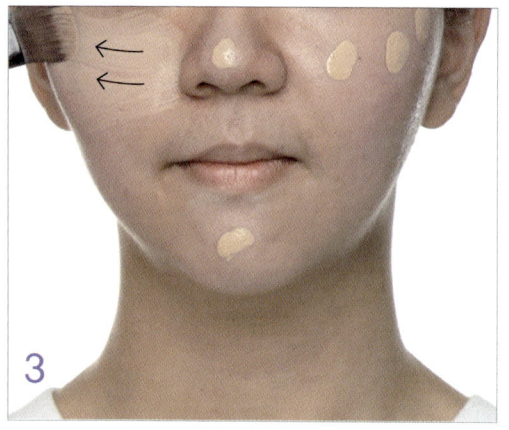

3

파운데이션은 밀착력이 좋고 뽀송뽀송하게 커버할 수 있는 제품을 사용해주세요. 브러시의 텐션을 사용해서 아주 얇게 발라준 다음 눈가나 붉은 기가 있는 부위는 한 번만 더 살짝 발라주세요. 브러시 자국은 라텍스 퍼프를 사용해서 한 번 더 밀착을 높여주세요.

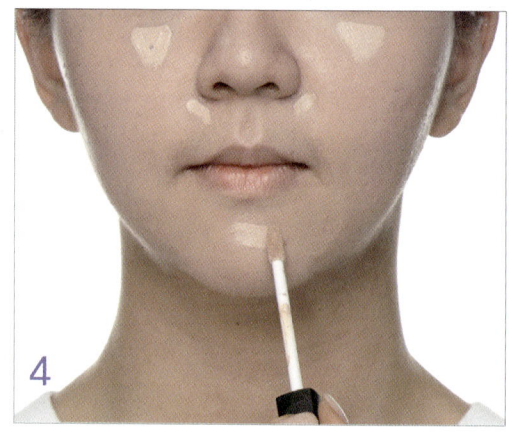

4

다크써클을 커버할 때는 피부색보다 살짝 어두운 컬러를 사용해 손등에서 양 조절을 한 후 발라주세요. 눈 아랫 부분은 브러시를 사용해 아주 얇게 발라주세요. 코 옆부분은 세워서 소량으로 묻어있는 양으로만 발라주세요. 색소 침착이 되어 있는 입가도 한 번 얇게 커버합니다(한번 더 컨실러로 커버해줄 꺼에요).

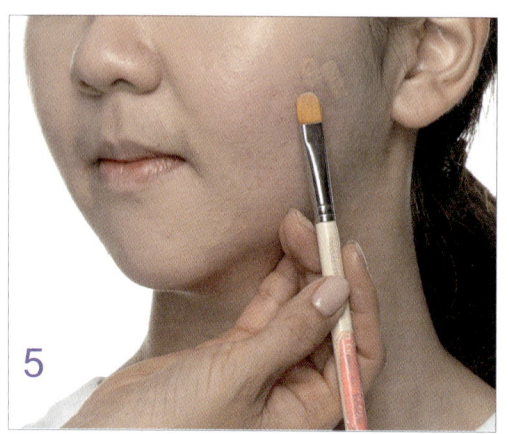

5

고체 파운데이션을 사용해서 (블랙헤드와 붉은기 많은 부분) 코 옆부분을 한번 얇게 발라주세요.

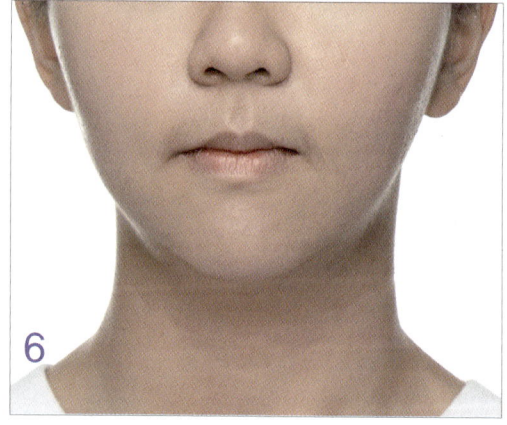

6

모공이 있는 부분 위주로 살짝 코팅된 듯이 파우더를 발라주면 피부의 유지력도 좋아지고 도자기처럼 깨끗한 피부 표현을 할 수가 있어요.

> ✓ **Tip** 블랙헤드, 화이트헤드 없애는 꿀팁!

1단계: 클렌징 오일로 피지 녹이기, 호호바오일 성분 들어간 블랙헤드 오일 추천!
  1. 오일을 블랙헤드와 얼굴에 전체적으로 발라 부드럽게 롤링해주세요.
  2. 오일이 살짝 녹았을 때 물을 묻혀 한번 더 롤링해주세요.
     (하얀 물이 나올 때까지 해주세요. 기름 유화과정이에요.)
  3. 물세안 후 폼클렌징을 해주세요.

2단계: 워시오프형 팩 사용(블랙헤드를 전용으로 씻어내는 팩, 주 1회)
  1. 따뜻한 수건이나 팩을 사용해서 모공을 활짝 불려주세요.
  2. 물기없는 얼굴에 도톰하게 발라주세요.
  3. 마르기 전에 씻어내주세요(수분감 유지를 위해 5~10분 적당함).

3단계: 모공수축(녹차수팩)
  1. 냉장고에 녹차 가루를 풀어넣어 놓으면 가루는 가라앉고 녹차수만 남아요.
  2. 화장솜에 묻힌 뒤, 코부분에 붙여주세요(탄력, 보습에 좋음).

4단계: 관리
  1. 보습탄력 에센스와 크림을 꼭 발라 유수분 밸런스 유지에 신경써주세요.

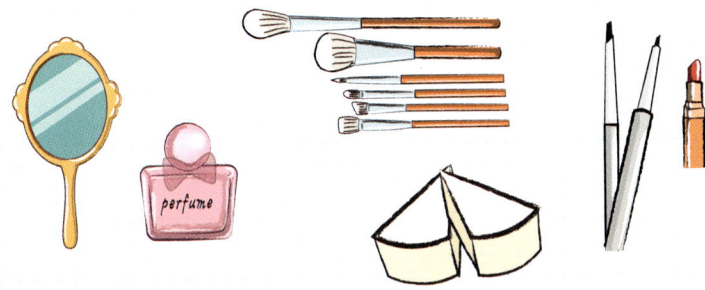

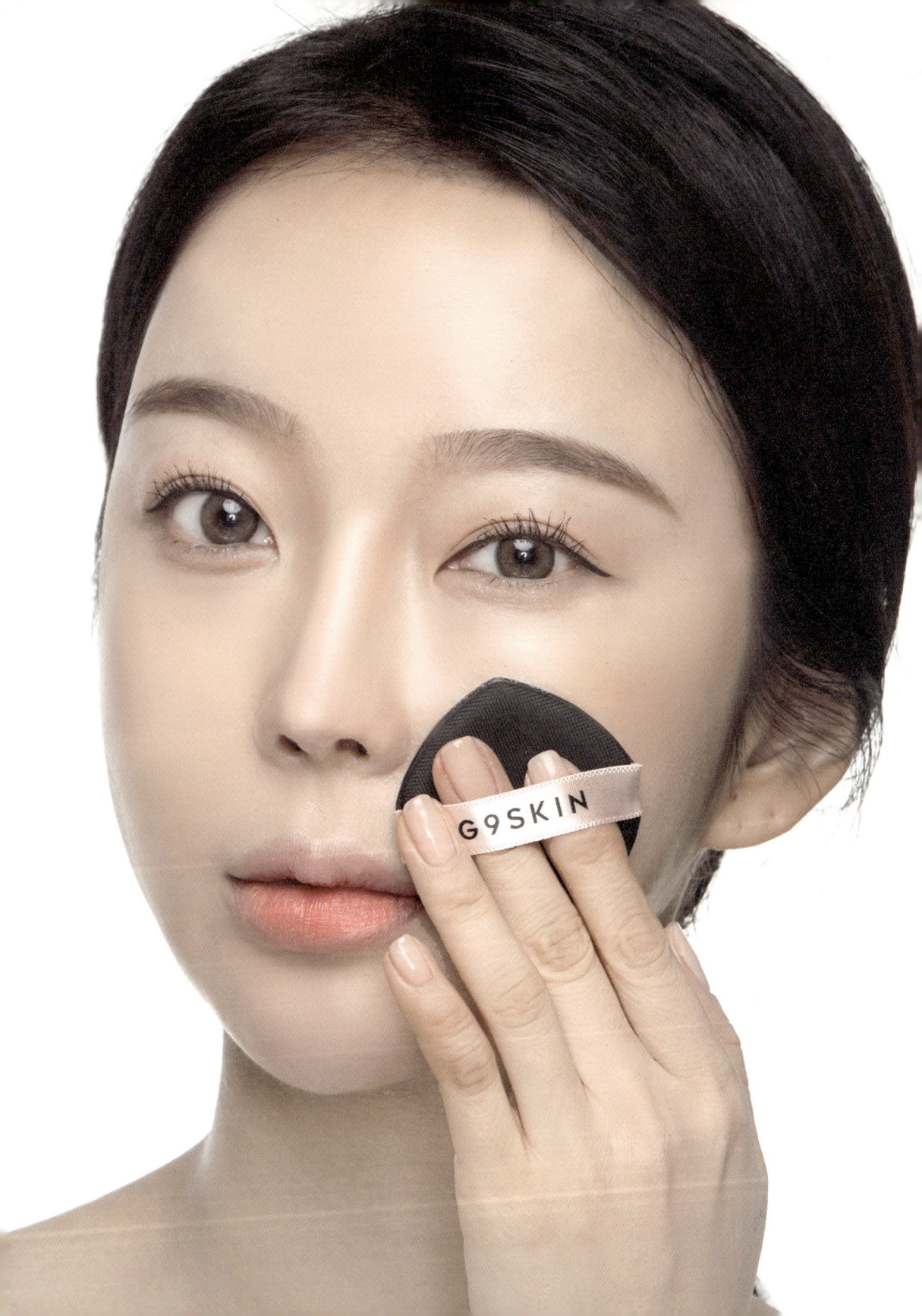

Make up

실전 메이크업 도전하기

Chapter 3

face 01

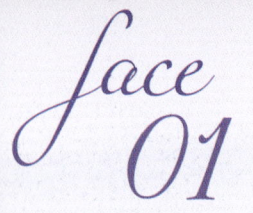

내 화장대의 무기 파악하기

인터넷 광고와 TV에서 볼 수 있는 수많은 제품들과 이유없는 충동구매로 가득한 내 화장대 위 제품들. 다 사용하고 있나요? 아니면 그냥 화장대 구석에 방치되어 있나요?
화장대에 있는 제품들을 유용하게 쓸 수 있는 방법을 알려줄께요. 내가 가지고 있는 제품들로 메이크업이 가능하다고? 많이 가지고 있다고 해서 잘하는건 아니예요. 요즘 누구나 하나씩 가지고 있는 제품들로 실전 메이크업을 해보도록 도와줄께요.
우리가 가지고 있는 화장품을 잘 활용해봅시다.

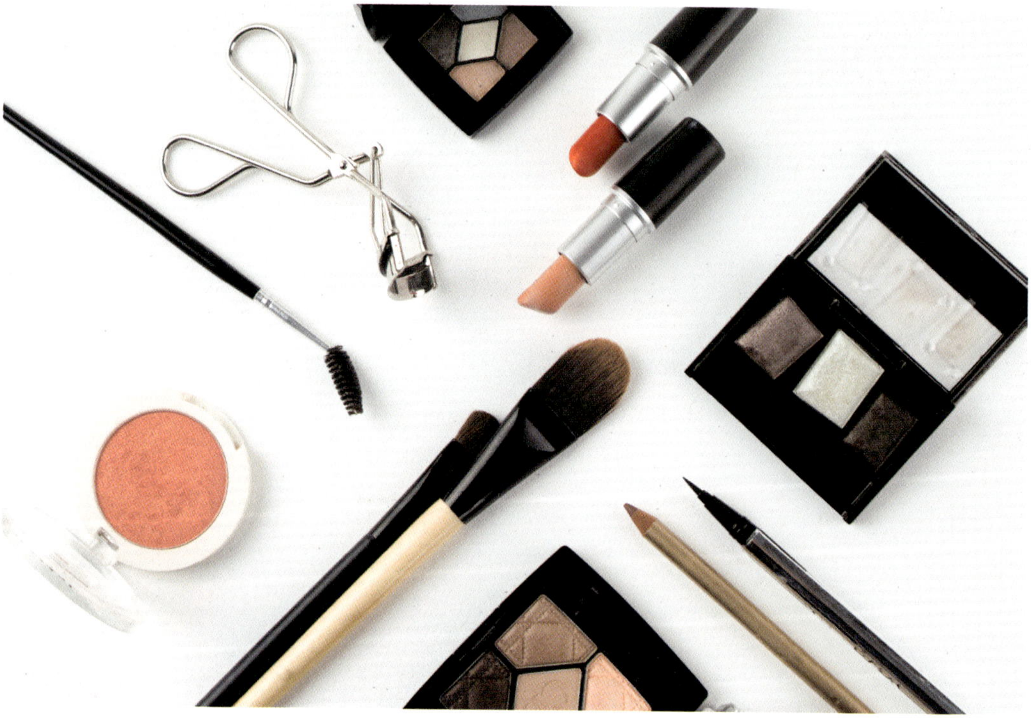

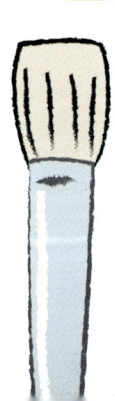

쿠션만으로 예뻐지는 초간단 메이크업

퍼프 뚜껑 안쪽면을 팔레트 삼아 양을 조절해보세요. 퍼프에 묻은 양을 조절할 때는 쿠션 스펀지를 마주보고 있는 안쪽 면을 팔레트처럼 활용해 보세요. 발리는 양이 다르면 많이 발린 쪽과 맞추기 위해 자꾸 덧바르게 되면서 베이스가 두꺼워지는데, 처음부터 발리는 양이 조절되면 이런 현상을 막아줄 수 있죠! 쿠션으로 입체감 있는 베이스 표현을 해주기 위해선 소량씩, 여러 번 겹쳐 발라야 해요.

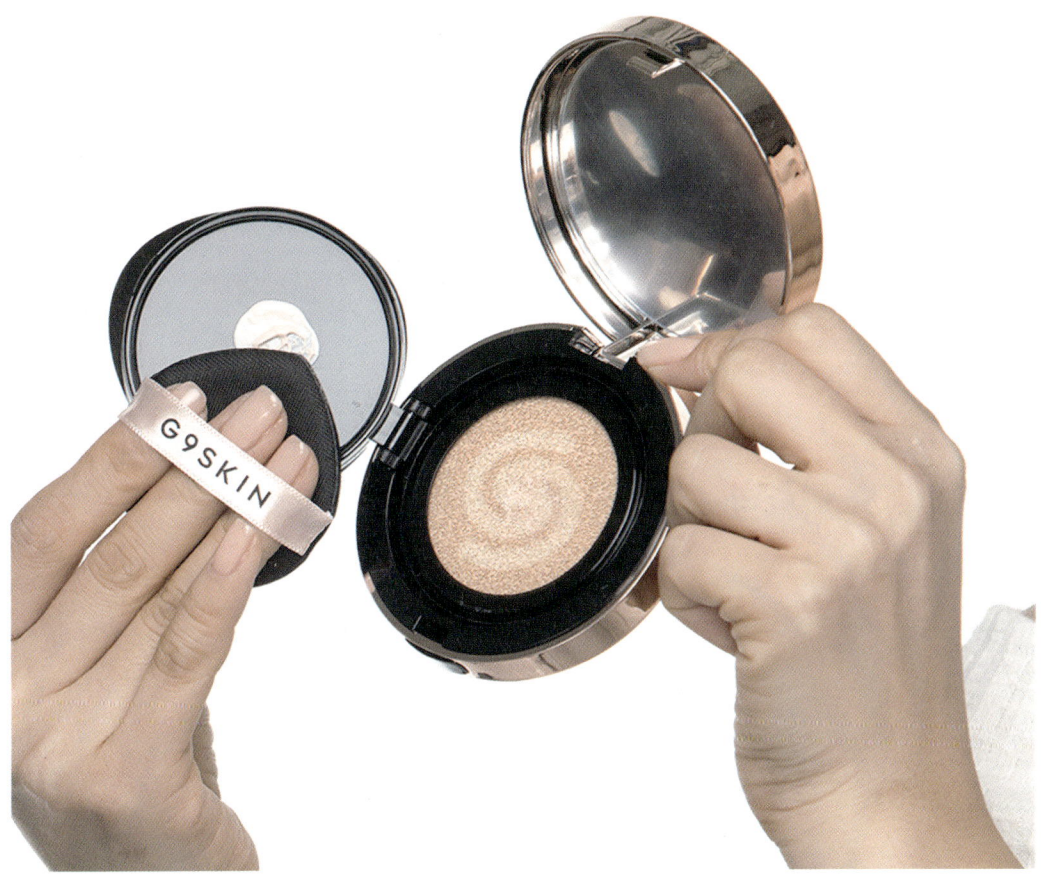

볼-이마-턱-입가-콧망울 주변으로 바르기

이 부분의 포인트는 넓은 부분부터 피부가 얇은 부분으로 찍어서 넓게 펴발라주세요. 먼저 가장 커버가 필요하면서 튀어나와 보여야 하는 부분부터 발라주세요.

- **양쪽 눈 아래 역삼각형 볼 부위**: 잡티가 가장 생기기 쉽고 다크서클 커버가 필요한 부위입니다.
- **콧대**: 햇빛을 가장 많이 받아서 제일 어두운 부위를 환하게 밝혀주세요.

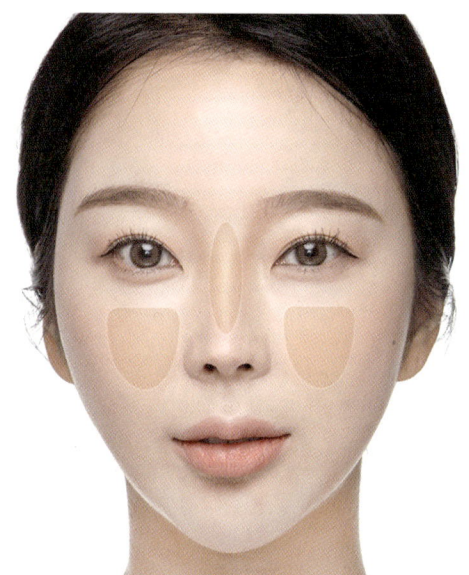

퍼프에 남은 양으로 레이어링해 줄게요

눈밑, 이마, 턱, 코볼, 얼굴 가장자리를 커버해주세요. 하이라이트, 컨실러 효과를 더해주기 위해 T존 중앙과 양쪽 눈 밑을 한 번씩 더 터치해 주세요.

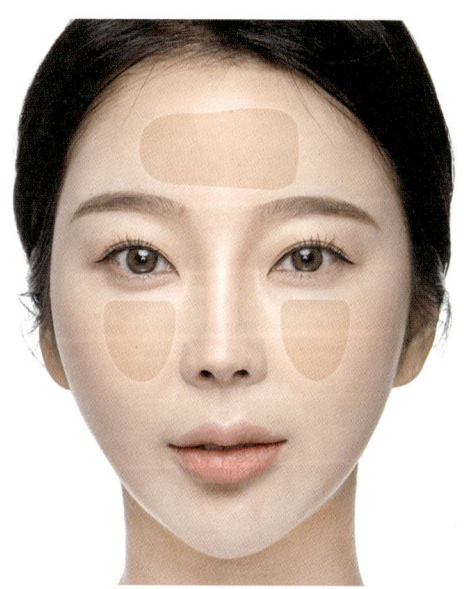

밀착력 높이는 방법 알아두기

쿠션을 바를 때 너무 두드려 바르거나 밀면서 바르는 것보단 모공속을 살짝 채우는 손끝의 힘을 사용해서 발라주세요. 핵심은 너무 팡팡 두드리지 말고, 너무 살짝 얹어 놓지도 않는 것이 좋아요. "모공 속을 채우듯" 약간의 힘을 줘서 밀듯이 쓸어주세요!

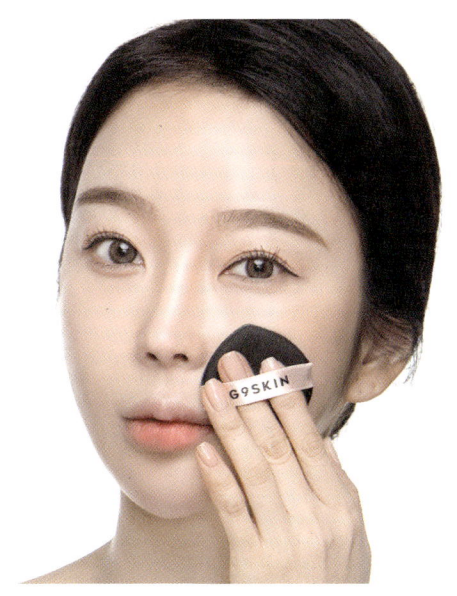

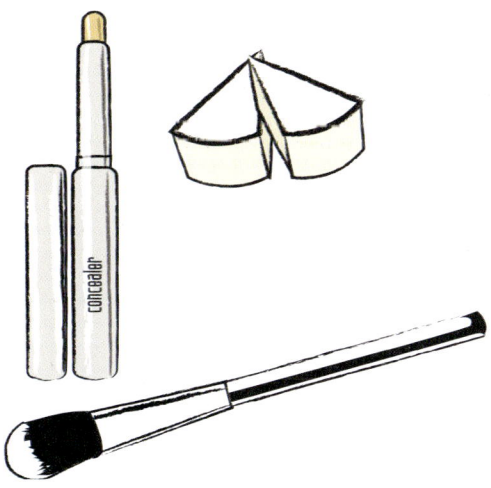

face 02

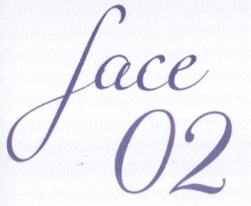

브러시 5개로 메이크업 끝내기

메이크업할 때 가장 필요한 브러시는 파운데이션 브러시, 베이스 아이섀도우(중간 사이즈), 포인트 아이섀도우(작은 사이즈), 파우더 브러시, 섀딩 브러시입니다. 초보자분도 이 브러시가 있으면 활용도가 높아요!

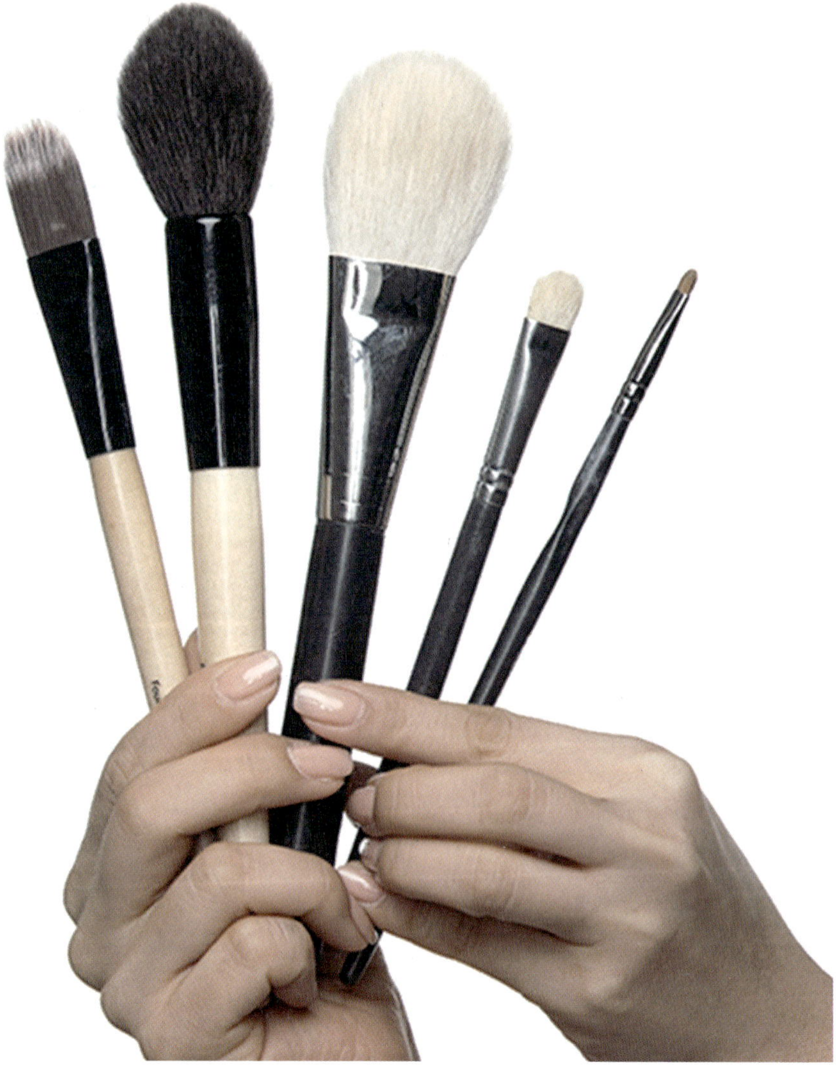

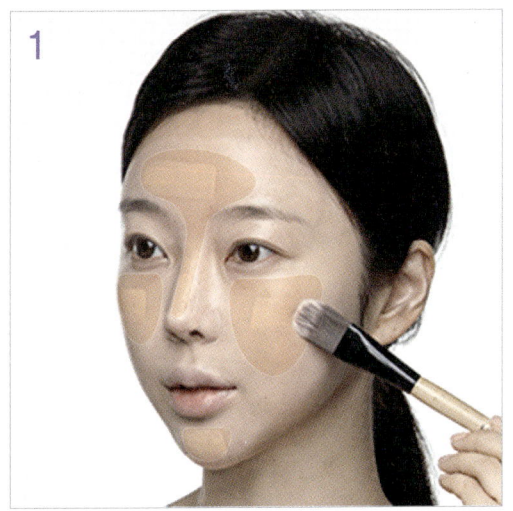

파운데이션 브러시를 사용해서 메이크업 베이스와 파운데이션을 섞어서 발라줍니다.

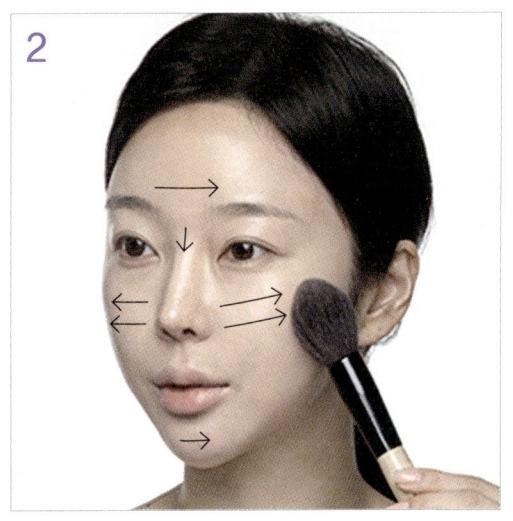

파우더 브러시를 사용해서 볼 안쪽부터 바깥쪽으로 루스파우더를 가볍게 쓸어주듯 발라주고 눈썹의 유분감과 T존의 유분감을 정돈시켜 줍니다.

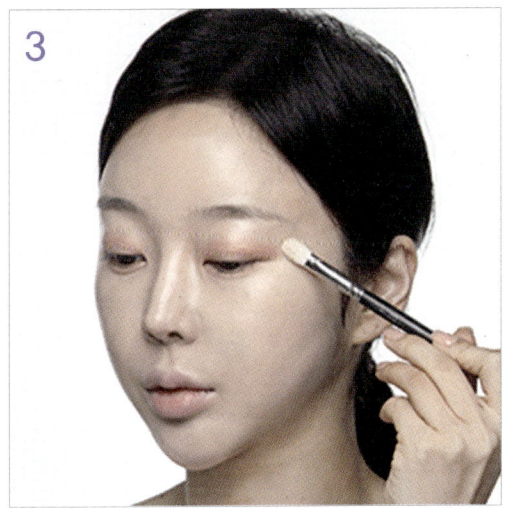

코랄핑크 섀도우와 베이스아이섀도우 브러시를 사용해서 눈두덩이의 넓은 부분을 넓게 펴바르고 쌍꺼풀 라인을 한 번 더 덧발라 자연스러운 음영감을 줍니다.
언더에도 같은 컬러를 덧발라주세요.

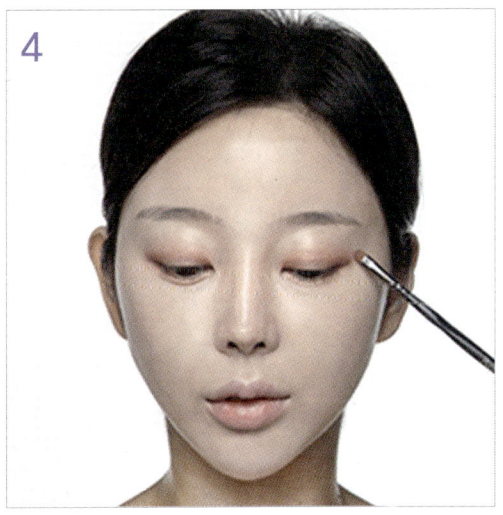

벽돌 컬러의 섀도우를 포인트 브러시에 발라 눈 끝부분과 앞부분을 자연스럽게 막아주듯 발라줍니다.

Chapter 3 _ 실전 메이크업 도전하기 • 53

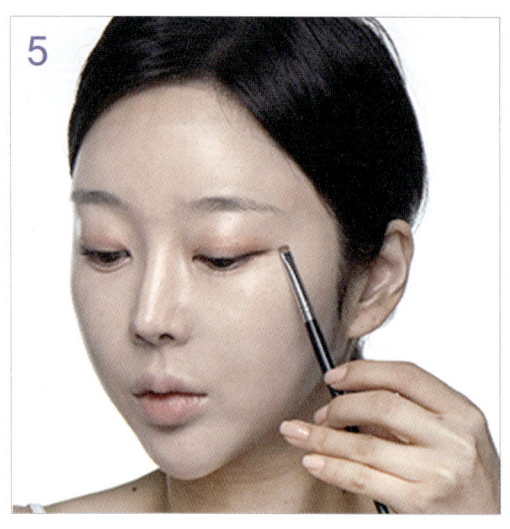

아이라인을 그린 뒤 포인트 브러시로 블렌딩시켜 주세요.

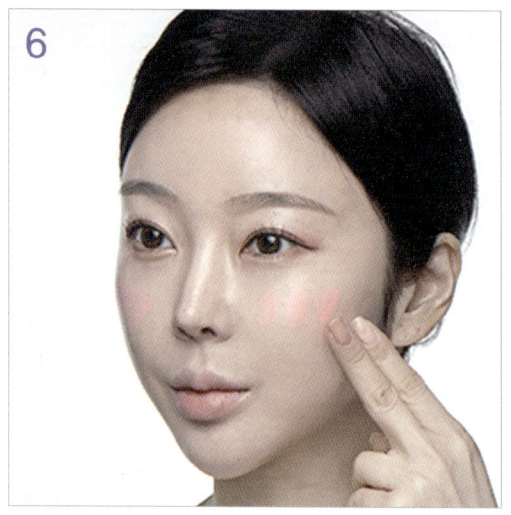

뷰러로 컬링 후 마스카라를 발라줍니다. 손가락을 사용해 크림블러셔를 볼 안쪽 가장 튀어나온 애플존에 발라주세요.

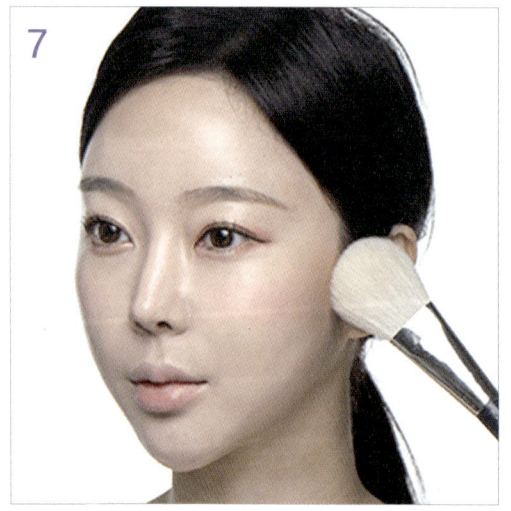

섀딩 브러시를 사용해서 넓은 광대와 턱라인의 경계를 자연스럽게 펴발라줍니다.

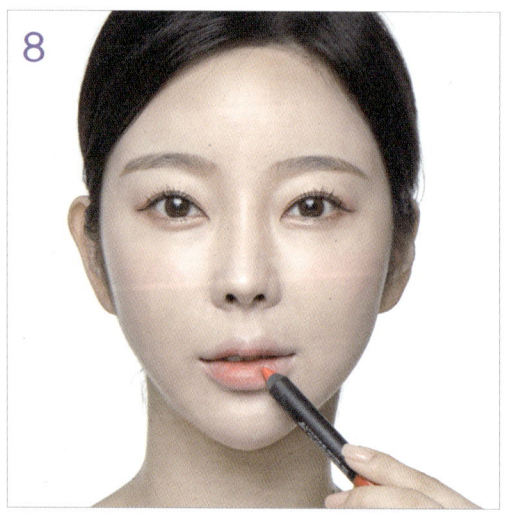

립은 입술 안쪽 위주로 발라준 뒤 자연스럽게 펴발라 주세요.

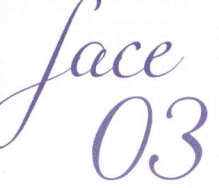

눈썹만 잘 그려도
아이돌이 될 수 있다

눈썹은 얼굴의 기둥이라고도 하죠? 눈썹이 인상을 결정짓는 80프로의 영향을 미치죠. 한때 유행했던 일자눈썹부터 연예인들이 많이 하는 아치형눈썹, 세련된 갈매기 눈썹까지! 눈썹은 유행하는 눈썹을 따라가는게 아니라 본인의 얼굴형에 맞게 그려주는게 자연스러우면서 얼굴의 단점을 보안할 수 있어요. 어떤 눈썹이 나에게 어울리는 눈썹인지 알려드릴게요. 먼저 아이브로우를 그릴 때 헤어 컬러와 눈동자 컬러에 맞는 컬러로 준비해주세요. 그리고 거울을 보고 내가 어떤 얼굴형을 가지고 있는지 확인해주세요.

일자눈썹은 어려보이지만 얼굴이 커보이고, 아치형눈썹은 자연스러우면서 세련돼 보입니다. 눈썹의 길이가 길어지면 얼굴이 작아보이지만 나이들어 보이고, 눈썹의 길이가 짧으면 얼굴이 커보이지만 어려보입니다. 얼굴형에 따라 눈썹에 길이는 더 빼야 하는 경우도 있습니다.

눈썹숱이 없고 가는 편은 다양한 제품을 사용할 수 있고, 눈썹숱이 많은 편은 브로우 카라나 염색을 추천합니다. 눈썹이 없는 경우는 케익 타입과 젤타입을 믹싱해서 사용하기 바랍니다.

> **Tip** 파운데이션 브러시 고르는 방법
>
> - **건성 피부**: 납작한 플랫구관으로 모가 촘촘한 인조모를 추천합니다.
> - **지성 피부**: 모가 둥글고 통통하며 이중 컷팅되어 모공 사이사이를 메꿔줄 수 있는 초미세모를 추천합니다.

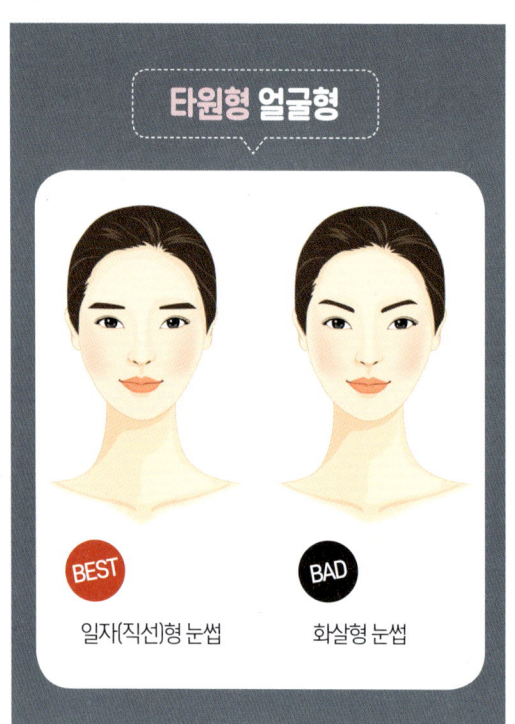

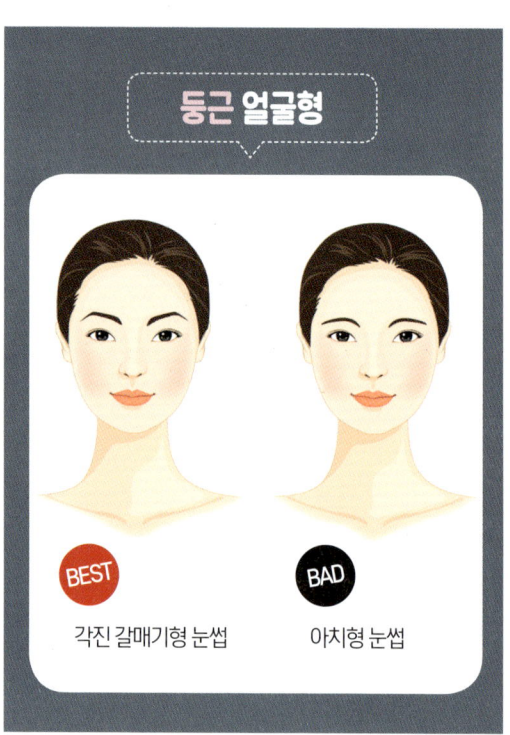

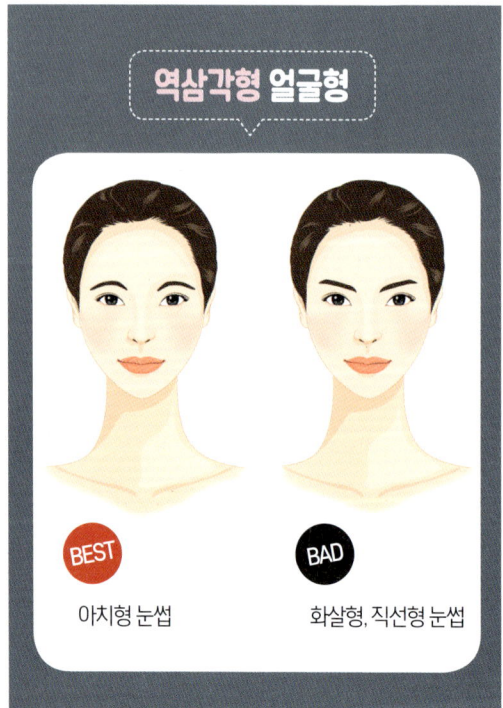

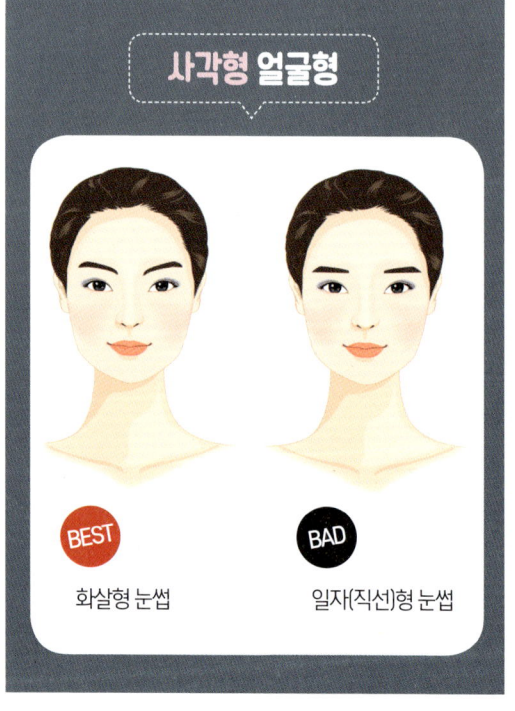

✔ **Tip** 눈썹을 그리기 전 알아두세요!

맨살에 눈썹을 그렸을 때 잘 그려지지 않아요. 유분이 많을 경우 뭉치고 진하게 표현되는 경우가 있는데, 그럴 땐 소량의 파운데이션과 파우더를 발라주면 유분감을 잡아주기 때문에 눈썹을 깔끔하게 그려줄 수 있어요.

✔ **Tip** 메이크업 지속력을 높이는 브러시 or 퍼프 사용 방법

파운데이션을 바를 때 미스트를 브러시 또는 퍼프에 뿌려주어 수분감을 충분이 공급하여 주고, 마무리 단계에서 픽서를 뿌린 뒤 한 번 더 살짝 두르려주면 지속력이 높아집니다.

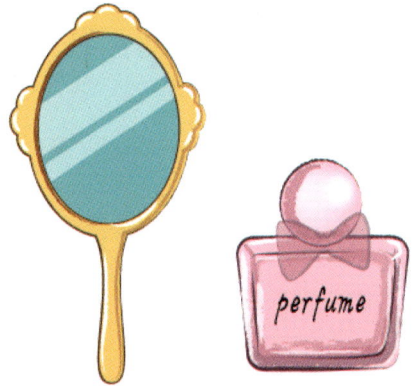

눈썹 정리하기

준비물은 눈썹칼, 쪽가위, 스크류브러시, 쪽집게입니다.

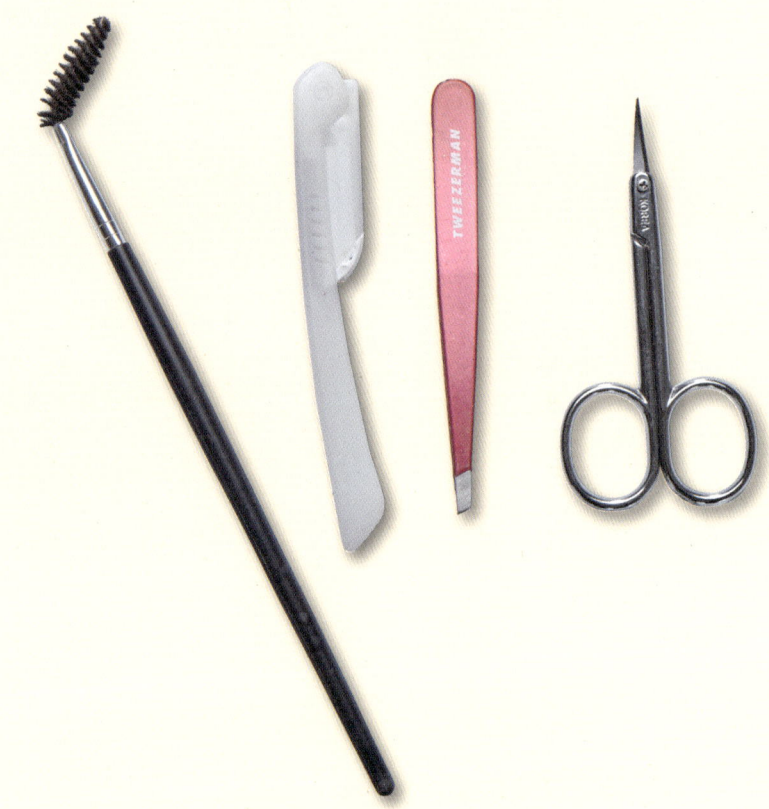

눈썹 정리하는 방법을 기본부터 배워봅시다.

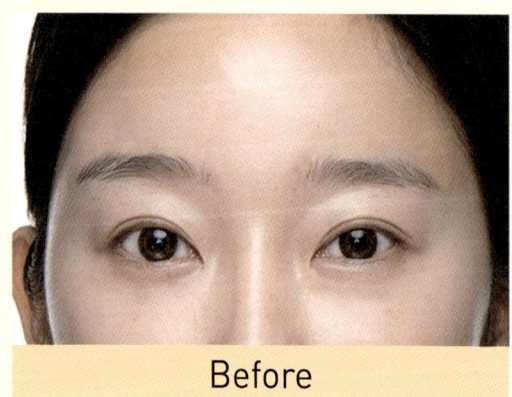

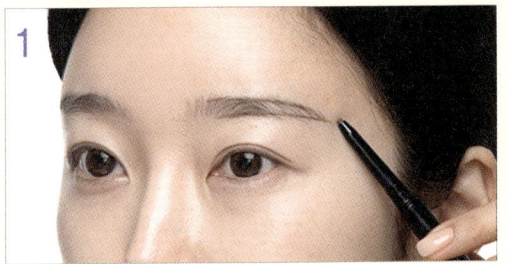

아이브로 펜슬을 사용해서 눈썹의 모양을 잡아서 테두리를 그려주세요.

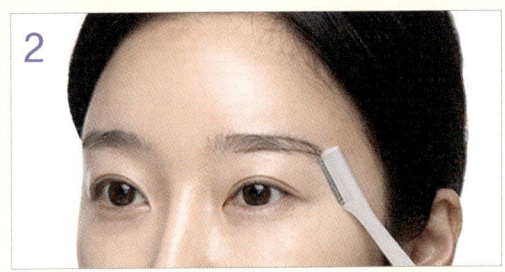

눈썹칼을 세워서 라인 아랫부분을 결 반대 방향으로 살살 밀어주세요.

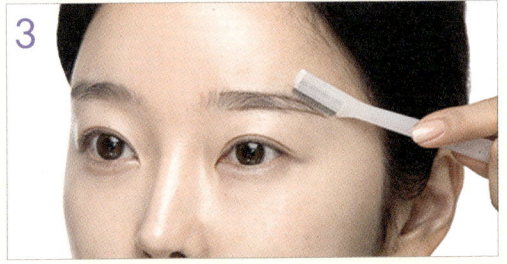

눈썹의 윗 라인을 정리할 때는 손목에 힘을 빼고 손가락 끝에 힘을 살살주고 눈썹산이 깎이지 않도록 신경써서 다듬어주세요.

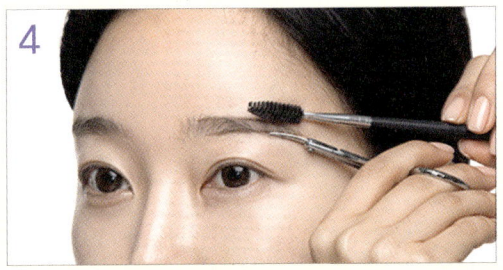

스크류 브러시로 아랫결을 내렸을 때 튀어나오는 눈썹은 눈썹 가위를 사용해서 잘라주세요. (너무 가위를 눕히지 말고 직각으로 세워서 잘라줘야 일정하게 자를 수 있어요.)

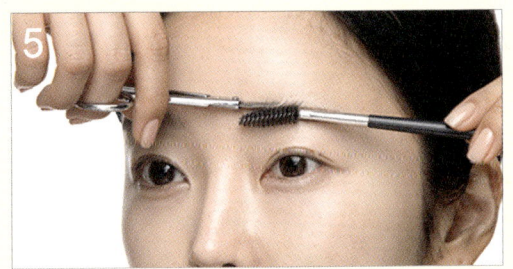

눈썹 앞머리는 스크류 브러시를 위로 쓸어주면서 튀어나오는 눈썹결을 깔끔하게 다듬어주세요.

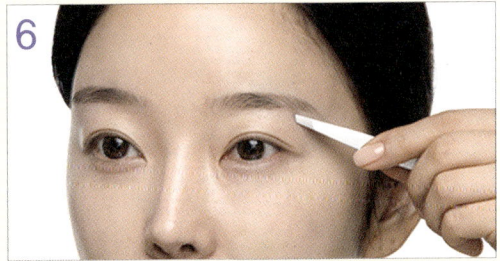

눈썹칼로 잘려지지 않은 부분은 족집게를 사용해서 뽑아주면 깔끔한 눈썹이 완성됩니다.

✓ Tip 눈썹 다듬을 때 꿀팁

스킨을 묻힌 화장솜을 냉동실에 넣은 다음 피부진정을 해주고 눈썹 수정을 하는 것이 좋아요. 눈썹이 난 방향으로 뽑아주세요. 눈두덩이는 처질 수 있기 때문에 너무 자주 뽑아주면 안좋아요. 눈썹 정리 후 크림을 발라주어 진정시켜 주세요.(저자의 유튜브 '신비아TV'에서 더 자세한 내용을 볼 수 있습니다.)

기초적인 깔끔 눈썹 그리기

아이브로우 케익 타입은 자연스러운 표현이 가능하고 초보자들도 사용하기 좋습니다. 지성 피부 사용 시 지속력을 높일 수 있으며 눈썹숱이 어느 정도 있으면 사용하기 편합니다. 아이브로우 펜슬은 그리기 간편하지만 초보자가 사용하기에는 하드타입 포뮬러가 더 좋습니다. 유분이 많으면 너무 진하게 발리는 경향이 있습니다.

아이브로우 마스카라는 눈썹숱이 많은 사람들이 사용하기 적합하며 모발 염색의 전체적인 톤을 보정해 줄 수 있어요. 젤타입은 눈썹이 잘 지워지는 유분감이 있어 사용하기 좋고 워터프루프 기능이 있지만 인위적일 수 있어요. 먼저 나의 피부 타입, 모발 상태, 눈썹의 형태를 잘 파악해보기 바랍니다.

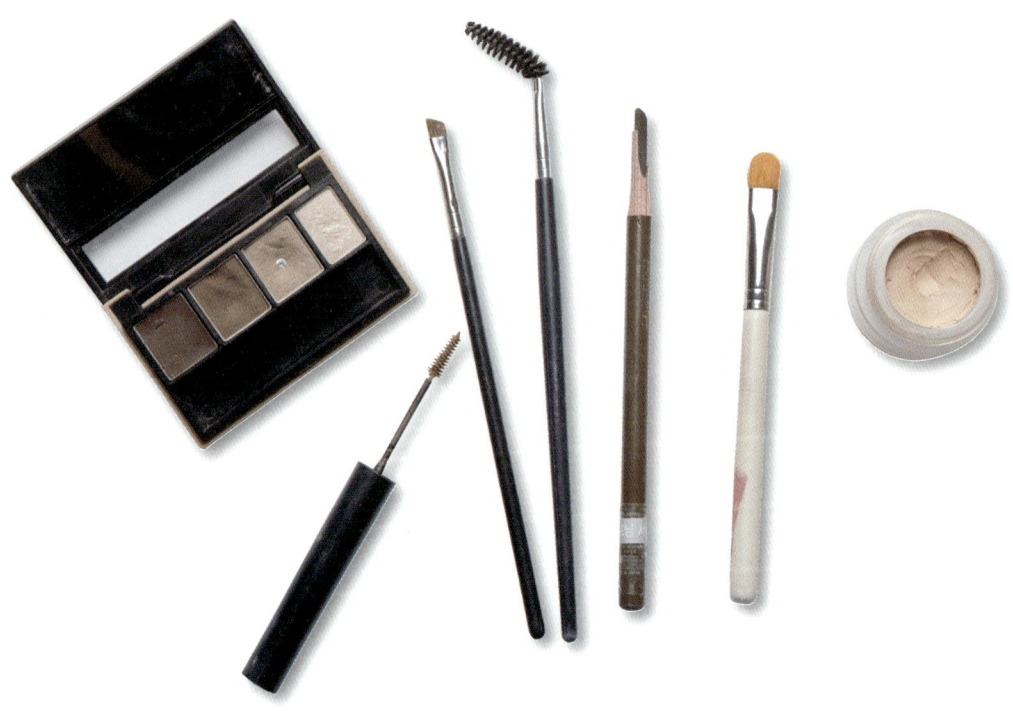

깔끔하게 눈썹 그리는 가장 쉬운 방법을 다음과 같이 알아봅니다.

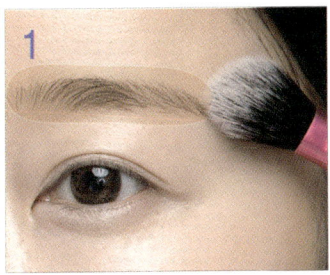

베이스 메이크업이 끝난 뒤 파우더로 가볍게 유분감을 잡아주세요. 파우더로 눈썹 유분감을 잡아주어야 뭉치지 않고 지속력을 높여 줄 수 있어요.

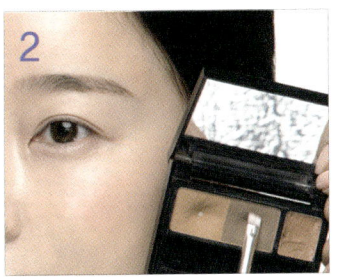

헤어 컬러와 어울리는 눈썹 제품을 선택해주세요. 가장 이상적인 방법은 본인에게 맞는 제형을 사용하는게 좋은데 케익 타입과 하드포뮬러 타입을 섞어서 그리는게 자연스러우면서 쉽게 그릴 수가 있어요.

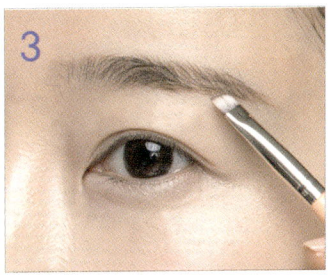

눈썹 앞머리와 눈썹 사이 빈 공간을 섀도우 타입으로 자연스럽게 메꿔줍니다.

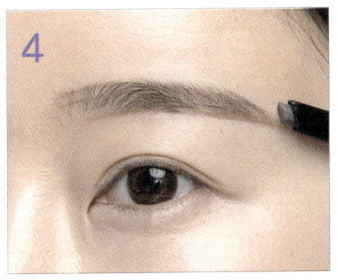

펜슬 타입을 사용해 빈 부분을 눈썹의 결따라 짧은 터치로 메꿔주고 눈썹 아랫라인을 깔끔하게 정돈해서 그려주세요. (펜슬 타입은 사선의 아랫라인을 비스듬하게 잡아서 그리면 뭉치지 않고 쉽게 그릴 수 있어요.)

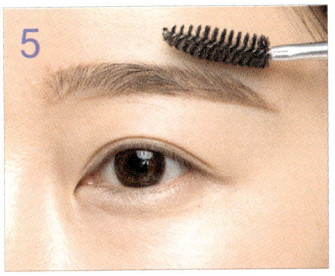

스큐르 브러시로 가볍게 윗라인 부분과 중간 부분을 연결시켜줍니다.

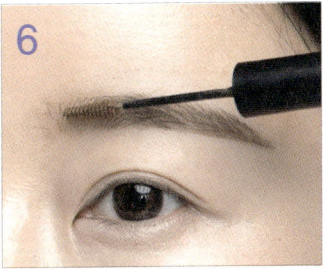

브로우 카라를 사용해 눈썹 컬러와 자연스럽게 연결해주면 훨씬 자연스럽고, 앞머리를 살려주면 볼륨감을 만들어 줄 수 있어요.

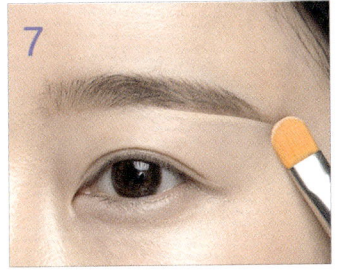

눈썹의 아랫라인을 컨실러 브러시에 컨실러를 묻혀 라인을 정리해주면 훨씬 깔끔하고 또렷한 인상을 만들어 줄 수 있어요.

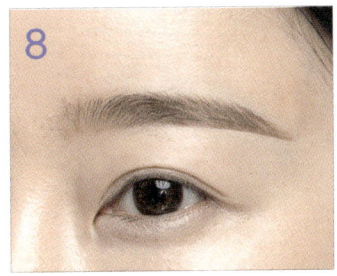

완성된 모습은 다음과 같습니다.

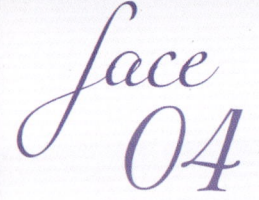

강아지상? 고양이상?
아이라인 하나로 변신 가능

아이라인은 다양한 테크닉을 사용해 이미지 변신을 할 수 있는 메이크업 스킬이에요.

눈꼬리를 올리거나 내려서 라이너 하나만 바꿨을 뿐인데 이미지가 확 달라지는 경우가 있죠.

아이라이너를 그리는 제품은 쉐도우, 펜슬, 젤라이너, 리퀴드, 붓펜 라이너가 있어요.

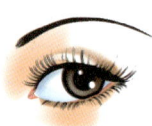 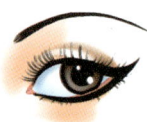 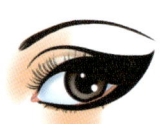
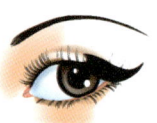 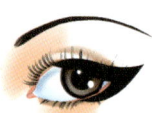 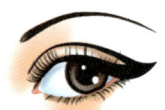
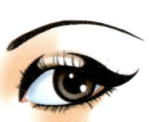 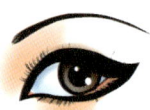 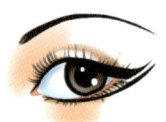

- 펜슬 - 자연스럽게 그리기 쉽고 다양한 컬러가 있어 여러 이미지를 만들 수 있다. 얇고 선명하게 그리기 힘들다.
- 붓펜 - 또렷하고 자연스럽게 그릴 수 있다. 초보자가 사용했을때 두께 조절이 힘들 수 있다.
- 리퀴드 - 가장 선명하다. 비춰보이는 단점이 있다.
- 젤 - 깊이감있는 라이너를 그릴 수 있다. 다양한 텍스처로 사용된다.

✓ **Tip** 궁금증?! 점막을 꼭 메꿔야 하나요?

점막은 꼭 필수로 메꿔야 하는 법칙은 없어요. 눈을 떴을 때 점막이 많이 보이거나 눈동자 윗부분이 떠있는 느낌이 드는 사람은 점막을 메꿔주는걸 추천하지만 눈을 떴을 때 점막이 보이지 않는 사람은 그리지 않아도 됩니다. 그리고 눈가에 유분감이 많아서 아이라이너가 번지는 사람도 그리지 않아도 괜찮습니다. 또한 내추럴한 메이크업을 할 때 생략해도 됩니다.

기본형을 그리기 전에 파우더로 눈가의 유분감을 주고 속눈썹을 컬링합니다.

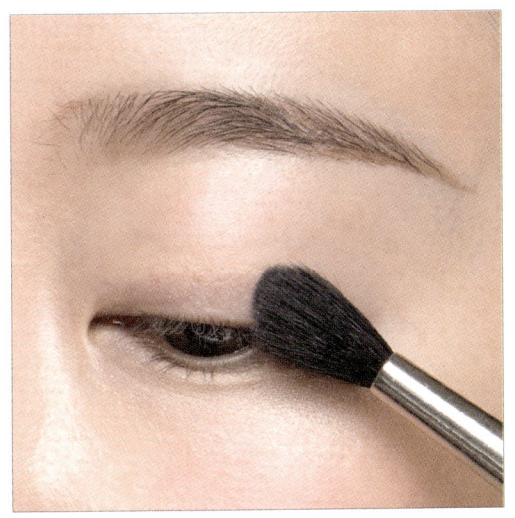

파우더로 눈가의 유분감을 정돈시켜줍니다(아이라이너 번짐 방지).

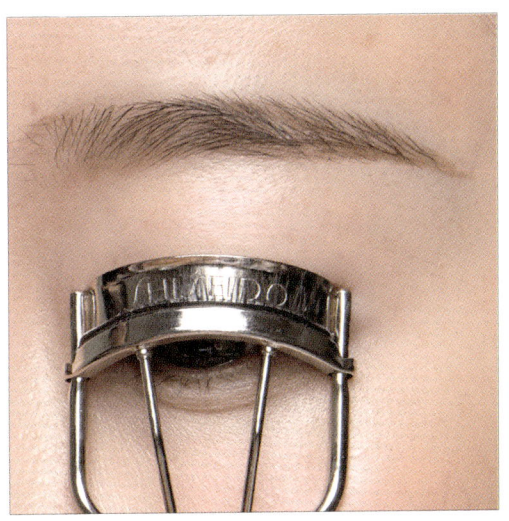

뷰러로 속눈썹을 컬링해줍니다.

> **Tip** 라인 안번지는 방법
>
> 먼저 눈가의 유분감을 정돈해줍니다. 속눈썹 사이 사이 모공 파우더로 가볍게 발라주고 아래 속눈썹의 점막 부분도 가볍게 발라주세요(아이프라이머 + 파우더 또는 아이섀도우).

기본형 그리기

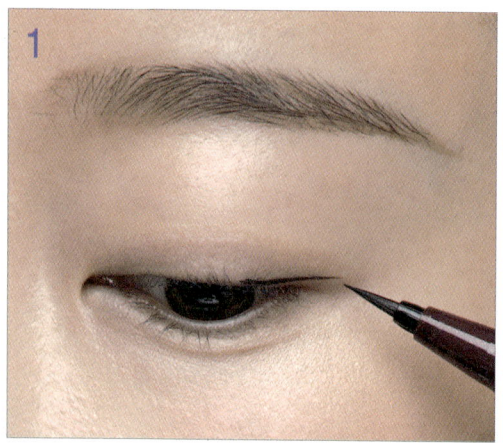

눈을 아래로 내려다 보고 아이라이너 꼬리 라인의 위치를 잡아줍니다.

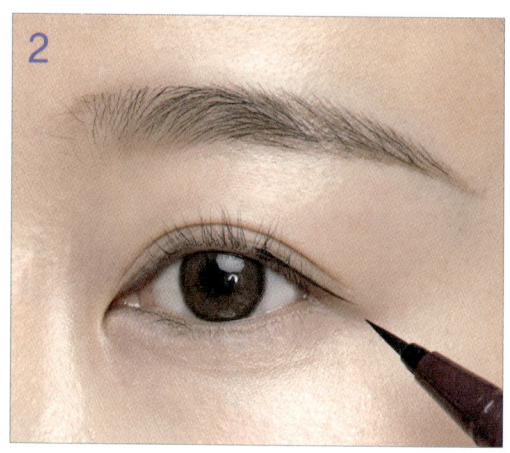

거울을 보고 아이라이너를 눈매 길이에 맞춰 그려줍니다.

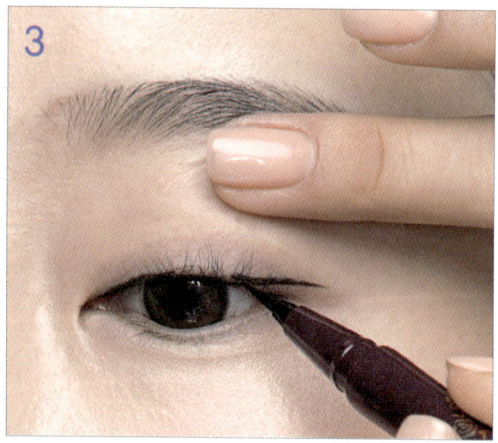

눈을 아래로 내려다 보고 아이라이너 꼬리 라인의 위치를 잡아줍니다.

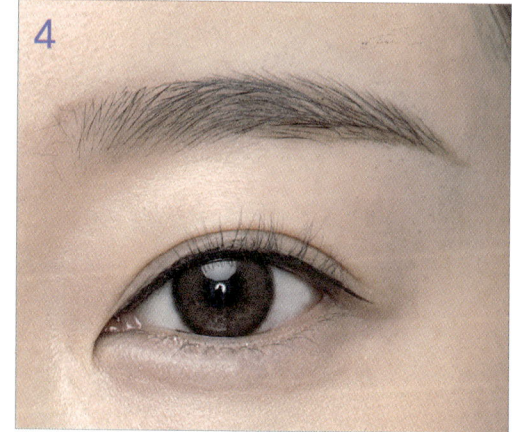

거울을 보고 아이라이너를 눈매 길이에 맞춰 그려줍니다.

일자형 그리기

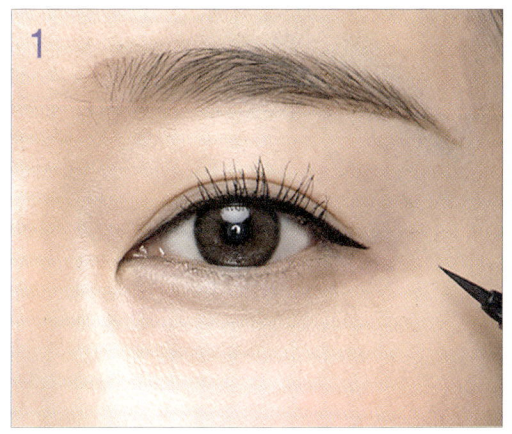

눈동자 3분의 2부터 아래 라인을 가로로 빼준다는 느낌으로 그려주세요.

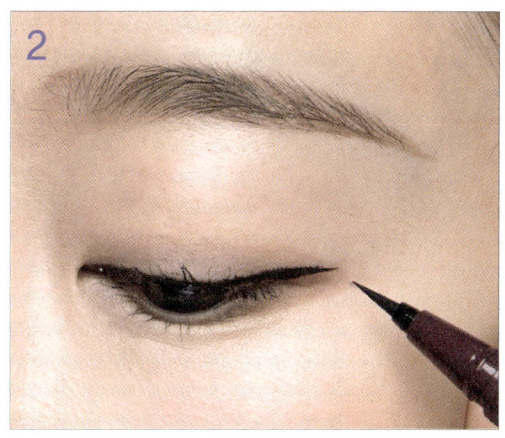

라인을 깔끔하게 정리해주세요.

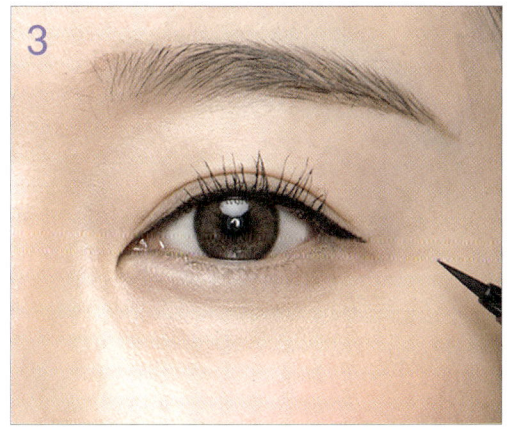

완성된 일자형 눈썹입니다.

올라간 눈매 교정하기
-아래로 내려간 아이라이너의 강아지 눈꼬리 만들기

블랙보다는 브라운 컬러가 귀엽고 자연스러운 느낌을 줄 수가 있어요. 브라운 아이라이너 제품을 사용해서 그려줍니다.

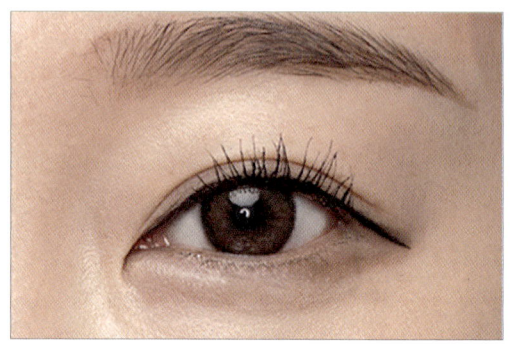

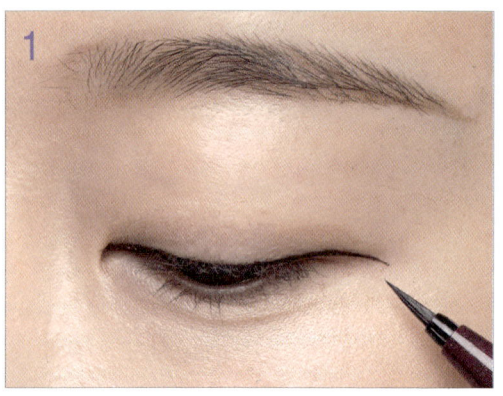

1. 눈동자가 끝나는 지점부터 아랫부분으로 자연스럽게 연결시켜 줍니다.

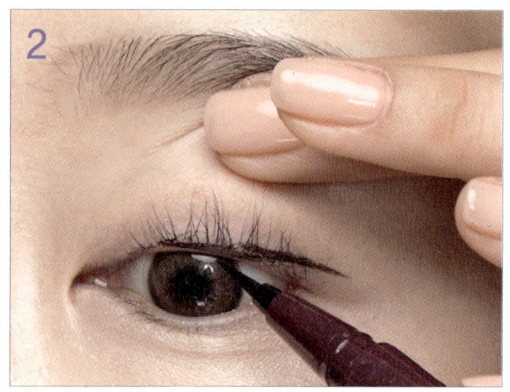

2. 속눈썹 점막 사이 사이를 메꿔주세요.

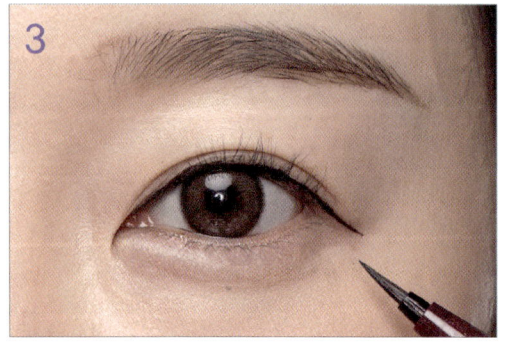

3. 눈을 떴을 때 꼬리라인이 쳐지도록 아래를 향하게 그려줍니다.

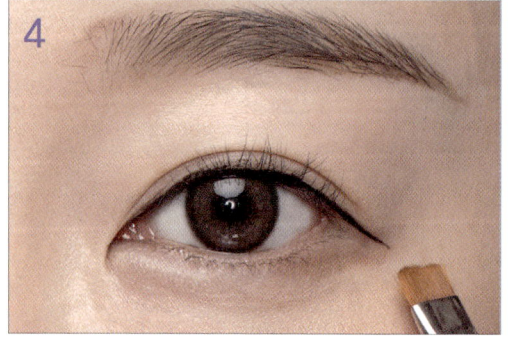

4. 언더라인의 삼각존 부분을 메꿔주어 귀엽고 동그란 눈매를 연출해줍니다.

처진 눈매 교정하기 - 고양이 눈매 만들기

또렷한 느낌을 살려주기 위해 젤 타입이나 붓펜 타입이 섹시하고 깔끔한 느낌을 줄 수 있어요.

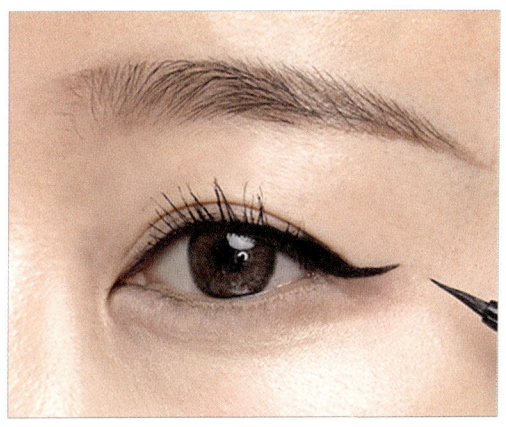

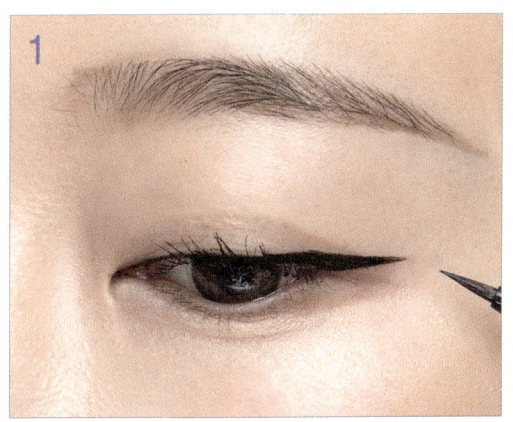

컨실러로 뒷부분의 음영을 잡아주세요. 눈을 정면으로 본 다음 눈동자가 끝나는 지점과 아래 점막이 만나는 지점을 기준으로 가이드라인을 잡아주세요.

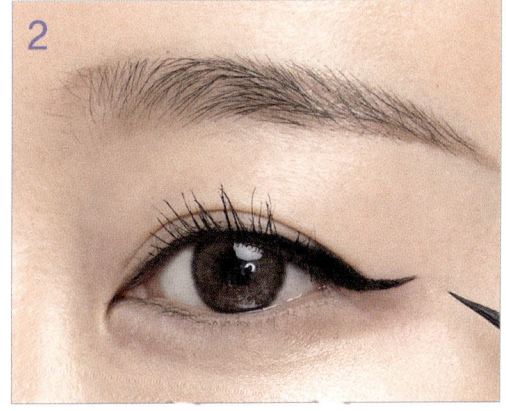

손가락으로 눈썹 부분을 살짝 위로 올려준 다음 가이드로 찍었던 부분과 자연스럽게 연결시켜 그려주세요. 자연스러운 브라운 섀도우로 경계 라인을 엎듯이 표현해줍니다.

쌍꺼풀이 없어도 눈이 2배 커보이는 아이메이크업 – 작은 눈

작은 눈은 아이섀도우를 과하게 바르는 것보다는 아이라이너와 속눈썹을 사용해서 눈매를 잡아주는 게 좋아요. 아이라이너로 가이드를 잡아준 다음 브라운톤의 섀도우로 선적인 표현보다는 면적인 표현을 사용해 그라데이션을 해줍니다. 너무 많은 컬러를 사용하면 오히려 눈이 답답해 보일 수 있기 때문에 포인트만 잡아 깔끔하게 그려주는게 눈을 크게 만들어 줄 수 있어요. 어두운 뉴트럴 계통의 섀도우를 사용해 눈의 라인을 자연스럽게 잡아줍니다. 젤타입 라인으로 또렷하게 라인을 잡아주세요. 속눈썹은 잘라서 부분적으로 붙여주세요.

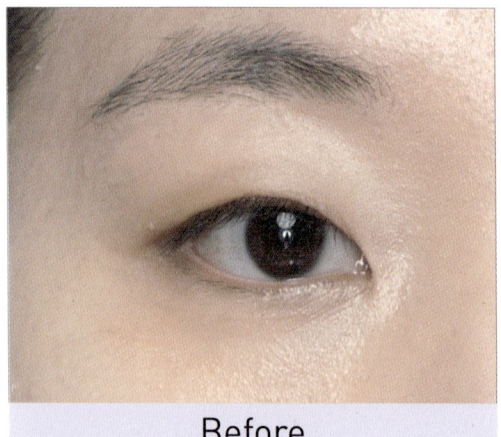
Before

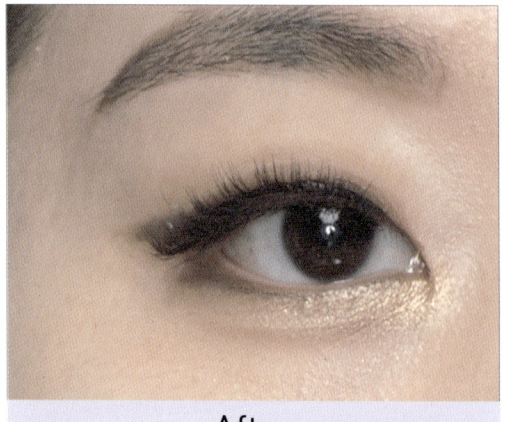
After

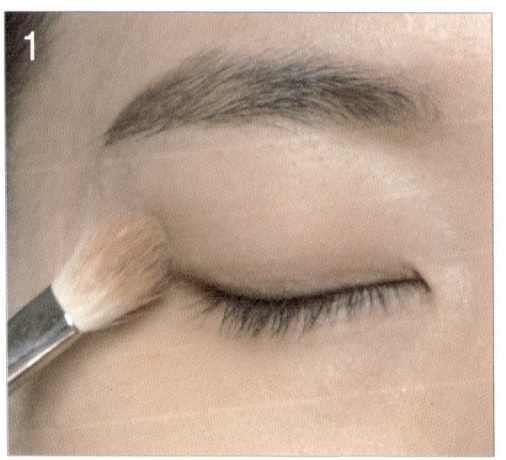
눈이 작은 사람들의 특징은 잘 번질 수가 있어요. 아이섀도우를 바르기 전 아이프라이머나 아이 코렉터를 사용해 눈가의 유분감을 잡아준 다음 소량의 파우더를 발라 번짐을 최소화시켜 주세요.

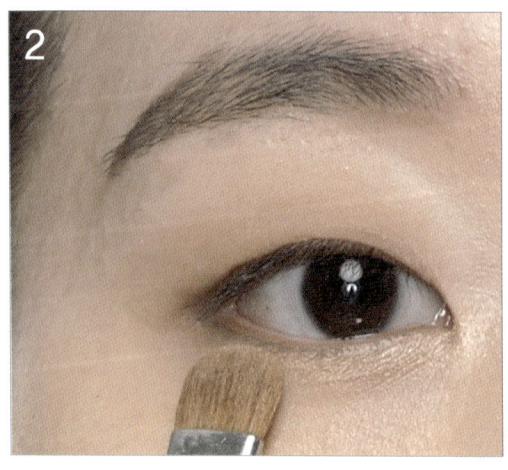
언더 라인에는 은은한 미색의 베이지 컬러를 발라 애교살을 환하게 밝혀주세요.

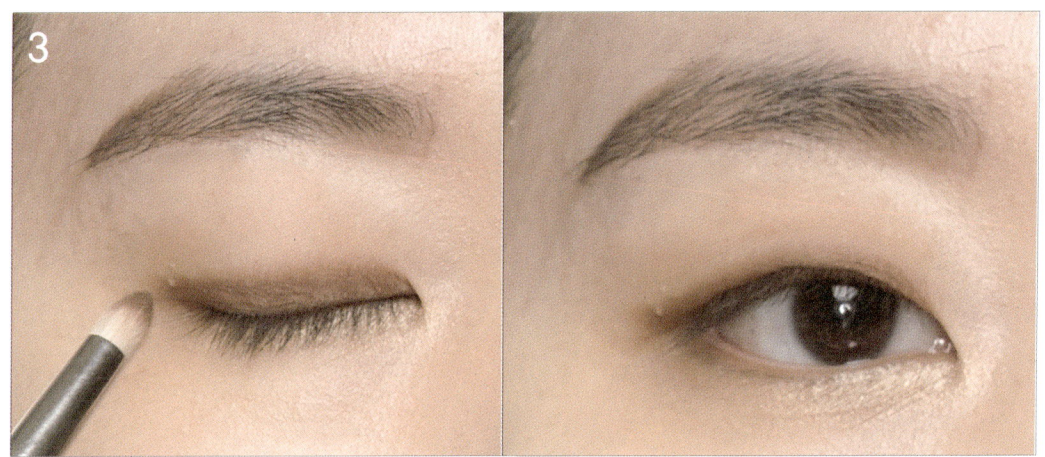

초콜렛 브라운 컬러로 눈을 떴을 때 1cm 정도 보이도록 섀도우를 그라데이션을 하지 말고 선적인 느낌으로 발라주세요.

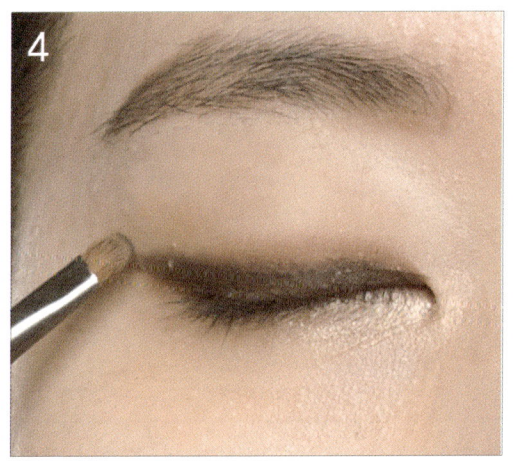 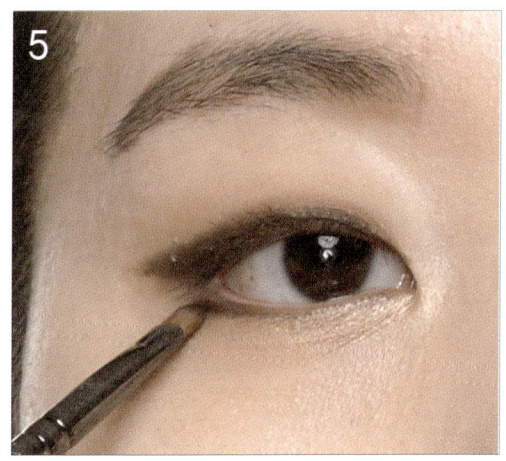

펜슬라이너나 젤타입의 라이너를 사용해 컬러를 자연스럽게 스머징시켜준 다음 마르기 전 섀도우를 한번 더 발라주세요.

언더라인은 펄이 없는 베이지로 애교살 부분을 발라준 다음 눈동자 3분의 1의 끝지점은 다크 브라운 컬러로 삼각존을 연결시켜줍니다.

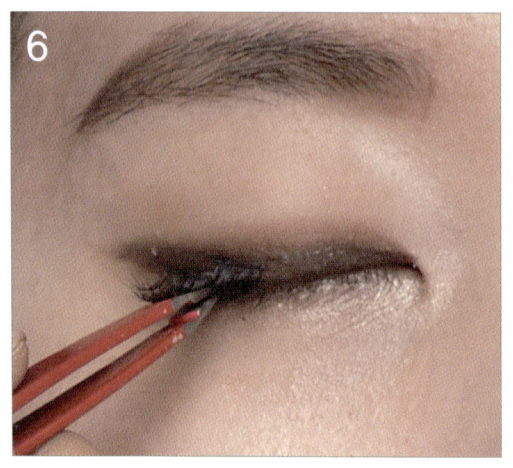
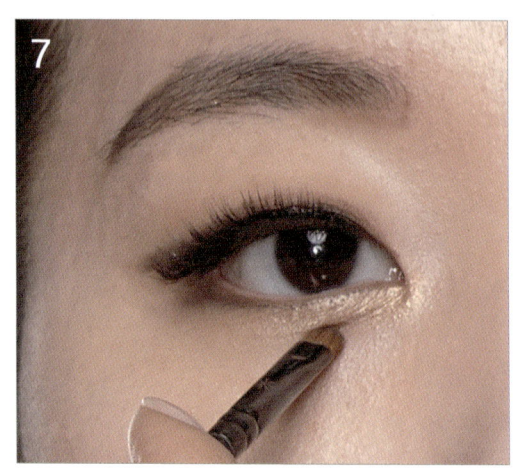

속눈썹은 뷰러로 컬링을 해준 다음 눈을 떴을 때 너무 촘촘한 제품보다는 컬링이 잘된 속눈썹을 붙여 눈을 시원하게 만들어줍니다.

눈을 떠서 웃었을 때 튀어나오는 애교살 아랫 라인에 밝은 브라운 섀도우로 애교살을 만들어주세요.

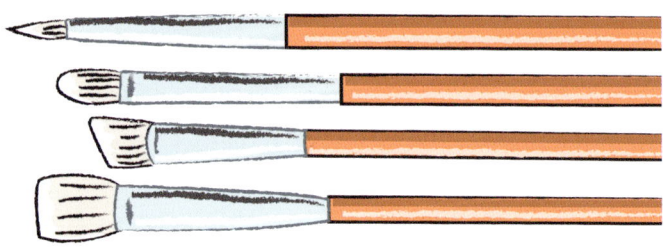

> **✓ Tip** 작은 눈 아이 메이크업할 때 주의사항
>
> - 눈을 떴을 때 점막이 많이 보이는 편이 아니라면 굳이 점막을 완벽하게 메꾸지 않아도 됩니다.
> - 아이라이너를 그릴 때 선의 느낌보다는 면적의 두께로 깊이감을 주는게 눈이 자연스럽게 커보입니다.
> - 속눈썹을 강조하여 뷰러에 신경써주세요.
> - 언더라인 삼각존을 그릴 때 점막을 꼭 생략해주세요. 피부톤과 자연스러운 브라운 컬러를 추천합니다.
> - 하안부가 긴 얼굴형은 애교살을 꼭 강조해주세요! (어려 보이고 얼굴이 짧아 보이는 효과가 있습니다.)

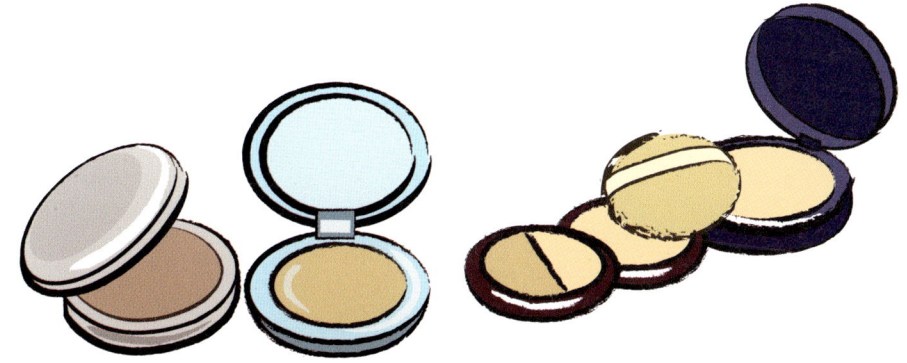

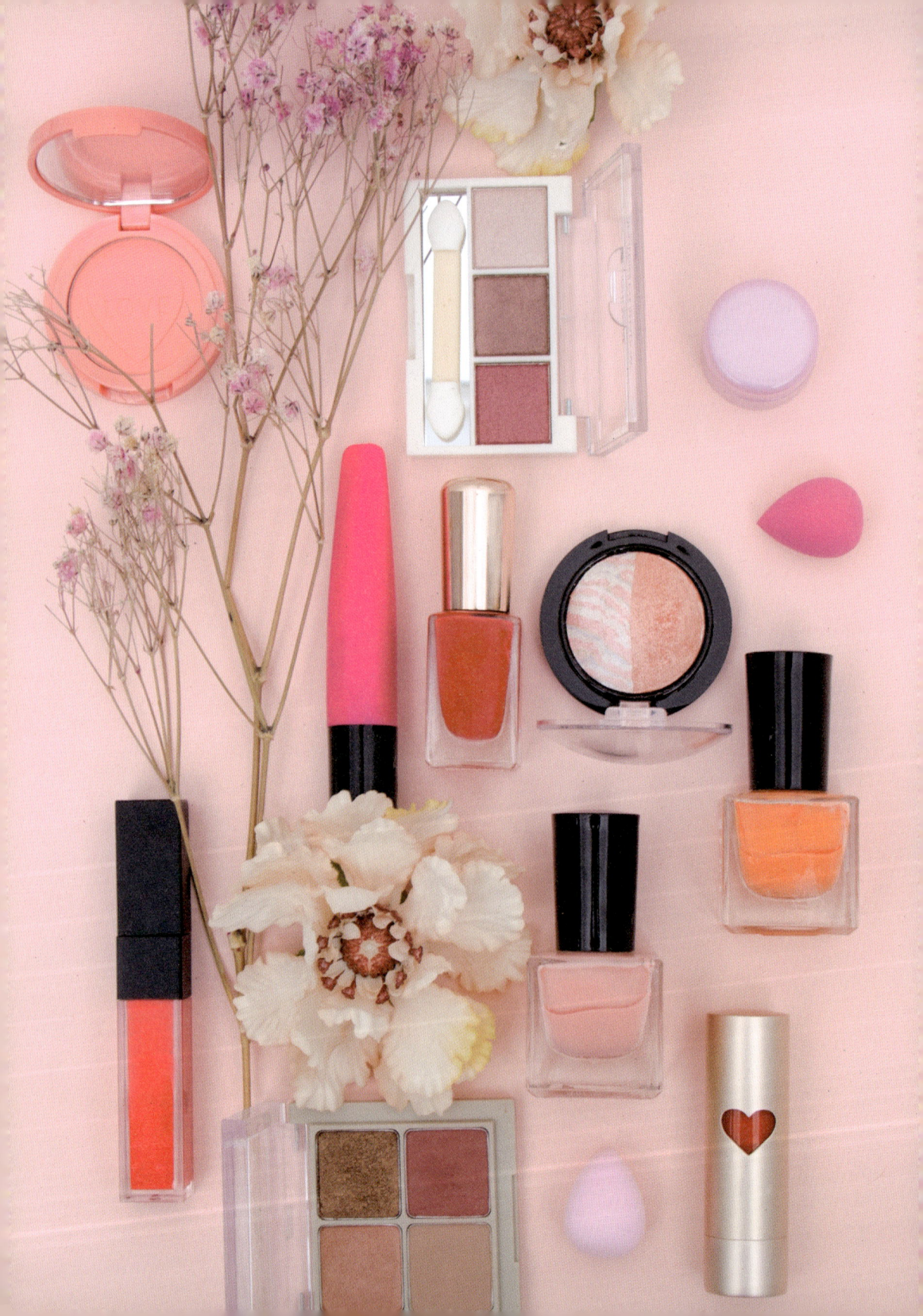

Make up

색조 메이크업 정복하기

Chapter 4

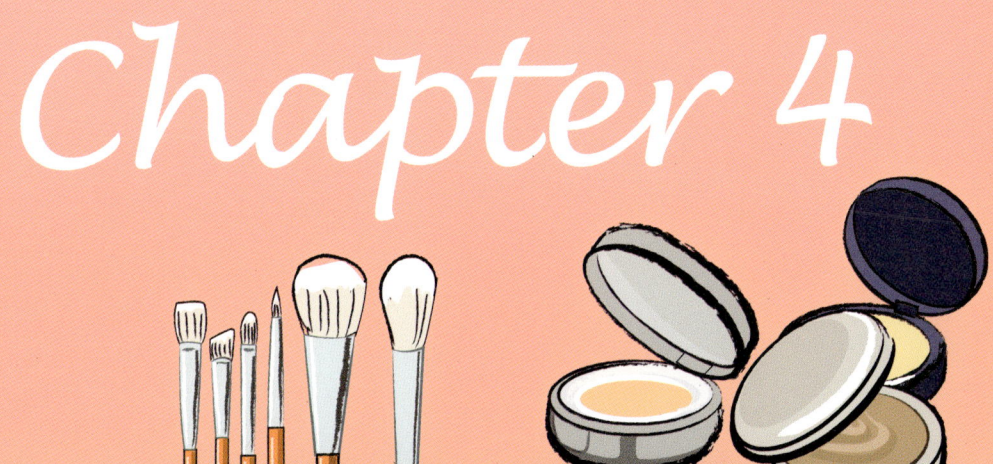

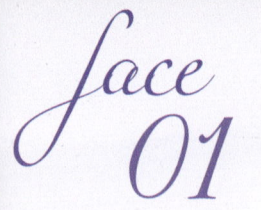

나도 아이섀도우 금손이 될 수 있다!

아이프라이머 또는 크림 섀도우를 베이스로 발라주세요. 아이섀도우의 발색력을 높여줄 수 있고 지속력을 높여줄 수 있어요. 중요한 건 양 조절이에요. 아주 소량만 눈두덩이 윗부분과 언더라인에 가볍게 발라주세요.

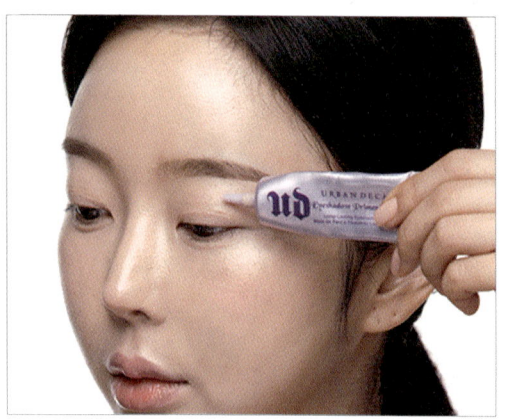
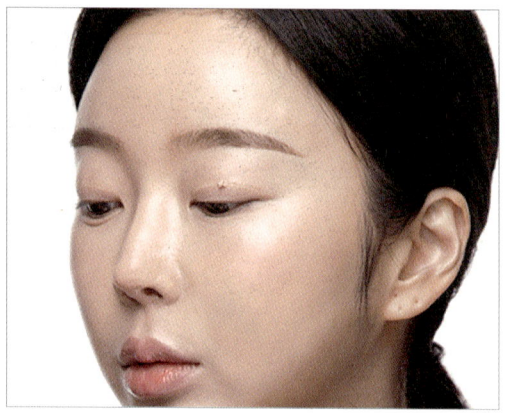

아이섀도우를 바르는 범위

섀도우를 바를 때 눈썹뼈를 넘어가지 않도록 해야 해요. 눈썹뼈를 넘어가면 동양인의 눈두덩이 특성상 눈이 부어 보일 수 있어요.

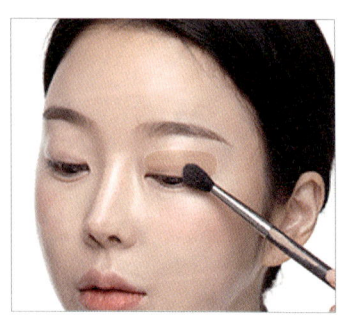
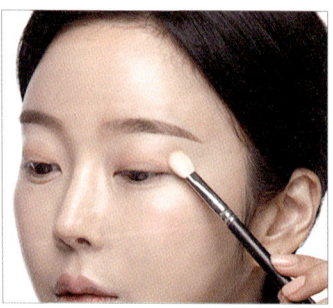
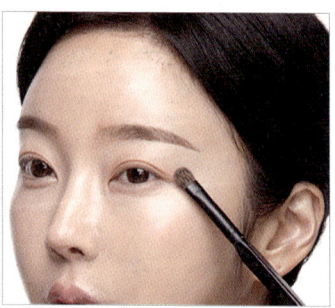

베이스 컬러를 바를 때 너무 많은 양을 브러시에 묻히지 않고 여러 번 레이어링해준다는 생각으로 한 번 연하게 발라주세요. 쌍꺼풀 라인부터 연하게 블렌딩시켜 주세요.

펄 섀도우는 포인트로만!

두덩이 전체를 섀도우로 바르면 전체적으로 부어 보일 수가 있기 때문에 눈동자 윗부분과 쌍꺼풀 라인 위주를 넘어가지 않도록 해주세요. 언더라인도 눈동자의 2/3의 끝부분을 넘어가지 않도록 합니다.

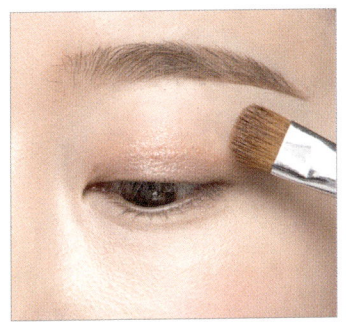 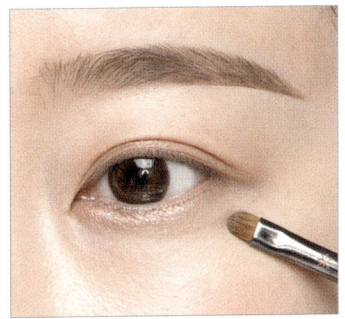 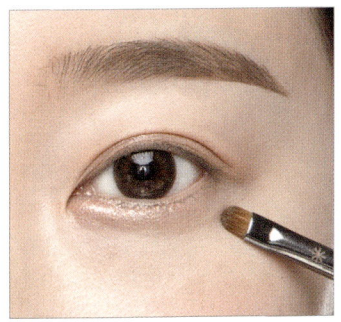

뒷트임 효과인 삼각존의 컬러 선택!

언더라인의 삼각존을 메꿔주면 뒷트임 효과를 줄 수 있는데요. 메이크업의 콘셉트에 따라 다크 브라운 컬러가 아닌 자연스럽고 약간 붉은 기가 도는 브라운 컬러를 사용해주는게 좋아요. 2가지 컬러로 레이어링시켜 주세요.

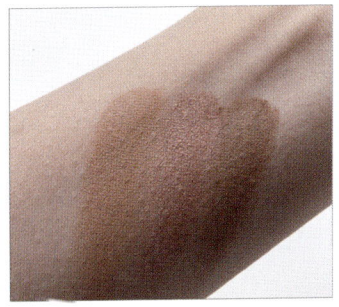

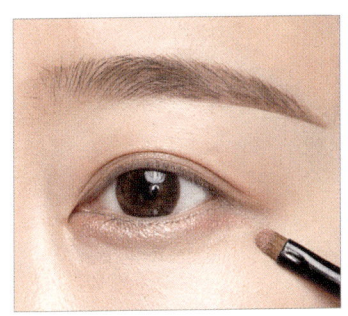 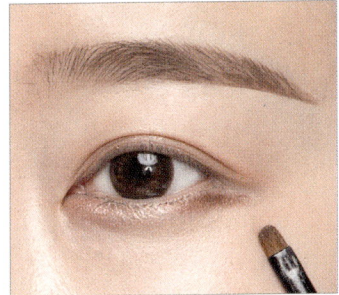 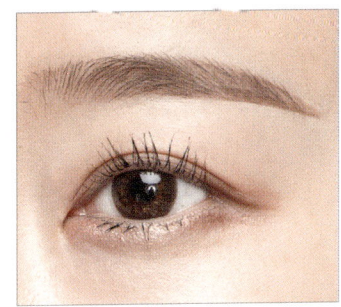

애교살 만들기

애교살이 있으면 어려 보이면서 또렷한 인상을 줄 수 있어요. 애교살을 만들어주는 컬러는 베이지와 핑크가 가장 예뻐요. 펄감이 적당하게 있는 제품을 선택하고 범위는 눈동자의 2/3를 넘지 않도록 발라주세요. 그리고 음영 섀도우를 사용해서 라인을 한번 잡아주세요! 그럼 5살은 어려보이는 효과를 줄 수 있어요.

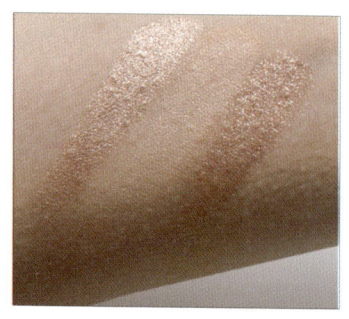

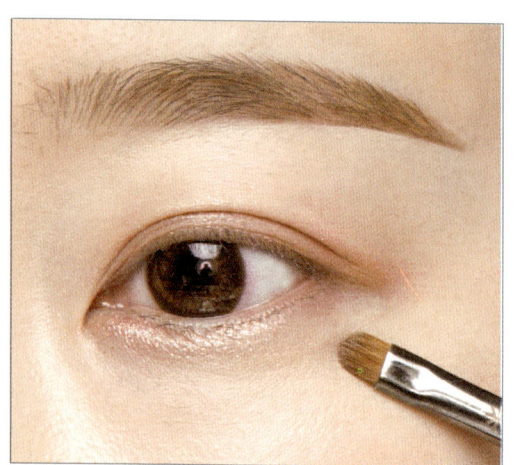
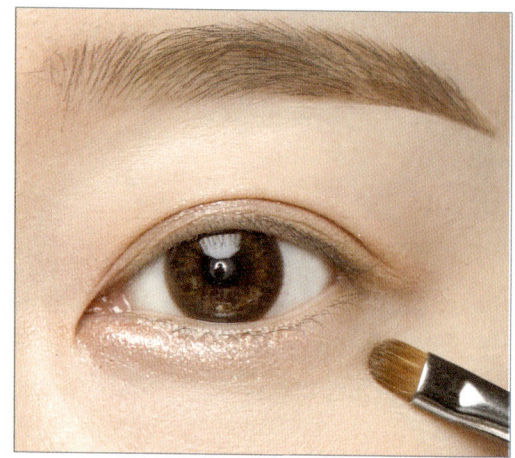
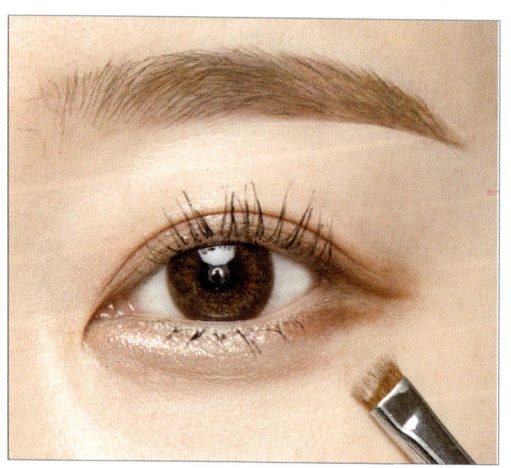
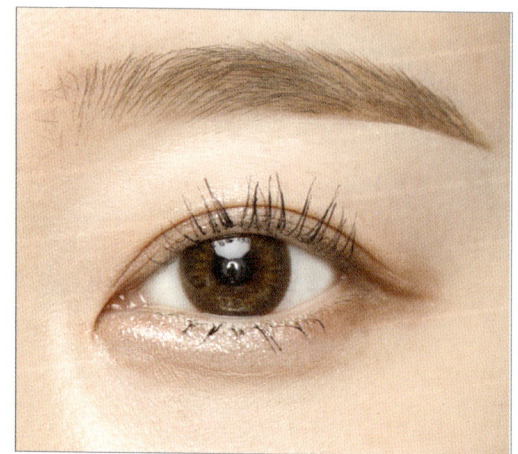

face 02

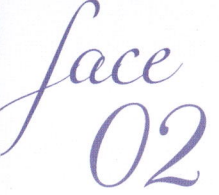

입술 콤플렉스 메이크업으로 완벽 변신하기

입술 표현법

가장 예쁜 입술의 이상적인 비율은 윗입술과 아랫입술이 1:1.5에요. 아랫입술이 윗입술보다 도톰한 입술이 이상적이고 매혹적이랍니다. MLBB는 'My Lip But Beter'의 약자로 내 입술 같은, 자연스럽게 어울리는 컬러를 뜻해요.

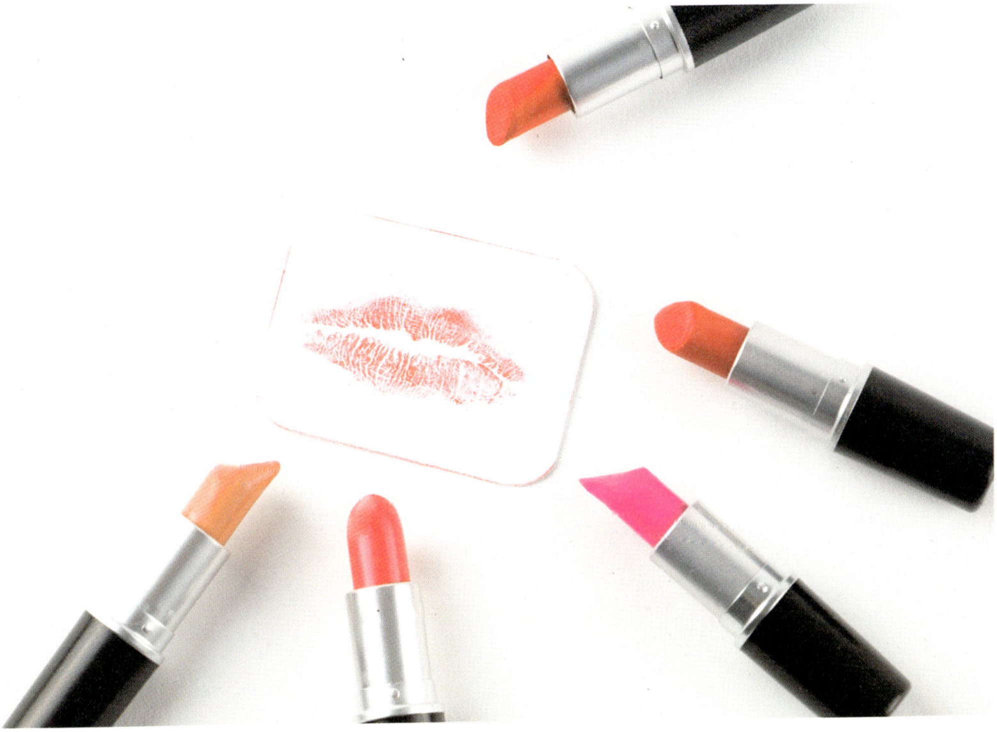

입술 지우기/발색을 위한 기초

립 제품을 바르기 전 입술 컬러를 정돈시켜 주는게 중요해요.

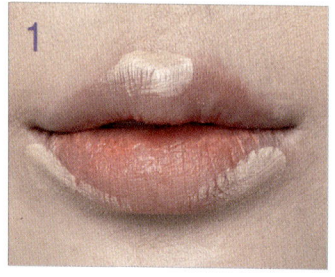
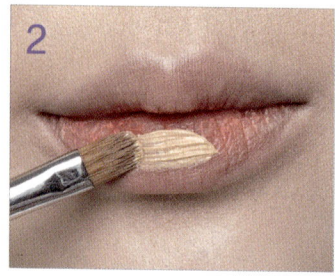
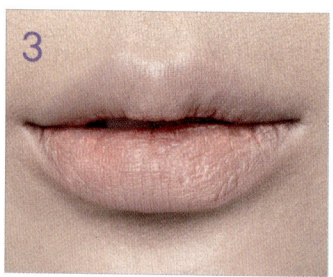

1. 입술의 가장자리 라인을 깨끗하게 톤 다운시켜 줍니다.
2. 립베이스를 발라줍니다.
3. 깔끔하게 톤 정리를 시켜줍니다.

입술이 건조해요

요즘 매트한 립 컬러들이 많이 나오는데 발랐을 때 입술각질이 부각되어 바르기 무서운 분들이 많죠? 그럴 때 즉각적으로 케어하는 방법과 꾸준한 홈케어를 알려줄게요.

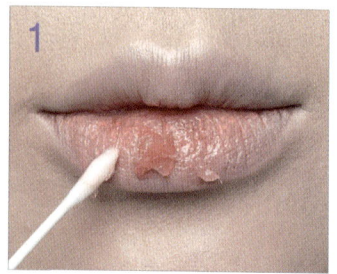
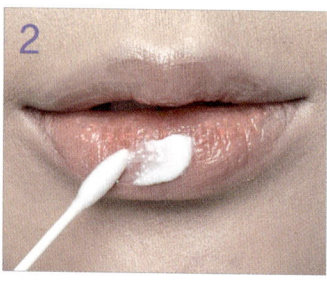
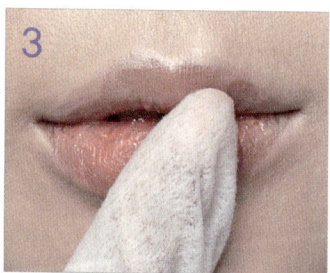

1. 베이스 메이크업을 할 때 립밤을 사용해 입술 각질을 불려주세요.
2. 입술 전용 각질 스크럽을 사용해 발라준 다음 면봉으로 닦아주세요.
3. 물티슈로 깔끔하게 닦아준 다음 립밤을 발라주세요.

> **Tip** 홈케어로 꾸준히 관리하기
>
> 꿀+계란흰자로 팩을 만듭니다. 또는 잠자기 전 입술에 바세린을 바르고 자면 다음날 각질이 불어나기 때문에 면봉으로 깔끔하게 정돈할 수 있어요.

입술에 주름이 많아요

입술에 주름이 많으면 립스틱을 발라도 입술 사이 사이에 껴서 오히려 지저분해지고 지속력이 짧아질 수밖에 없어요. 그럴 땐 입술 전용인 립 프라이머 제품을 활용해주는게 좋아요.
립스틱을 바른 뒤 립 실드 제품을 사용해 픽스시켜주는 것도 좋은 방법입니다(하지만 충분한 립수분 케어를 해준 다음 바르길 추천해요).

입술이 얇아요

입술이 얇은게 고민인 분들! 요즘은 시술을 활용해 얇은 입술을 두껍게 만들기도 하지만 시술도 무섭고 메이크업으로만 변신하고 싶은 분들을 위해 도톰한 입술을 만드는 방법을 알려줄게요.

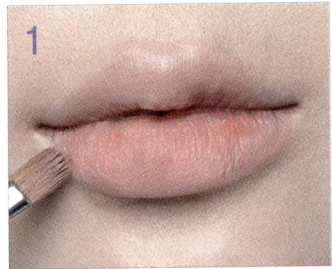

1. 베이스 메이크업 후 입술 가장자리를 컨실러를 활용해 깔끔하게 정돈시켜 주세요.

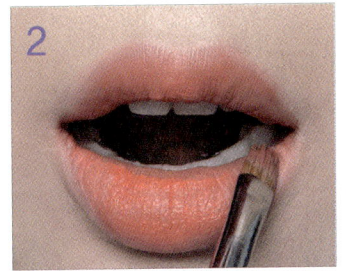

2. 입술 컬러와 비슷한 립스틱이나 틴트를 사용해 자연스런 오버립을 그려주세요(글로시한 제품보다는 매트한 제품을 사용하는게 좋아요. 지속력도 좋고 번짐이 자연스러워서 내 입술처럼 보여요).

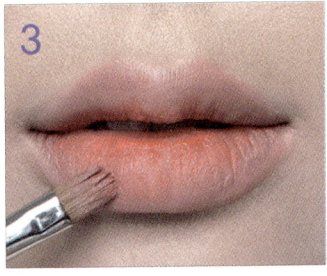

3. 브러시를 사용해 자연스럽게 펴발라 주세요.

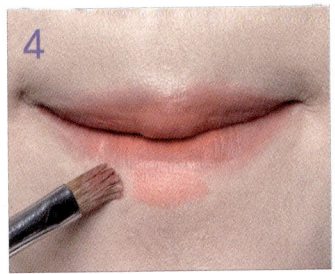

4. 립라인을 조금 벗어나는 지점까지 스머징을 해줍니다. 반대쪽도 대칭을 맞춰 그려주세요. 아랫입술을 그릴 때는 윗입술을 그렸던 포인트 지점보다 조금 더 오버해서 그려주세요(아랫입술이 비어보이는 부분, 입술을 접었을 때 보이는 맨살에 그려주는 거에요).

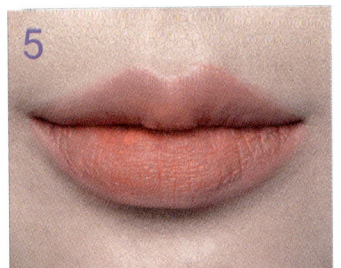

5. 안쪽에 처음 발랐던 컬러를 한톤 어두운 컬러로 한번 더 입술 아랫부분과 윗라인의 경계를 잡아 선명하게 표현해 줍니다.

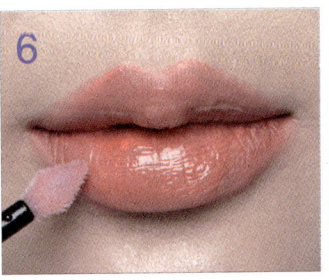

6. 입술 중앙에 하이라이터를 발라 볼륨감을 업시켜줍니다. 또는 입술 안쪽 중앙에 플럼핑 효과가 있는 립 글로스를 사용해 통통하면서 볼륨감있는 입술을 완성시켜줍니다.

입술이 두꺼워요

입술이 두꺼워서 고민인 분들 많으시죠? 요즘 트렌드는 통통한 입술이라고 하지만 콤플렉스라고 생각하는 분들도 있으니 입술을 얇게 표현할 수 있는 방법을 알려드릴게요.

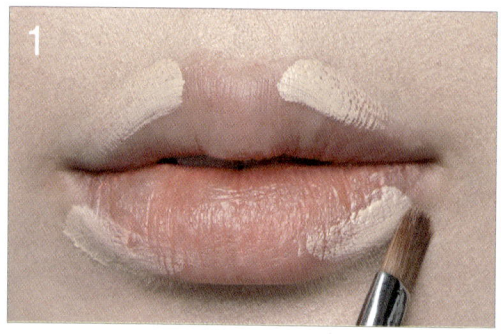

입술 컬러톤은 자연스럽게 다운시켜주세요.

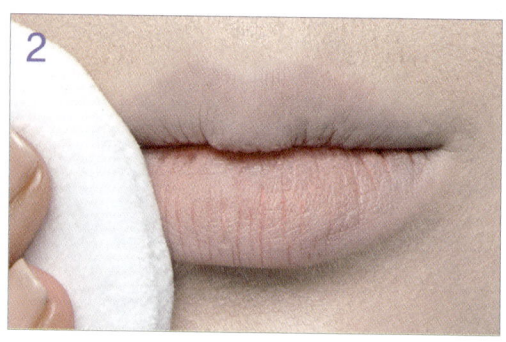

파우더로 가볍게 유분감을 제거해주면서 입술 가장자리 라인의 경계라인을 자연스럽게 없애주세요.

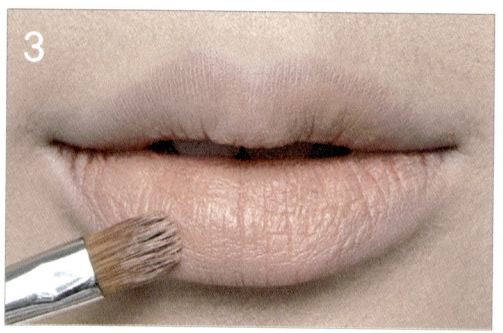

누드 베이지 톤의 컬러를 입술 안쪽부터 가장자리로 자연스럽게 블렌딩시켜 주세요.

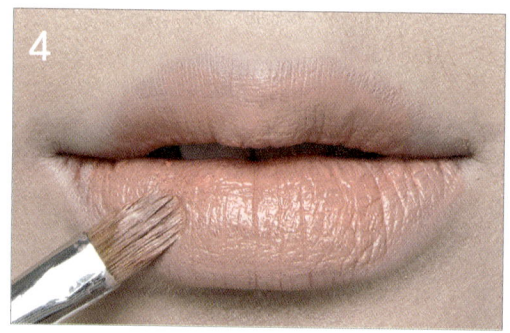

자연스러운 피치톤의 컬러를 브러시를 사용해 입술 안쪽부터 입술의 2/3까지 그라데이션시켜 줍니다.

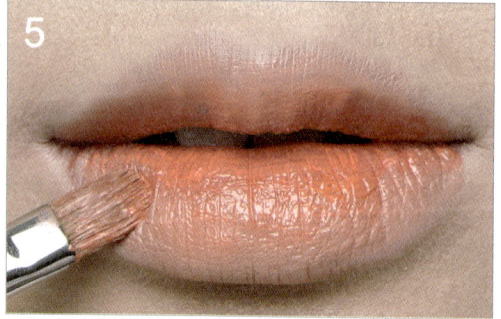

포인트 컬러로 입술의 중앙 부분만 발라 혈색있는 입술을 완성시켜 주세요.

입꼬리가 처졌어요

입꼬리가 처져 울상으로 보이는 분들! 하이라이터와 섬세한 섀딩을 사용해 입꼬리 리프팅을 한 것과 같은 효과를 줄 수 있는 방법을 알려주도록 할게요.

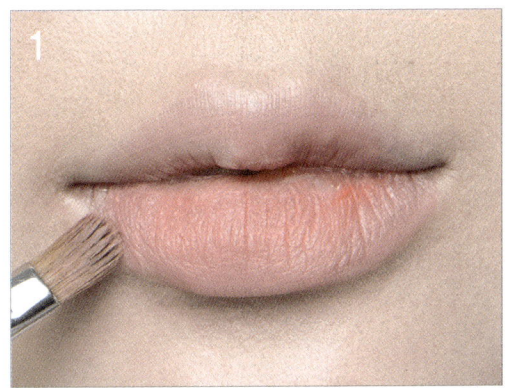

입술 주변을 컨실러로 깔끔하게 정돈시켜주세요.

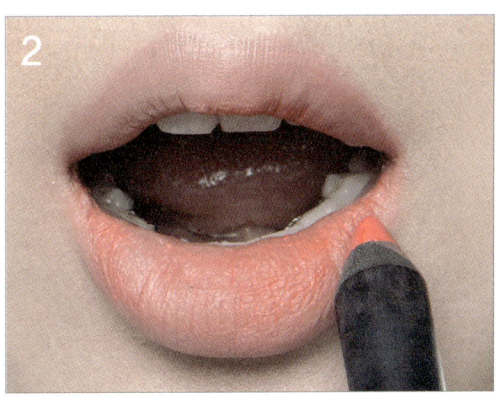

입술 컬러와 비슷한 톤의 립 컬러를 전체적으로 발라줍니다.

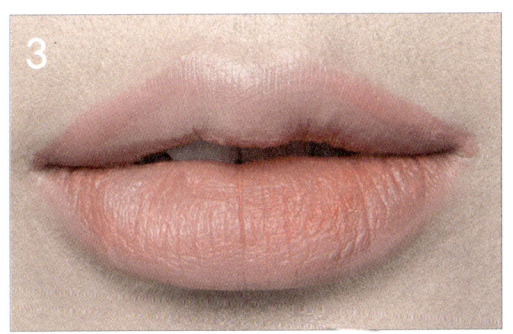

펜슬 컬러를 사용해 윗 입술라인의 꼬리를 살짝 올라가도록 그려주세요.

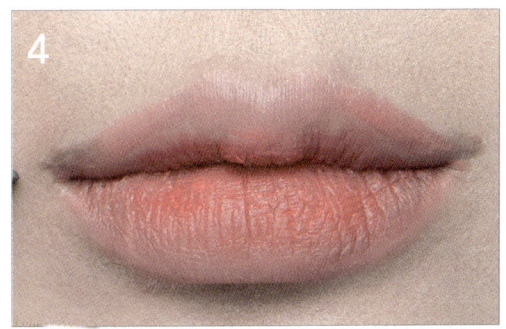

한톤 더 어누운 길러인 이이브로우↓ 섀닝의 음영 컬리를 사용해서 입꼬리에 음영을 넣어주고 면봉으로 자연스럽게 블렌딩을 시켜주세요.

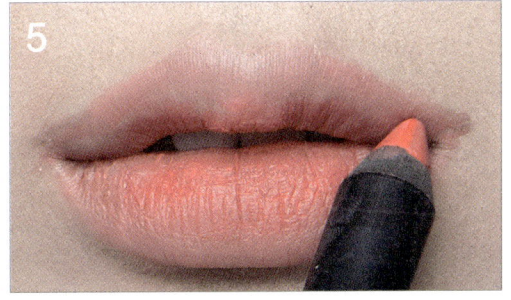

어두운 음영을 잡아준 부분에 한 번 더 립스틱을 덧발라주어 컬러감이 튀지 않도록 해주세요.

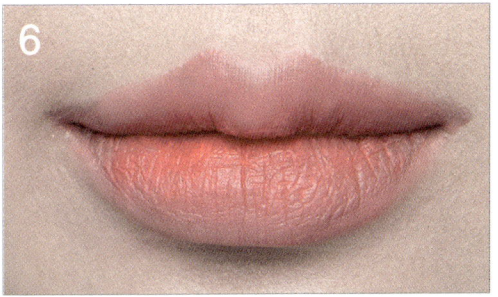

하이라이터로 인중에 발라주면서 양감을 더해주면 완성됩니다.

face 03
10살 어려 보이는
볼터치 바르기

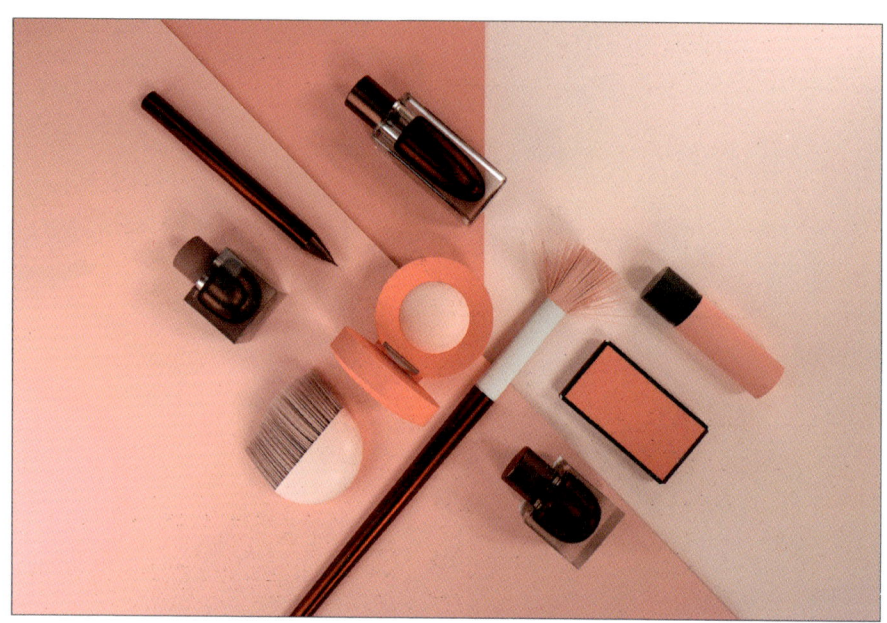

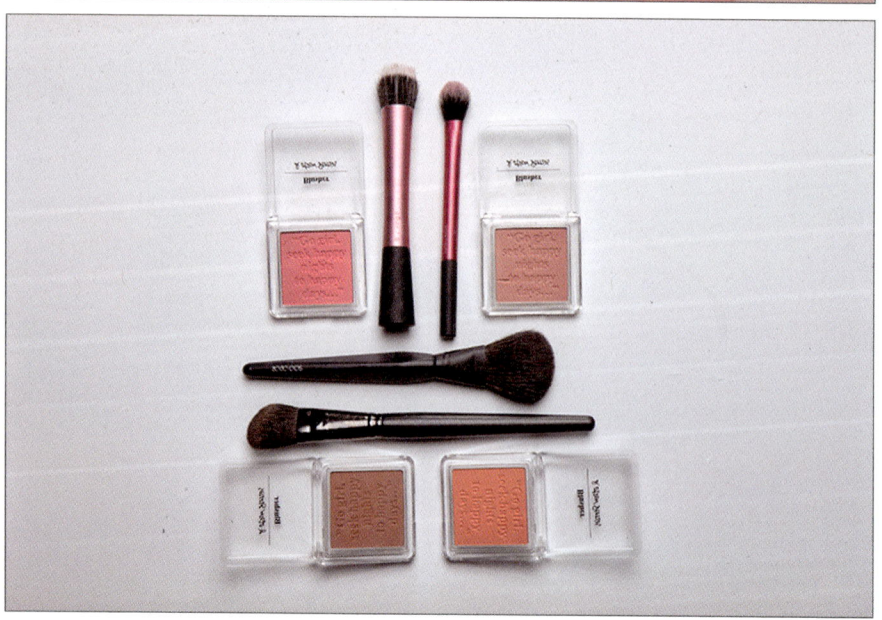

피부톤별 블러셔 컬러 고르기

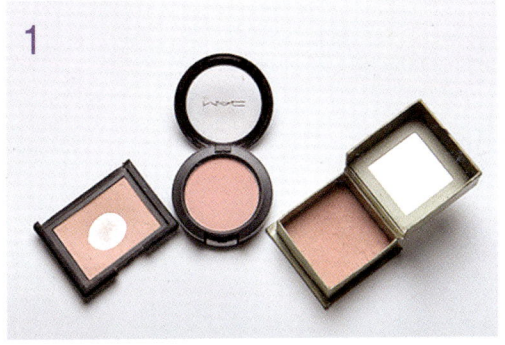

하얗고 창백한 피부는 핑크빛, 붉은 톤을 선택합니다.

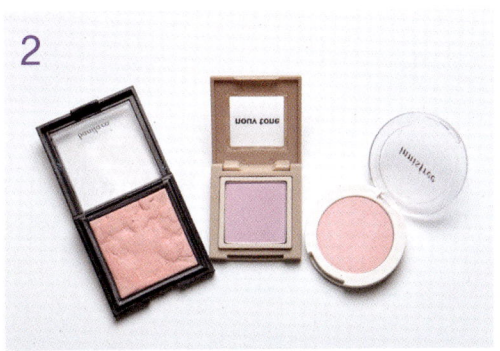

붉은 홍조 띤 피부는 라벤더 컬러, 흰끼 도는 핑크을 선택합니다.

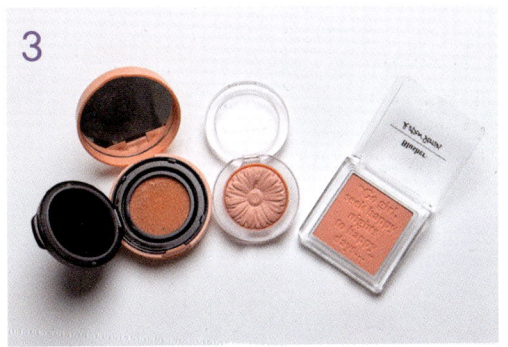

노란 피부는 코랄(나스_섹스어필, 베니피드_단델리온)을 선택합니다.

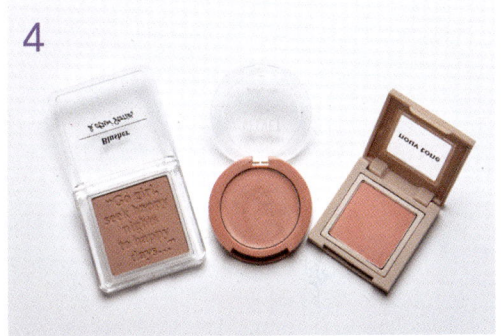

어두운 피부는 골드, 주황색 톤(나스_지나, 말린장미)을 선택합니다. 노란색 + 베이지 + 퍼플을 믹스해서 사용해도 괜찮습니다.

블러셔 브러시 고르기

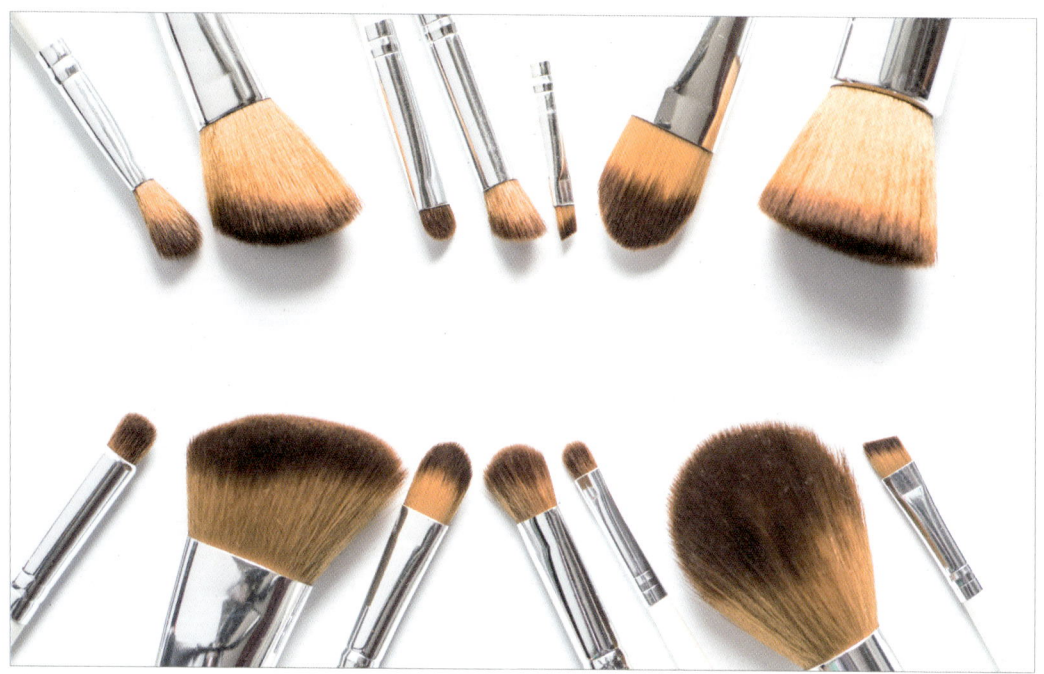

1 기초부터 파운데이션까지 탄탄하게 발라줍니다. 핑크색이 섞인 컨실러 베이스를 발라준 다음 깨끗한 피부표현 레이어링을 합니다(크림 타입을 바르기 전 파우더를 사용하면 안되요).

2 웜톤 피부톤은 라벤더 컬러의 블러셔나 파우더로 노란 기운을 잡아준 다음 블러셔를 발라주면 발색력이 탁하지 않고 뽀얗게 올라와요.

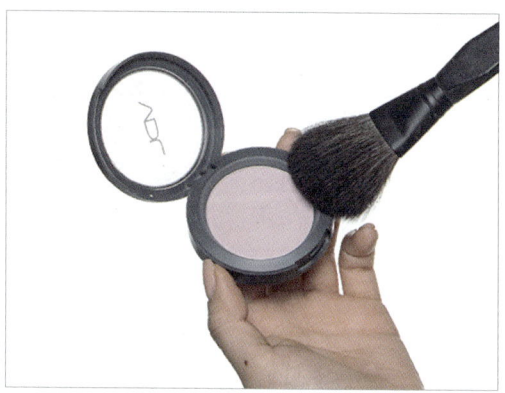

3 블러셔 브러시는 제품과 제형에 맞는 브러시를 선택합니다(얇은 것, 납작한 것, 사선 브러시).

프레스드 타입

천연 브러시로, 초보자가 사용하기 쉽고 컬러가 다양합니다. 단지 피부가 건조해질 수 있기 때문에 볼 부분이 건조한 사람은 피하는게 좋아요.

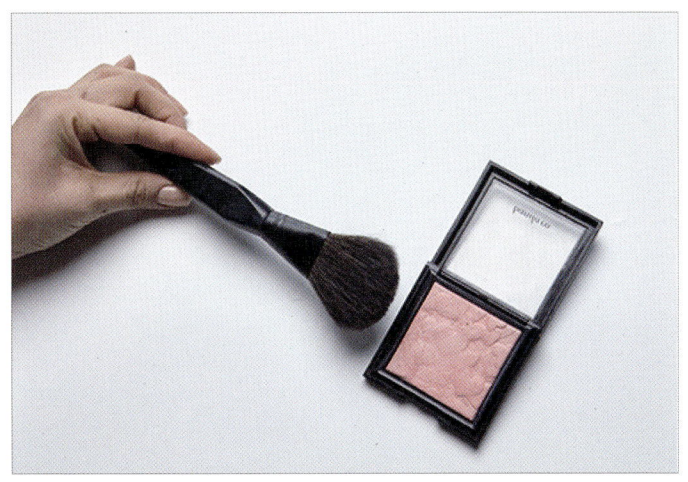

파우더 타입

천연 브러시로, 파우더 타입의 블러셔를 사용할 때는 발색력이 뛰어나지만 건조한 피부에 사용했을 때 피부 메이크업이 두꺼워 보이는 단점이 있어요. 그래서 한 번에 컬러를 보여주는 것보다는 블러셔 브러시를 사용해서 아주 얇게 터치해주는게 중요해요(파우더 타입을 바를 때는 루스 파우더로 살짝 블러셔 라인을 정돈해준 다음 블러셔를 바르면 발색력과 지속력을 높여줄 수가 있어요).

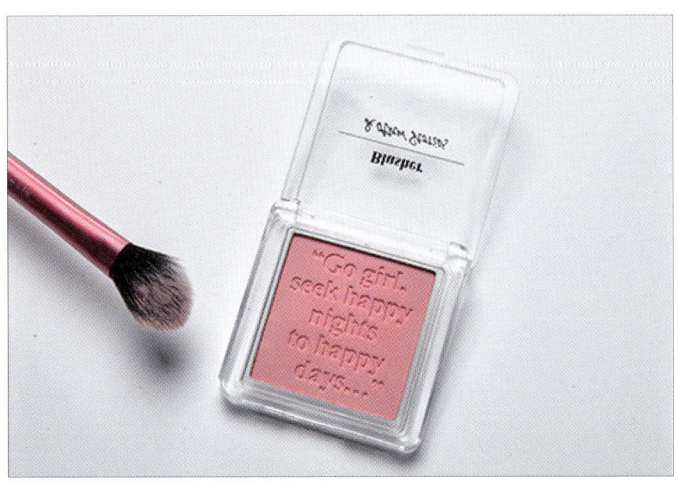

베이킹 타입

파우더 타입보다 덜 건조하고 미세한 펄 성분 때문에 피부를 윤기나고 광나게 표현할 수 있어요. 컬러 감도 다양하고, 블러셔와의 믹스도 가능하기 때문에 다양한 질감으로 표현할 수 있어요.

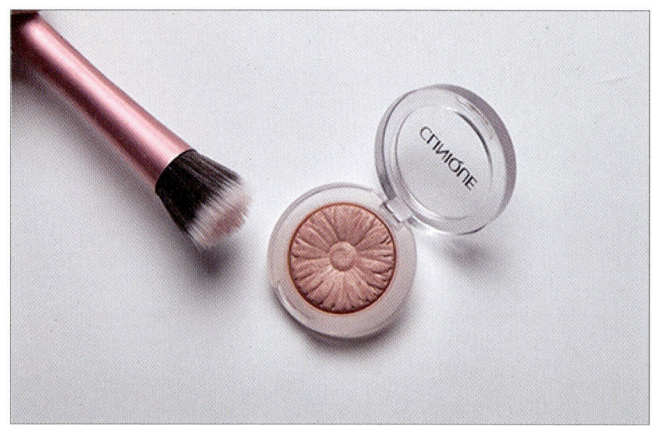

크림 타입

촉촉히 자연스럽고 여리여리하게 표현되고 지속력이 짧습니다. 안에 퍼프가 내장되어 있기 때문에 자연스럽고 촉촉한 피부를 연출할 수 있지만 지속력이 짧아요. 하지만 수정 메이크업하기 편해요. 장점은 섞어서 사용이 가능하고 선명한 발색이 가능하고, 단점은 바를 때 얼룩이 질 수 있습니다.

시간이 지나고 어두워질 수 있습니다. 손가락과 퍼프를 사용해서 바를 수 있지만 얼룩질 수 있기 때문에 양 조절이 어려운게 단점이에요. 그래서 아주 얇게 퍼프를 사용해서 살짝 두드리듯 발라주고 그 위에 한겹 더 레이어링해주는 방법으로 블러셔를 입혀주세요(크림 블러셔를 먼저 얇게 발라준 다음 컨실러와 믹스해서 외곽라인을 펴주면 인위적이지 않고 자연스럽고 쉽게 크림 블러셔를 활용할 수 있어요).

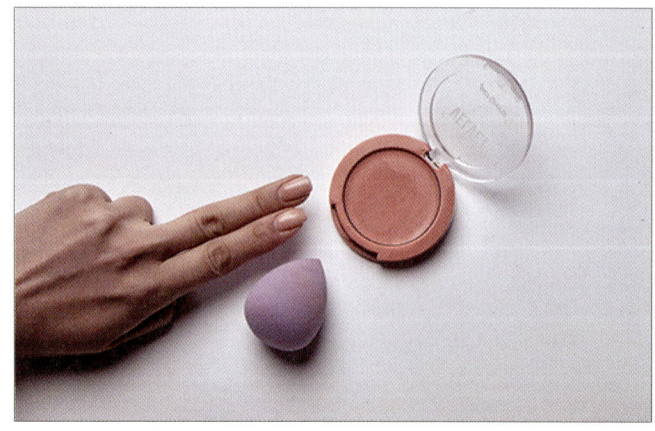

블러셔로 그라데이션 넣기

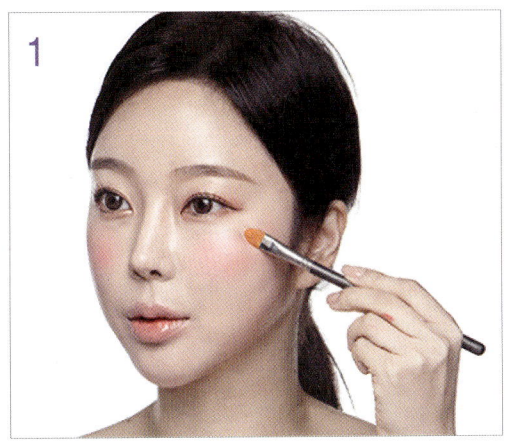

하얗고 창백한 피부는 핑크빛, 붉은 톤을 선택합니다. 블러셔를 바르고 너무 진할 때 컨실러로 외곽을 눌러줍니다.

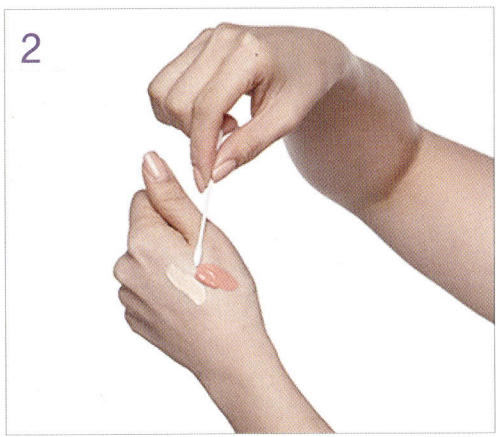

붉은 홍조 띤 피부는 라벤더 컬러, 흰끼 도는 핑크을 선택합니다. 볼터치와 컨실러를 믹스해서 바르면 강하지 않고 여리여리한 블러셔를 만들 수 있어요.

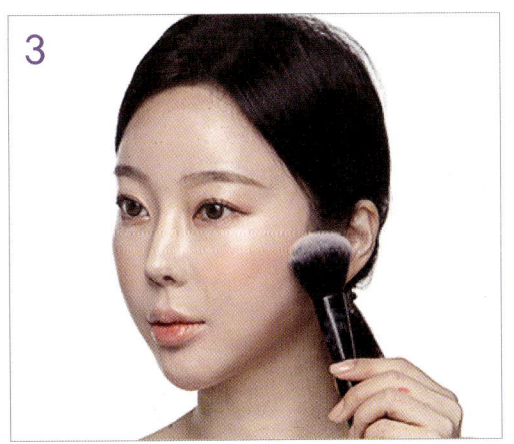

블러셔를 바르고 하이라이터로 경계라인을 깨끗하게 만듭니다.

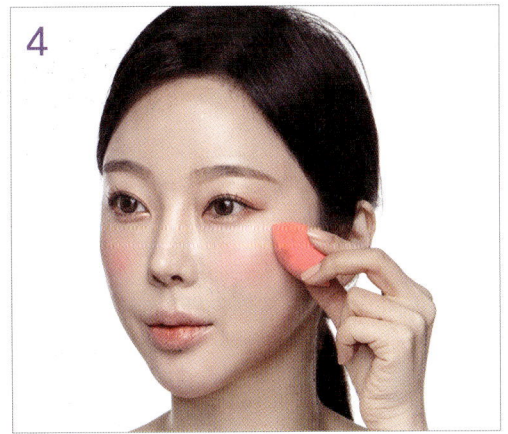

라텍스 퍼프로 외곽라인을 자연스럽게 그라데이션해줍니다.

블러셔로 다른 분위기 연출하기

1. 러블리한 블러셔 바르기

웃었을 때 봉긋 튀어나오는 볼 안쪽 위주로 둥글리듯 발라주세요.

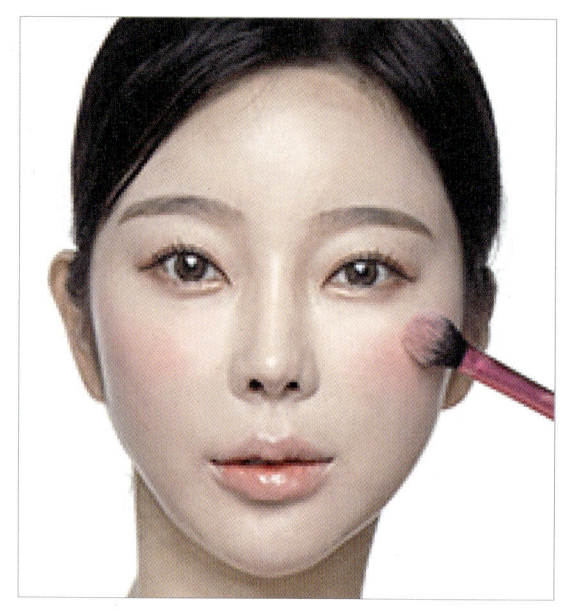

2. 볼을 감싸듯이 분위기 있게 바르기

볼 안쪽부터 외곽으로 은은하게 퍼지듯 발라줍니다.

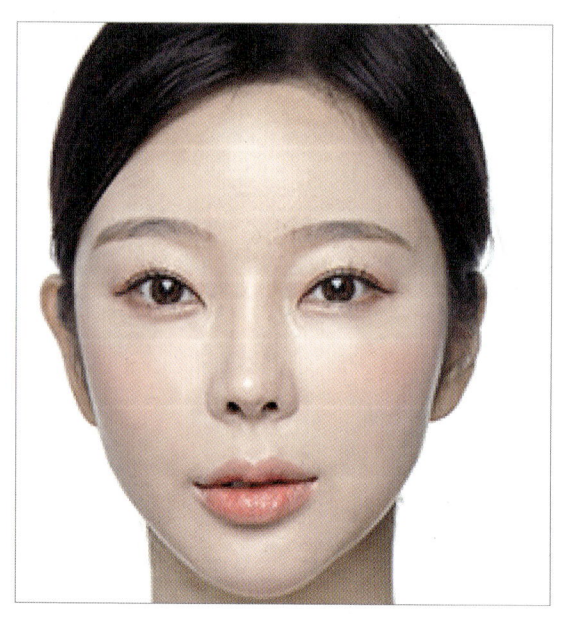

3. 섹시하게 사선으로 바르기

볼부터 광대 라인을 따라 사선으로 바르면 색다른 이미지를 연출할 수 있어요.

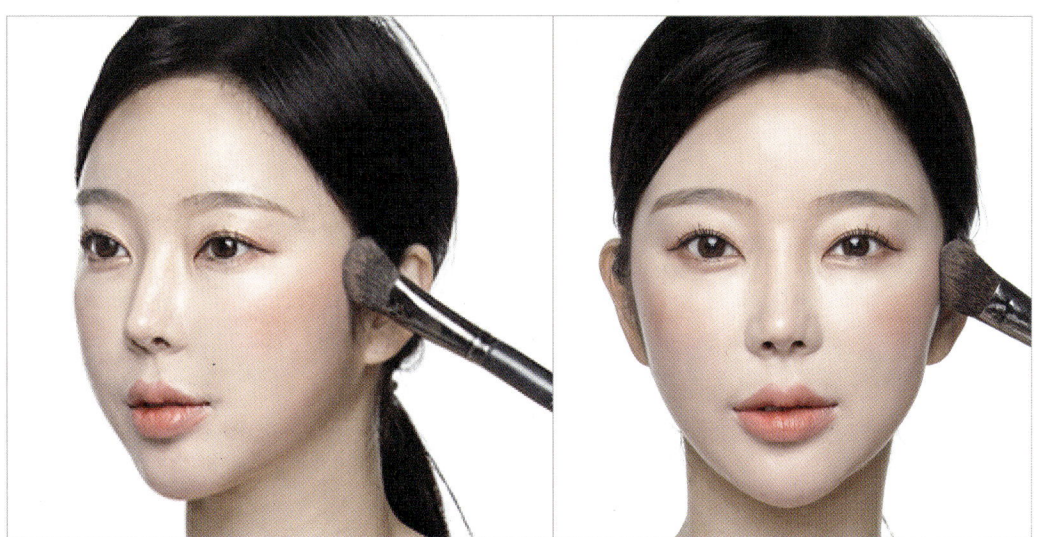

> ✓ **Tip** 블러셔 예쁘게 바르기
>
> - 블러셔의 발색을 예쁘게 표현하기 위해서는 베이스와 피부가 깨끗하게 표현되어 있어야 해요.
> - 블러셔 전 가볍게 파우더를 스치듯 발라주면 발색을 높여줄 수 있어요.
> - 블러셔 브러시는 너무 큰 브러시보다는 작은 브러시로 진하지 않도록 여러 번 터치해서 발라주세요.
> - 브러시의 질감은 뻣뻣한 인조모보다는 부드러운 천연 모를 추천합니다.
> - 지속력을 오래 유지시켜주는 방법은 메이크업 후 픽서를 뿌려주면 훨씬 오래가는걸 느낄 수 있어요.

얼굴형에 어울리는 블러셔 방법

둥근 얼굴은 광대 라인에서 사선으로 내려주어 웃었을 때 보이는 애플존 라인까지 자연스럽게 연결시켜 주세요.

광대가 커 보이지 않고 얼굴이 작아 보이는 효과가 있어요.

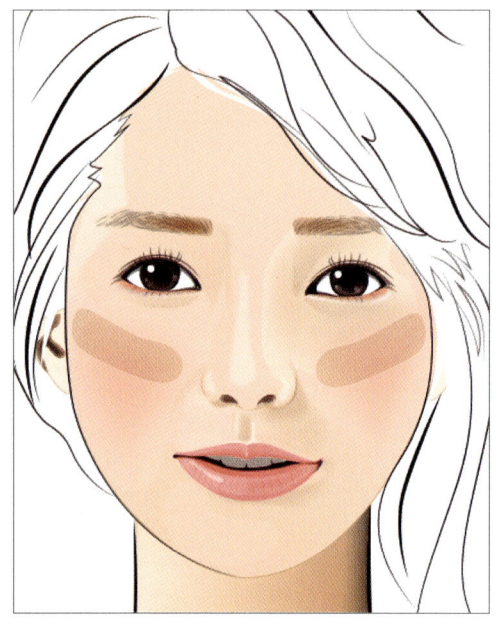

긴 얼굴은 광대 라인에서 가로 방향으로 가볍게 블렌딩시켜 주세요. 얼굴이 짧아 보이는 효과를 줄 수 있습니다.

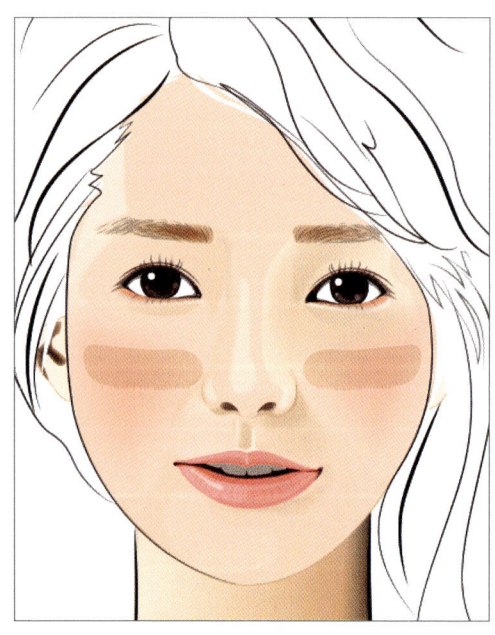

달걀형, 역삼각형 얼굴은 얼굴에 살이 없는 경우 얼굴이 통통해 보이도록 바르는게 중요하기 때문에 얼굴광대 아랫부분에서 볼 안쪽으로 넓게 펴발라주세요. 그리고 한 톤보다는 연한 컬러를 먼저 바른 다음 안쪽에 반톤 진한 컬러를 발라주는게 얼굴에 살이 차오르는 효과가 있어요.

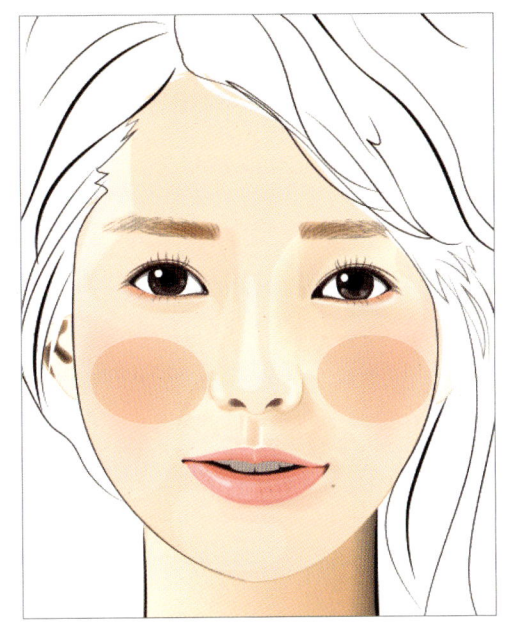

울퉁불퉁 각진 얼굴은 얼굴 안쪽을 포인트로 얼굴이 넓어 보이지 않도록 중앙에 시선을 잡아주도록 해주세요. 애플존에 광대 윗부분을 넘지 않도록 해야 얼굴이 작아보이게 할 수 있어요. 웃었을 때 볼록 튀어나오는 부분 위주로 블렌딩을 해서 펴발라주세요.

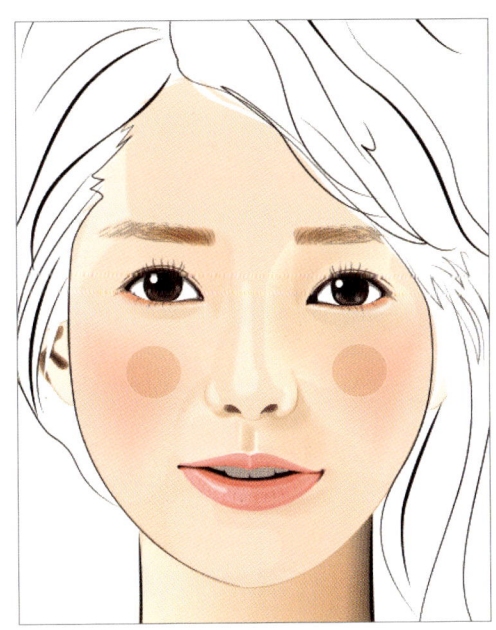

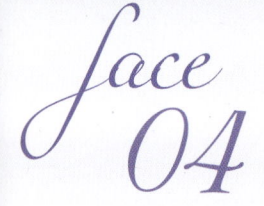

지우지 않으면서 예뻐질 순 없다

메이크업을 하는 것보다 지우는 게 더 중요하다는 말 들어보셨죠? 지금부터 그 이유를 알려줄게요! 메이크업 후 미세먼지와 자외선으로부터 피부는 하루 종일 지쳐있을 수밖에 없어요. 클렌징을 깔끔하게 하지 않으면 모공속에 노폐물이 축적되면서 트러블을 유발하고 오랜시간 지속되면 모공이 늘어지거나 피부톤이 칙칙해지는 암울한 일들이 생기게 되요.

피부의 노화 방지와 지금의 피부를 지키기 위하여 꼭 필요한 클렌징 비법과 홈케어만 잘해도 80% 이상 성공할 수 있는 노하우를 알려드릴게요.

쉽고 깨끗하게 지우는 데일리 클린징 노하우

우리의 피부는 ph7 중성과 가장 유사하며 약산성 제품을 사용해주는게 피부 장벽을 강화시켜주며 피부 보호를 해줄 수가 있어요. 자극이 강한 클렌저보다는 약산성의 클렌징 제품을 사용해주세요.

불필요하게 과한 세안은 오히려 미세먼지에 의해 자극받은 피부를 더욱 악화시키는 꼴입니다. 최대한 피부 보습을 지켜주고 자극이 되지 않는 선에서 미세먼지만 깔끔하게 제거하는 것이 중요해요. 세안 효과를 높이기 위해 과도하게 문지르거나 장시간 마사지도 절대 금지.

피부 표면과 모공에서 빠져나온 미세먼지와 노폐물을 다시 피부에 흡수시킬 수 있기 때문에 유기 성질과 음이온으로 되어 있는 미세먼지는 같은 유기 성질인 클렌징 오일, 밀크를 사용하여 1차적으로 제거하는 것이 좋아요. 이후 2차 세안으로 약산성 클렌징 폼을 사용하여 마무리하면 됩니다.

너무 강력한 알칼리성 세안제 사용이나 스크럽, 필링 등은 오히려 피부에 자극을 줄 수 있으니 피하도록 해요. 모공의 크기가 넓거나 피지가 많은 피부 타입은 미세먼지가 쉽게 달라붙을 수 있으니 모가 얇고 부드러운 브러시의 디바이스 기기를 사용하는 것도 좋아요. 또 지성 피부는 모공 속 노폐물 흡착을 도와주는 클레이 마스크를 사용하는 것도 추천해요.

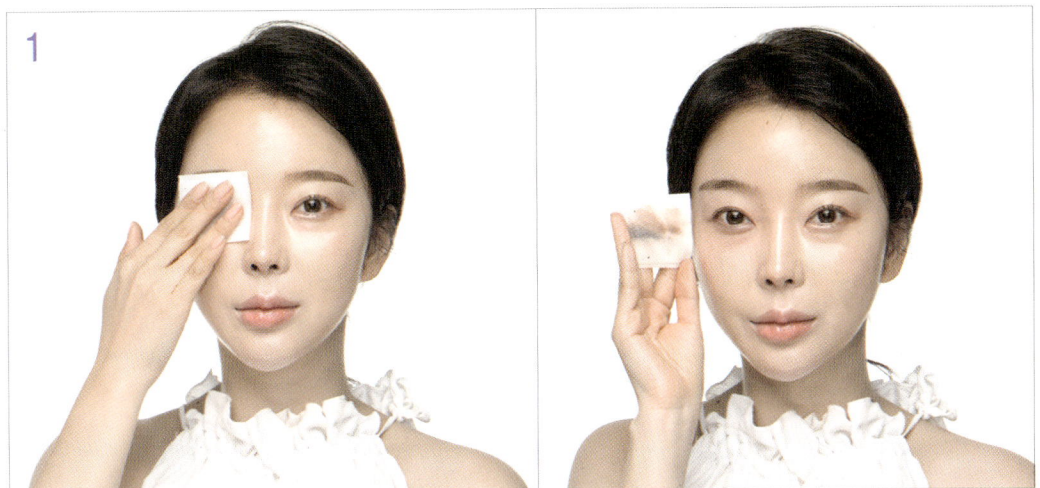

저자극 아이메이크업과 립은 립&아이 전용 클렌저를 사용해서 지워주세요. 다크써클의 원인이 되요. 아이라인과 마스카라는 속눈썹 사이 사이를 꼼꼼하게 닦아주세요.

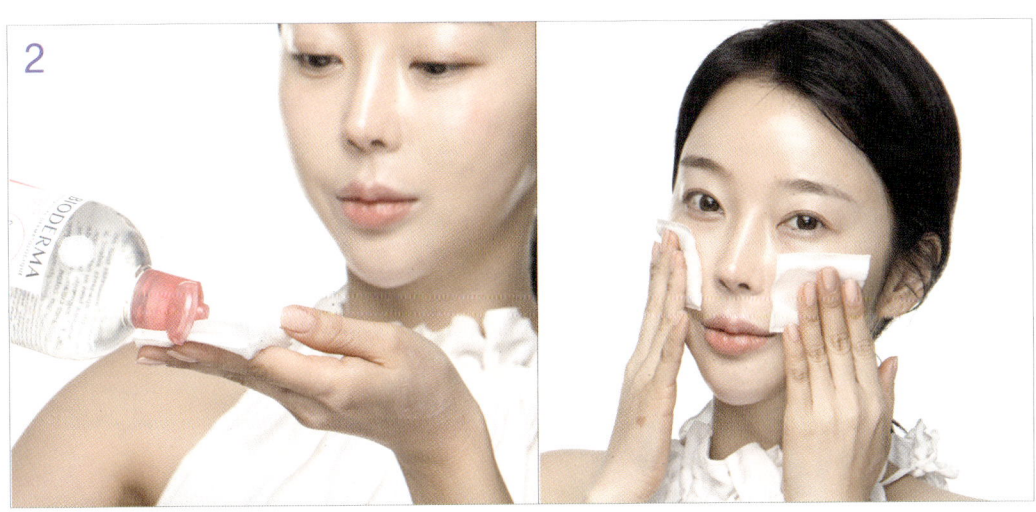

약산성 PH 조절 클렌징 선택 워터 또는 클렌징 오일을 사용해서 화장솜에 묻혀 피부결을 따라서 지워주세요. 너무 강한 알칼리성 세안제를 사용하면 피부에 자극을 줄 수 있으니 피부 PH와 유사한 클렌저로 피부 컨디션을 유지시켜주세요. 볼 안쪽에서 바깥쪽으로, RT존과 코 옆부분, 턱 부분과 입가, 전체적으로 피부결 방향으로 굴리듯 지워주세요.

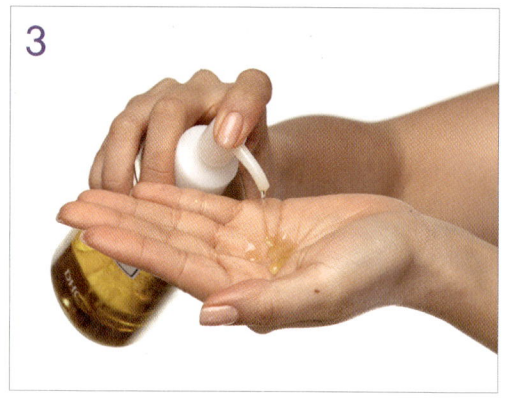

피부에 자극이 없는 천연 오일이나 클렌징 오일을 사용해서 모공 속까지 깨끗하게 클렌징을 해주세요(화이트피지, 블랙헤드를 없애기 위해서 오일 클렌저를 사용해서 롤링해주면 됩니다).

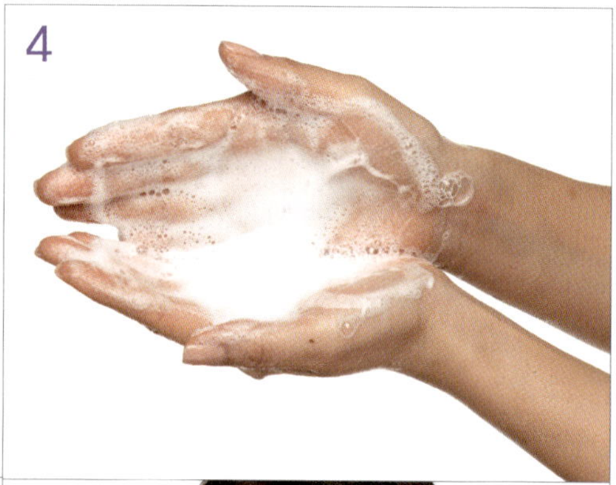

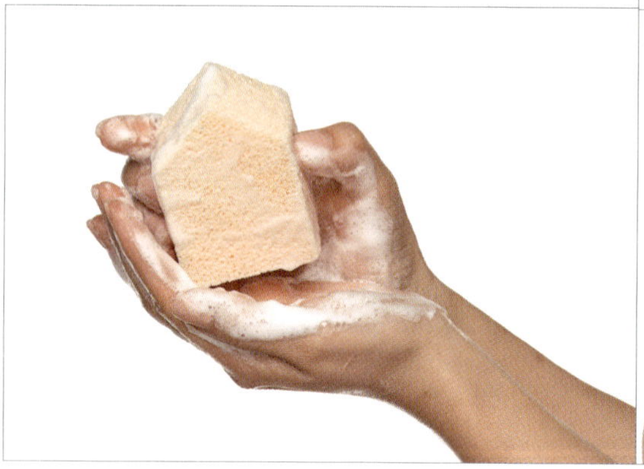

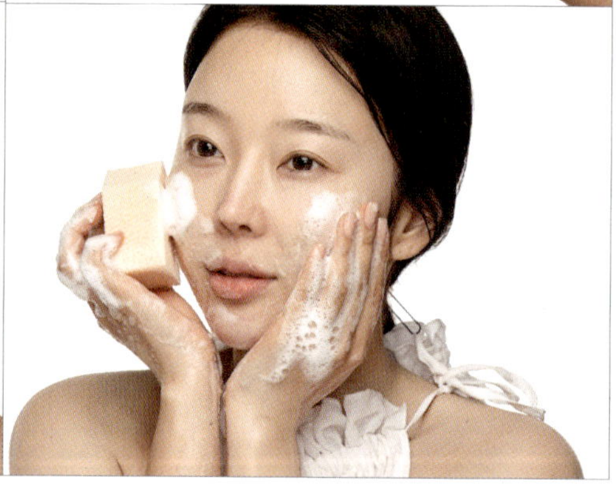

클렌징 워터를 사용해서 한 번 더 닦아내주세요.

5 부드러운 거품 클렌징으로 피부자극을 줄이고, 미지근한 물에 약산성 폼클렌저를 사용해서 깨끗하게 씻어주세요.

예쁜 피부를 위한 홈케어 노하우

아무리 예쁜 아이섀도우와 립스틱을 발라도 피부가 각질로 들떠 있거나 피지로 번들거린다면 예뻐 보이지 않겠죠? 각질과 피지를 없애고 싶어요! 건조한 피부라면 각질제거팩으로 물기있는 상태에서 롤링할 수 있는 제품을 추천해요.

각질 관리는 꾸준함이 중요해요. 부드러운 입자의 필링 제품을 사용하여 피부결이 거칠어지거나 피부톤이 칙칙해지는 원인인 각질을 제거해주세요. 예민해진 피부 보호를 위해 최대한 부드러운 제형과 성분의 필링제를 사용하는 게 중요해요. 지성 피부는 워시오프팩을 일주일에 한 번씩 해주세요.

부직포 화장솜을 사용해서 크림팩을 해줍니다. 평소 사용하는 크림을 물과 1:3 비율로 섞어준 후 부직포 화장솜을 사용해서 흡수시켜 줍니다. 토너로 피부결을 정돈하고 부직포 화장솜으로 얼굴 전체에 붙여준 다음 20분 정도 지속시켜 주세요.

스킨케어법

1. 클렌징은 2분 정도로 짧게(건성인 분들은 피부장벽 보호를 위한 PH 밸런스를 지켜줘야 함)합니다.
2. 각질피부나 스크럽은 두꺼운 지성피부 위주로 주 1~2회, 건성피부는 제로이드 장벽크림, 바이오더마를 추천합니다.

Life style의 중요성

1. 물 많이 마시고 잠 충분히 자기
2. 패스트푸드 줄이기

Tip 수정 메이크업 따라하기

화장실에서 3분만에 수정 메이크업 끝내기

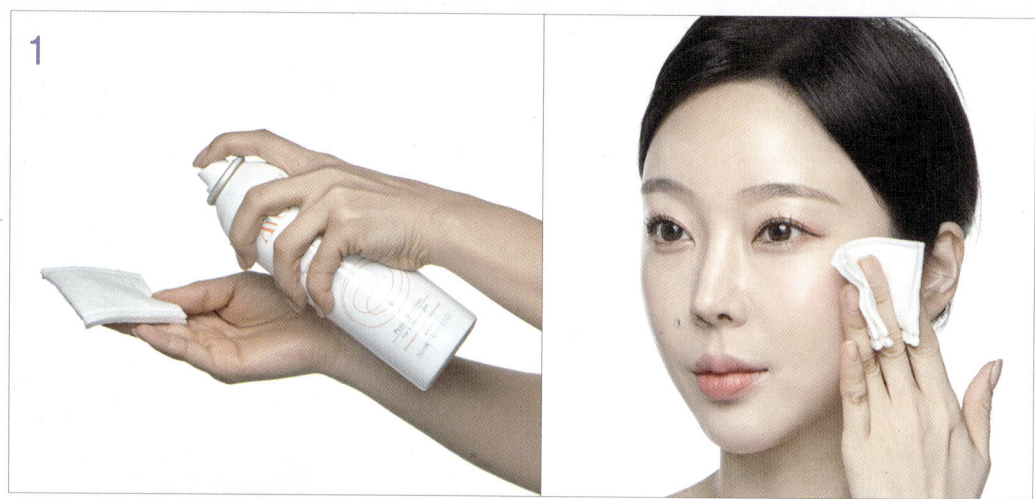

미스트를 화장솜에 묻혀 화장이 들뜬 콧망울과 입가 주변, 볼 안쪽을 가볍게 닦아주세요.

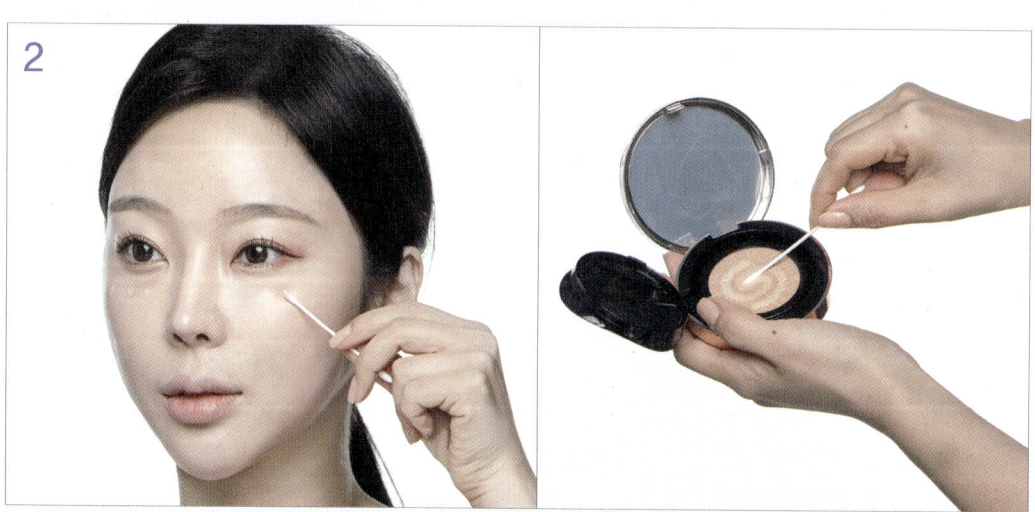

면봉에 쿠션을 묻혀 화장이 지워진 부분에 둥그리듯 발라주세요.

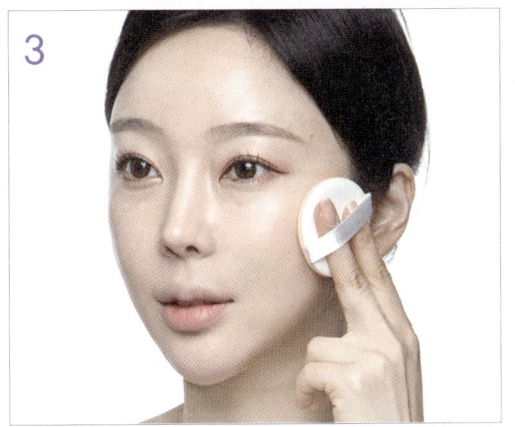

쿠션 퍼프에 남은 여분으로 밀리지 않게 두드리듯 발라주세요.

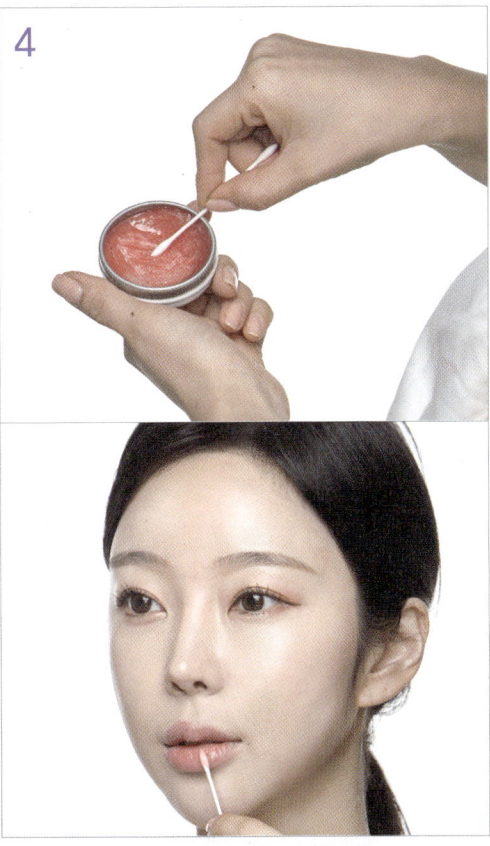

입술 각질이 부각되었을 때 립밤을 이용해서 입술 각질을 불리고 물티슈로 닦아준 다음 립스틱을 발라주세요.

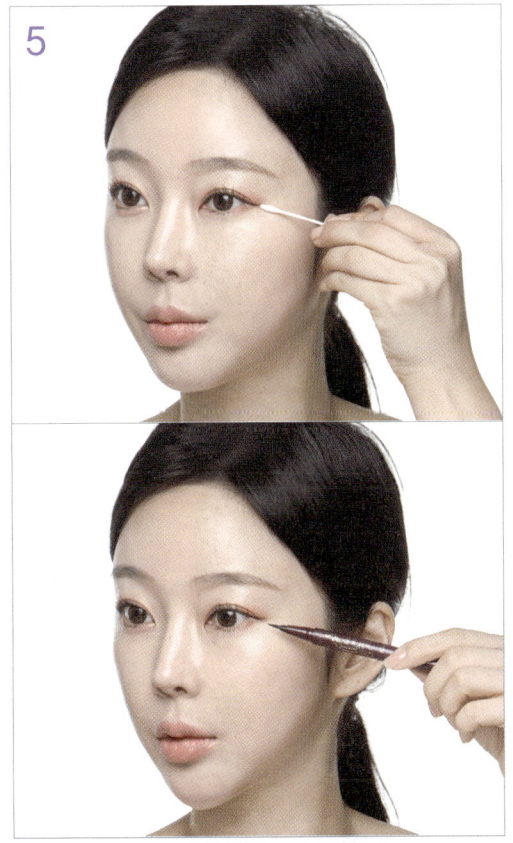

면봉에 쿠션을 묻혀 번져있는 아이메이크업을 닦아낸 다음 아이라이너는 펜 타입으로 가볍게 수정해주세요.

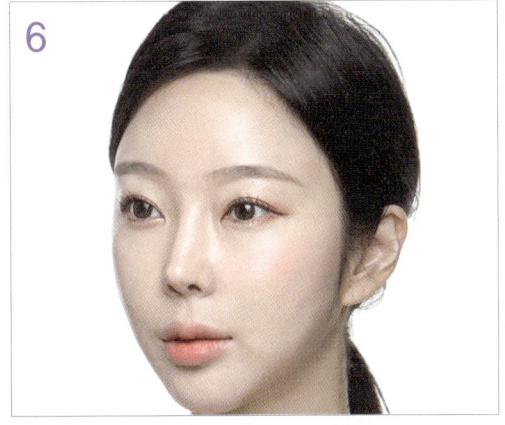

깔끔하고 간편한 수정 메이크업이 완성됩니다.

메이크업을 리셋하는 완벽 수정 메이크업

오후가 되면서 올라오는 다크닝 증상을 도저히 막기 힘들다면, 차라리 완벽히 커버하는 데 집중해주세요. 수분 공급과 부분 커버, 그리고 과도한 피지을 조절해주는게 핵심이에요. 피지로 뒤범벅된 다크닝 부위를 커버하기 전, 피지와 메이크업 잔여물을 완벽히 제거해주는게 첫 번째 단계예요!

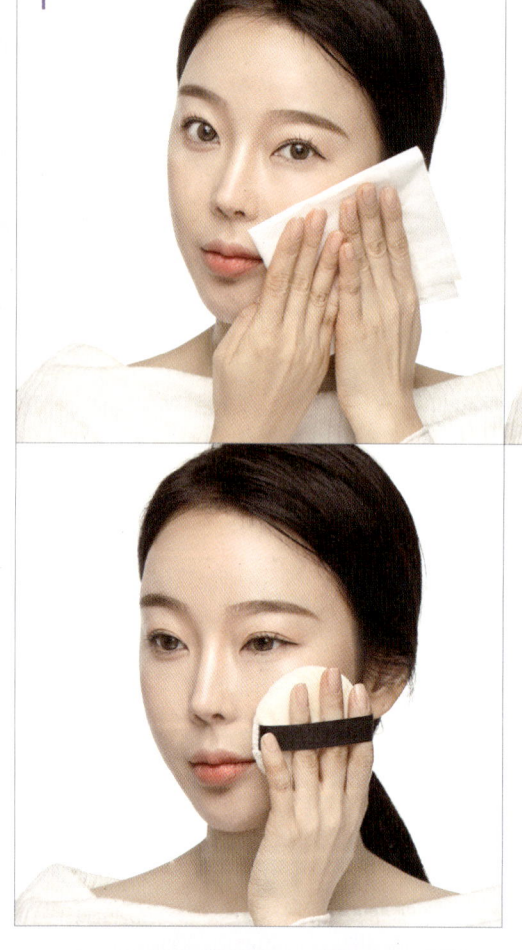
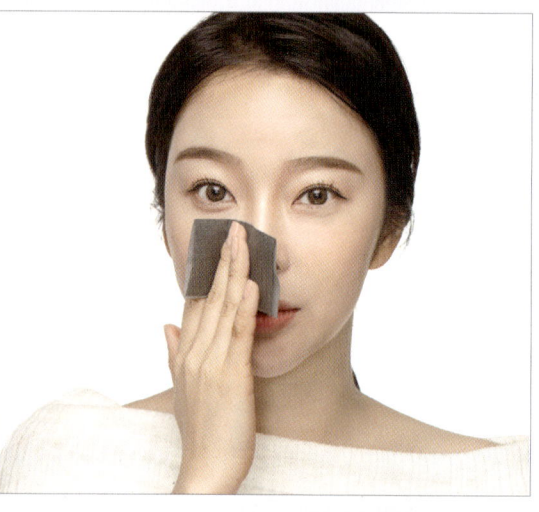

기름종이나 티슈 파우더 퍼프를 사용해서 피부 위의 유분감을 제거해주세요.

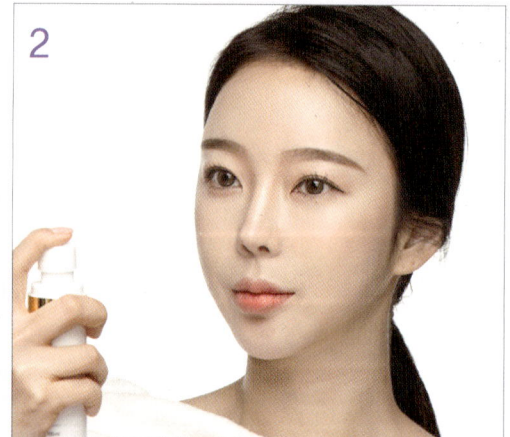

미스트로 수분을 충분히 공급해주세요.

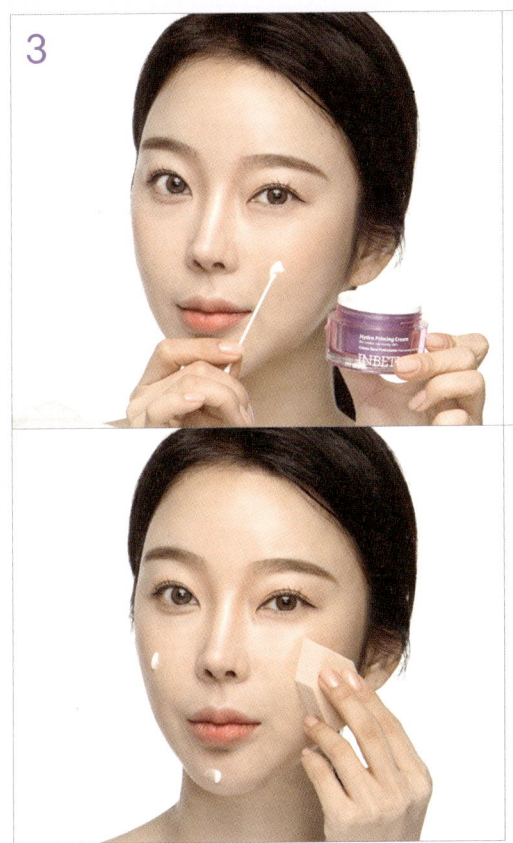
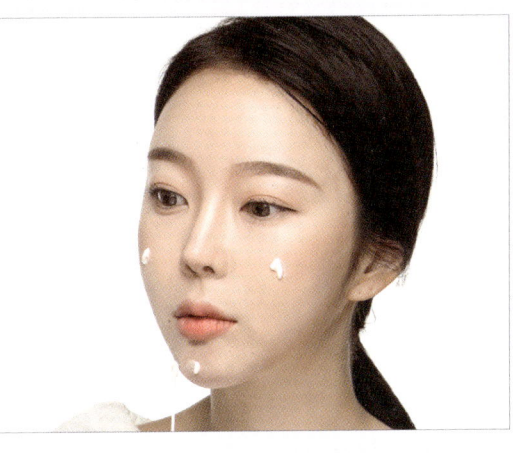

수분 부스팅 크림을 사용해서 볼 안쪽과 콧망울 주변과 입가 주변을 퍼프를 사용해서 닦아내듯 발라줍니다.

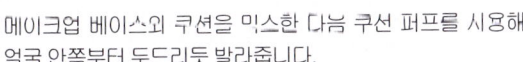

메이크업 베이스와 쿠션을 믹스한 다음 쿠션 퍼프를 시용해 얼굴 안쪽부터 두드리듯 발라줍니다.

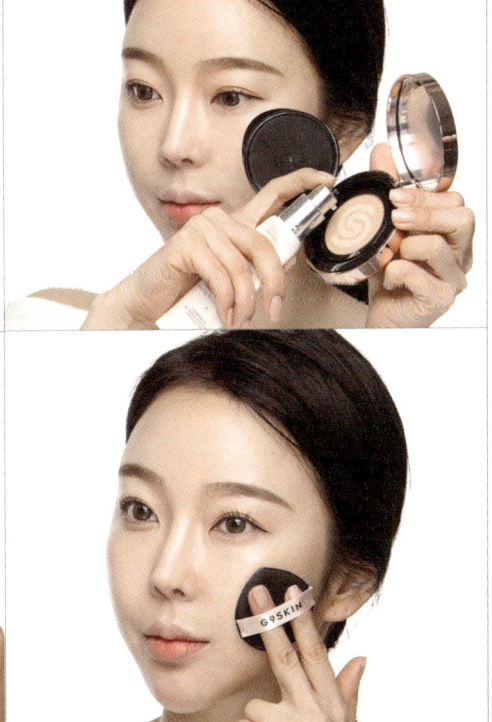
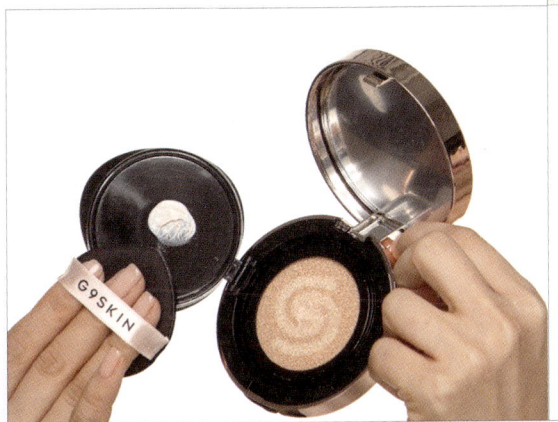

Chapter 4 _ 색조 메이크업 정복하기 • 99

5

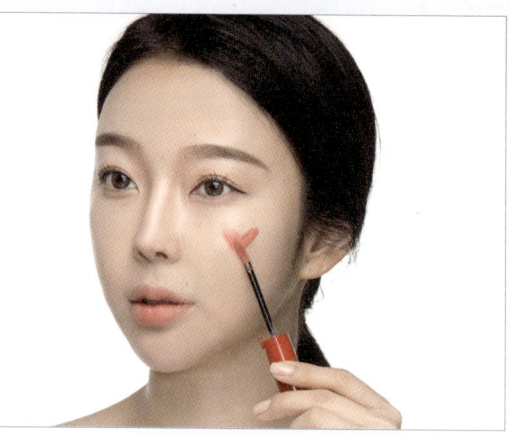

립스틱을 발라준 다음 립스틱과 동일한 컬러의 블러셔를 볼에 발라줍니다.

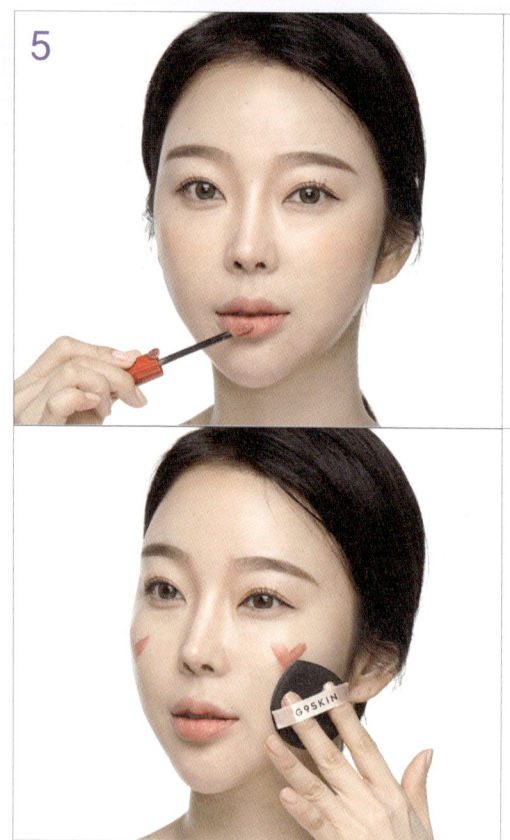

6

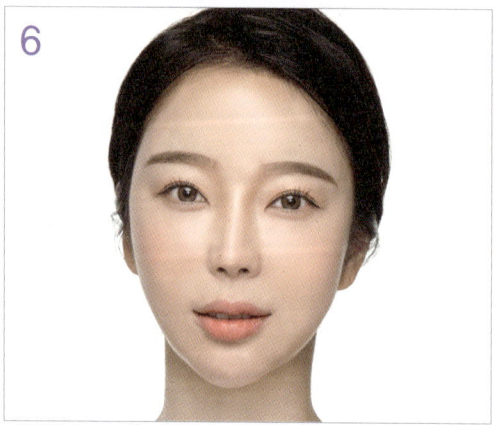

아침에 한 것처럼 완벽한 메이크업이 완성됩니다.

✓ Tip 수정 메이크업할 때 주의사항

1. 유수분 밸런스를 맞춰주어야 합니다.
   기름종이로 닦아내고 크림을 발라 수정하는건 피부의 유분감을 전부 걷어내는게 아니라 촉촉한 밸런싱을 맞추기 위함입니다.

2. 오일이나 미스트를 적당히 뿌려주어 피부의 자극을 줄여주세요.
   건조한 피부에 바로 수정을 하게 되면 각질이 들뜨거나 예민해질 수 있기 때문에 수분감을 유지시켜줍니다.

3. 수정할 때 각질이 올라오면 페이셜 오일이나 바세린을 면봉에 묻혀 살살 굴리듯 진정시켜주세요.

* 베이스만 완벽하게 수정해도 아침에 한 메이크업처럼 뽀송뽀송한 피부를 만들 수 있으니 한번 따라해보세요!

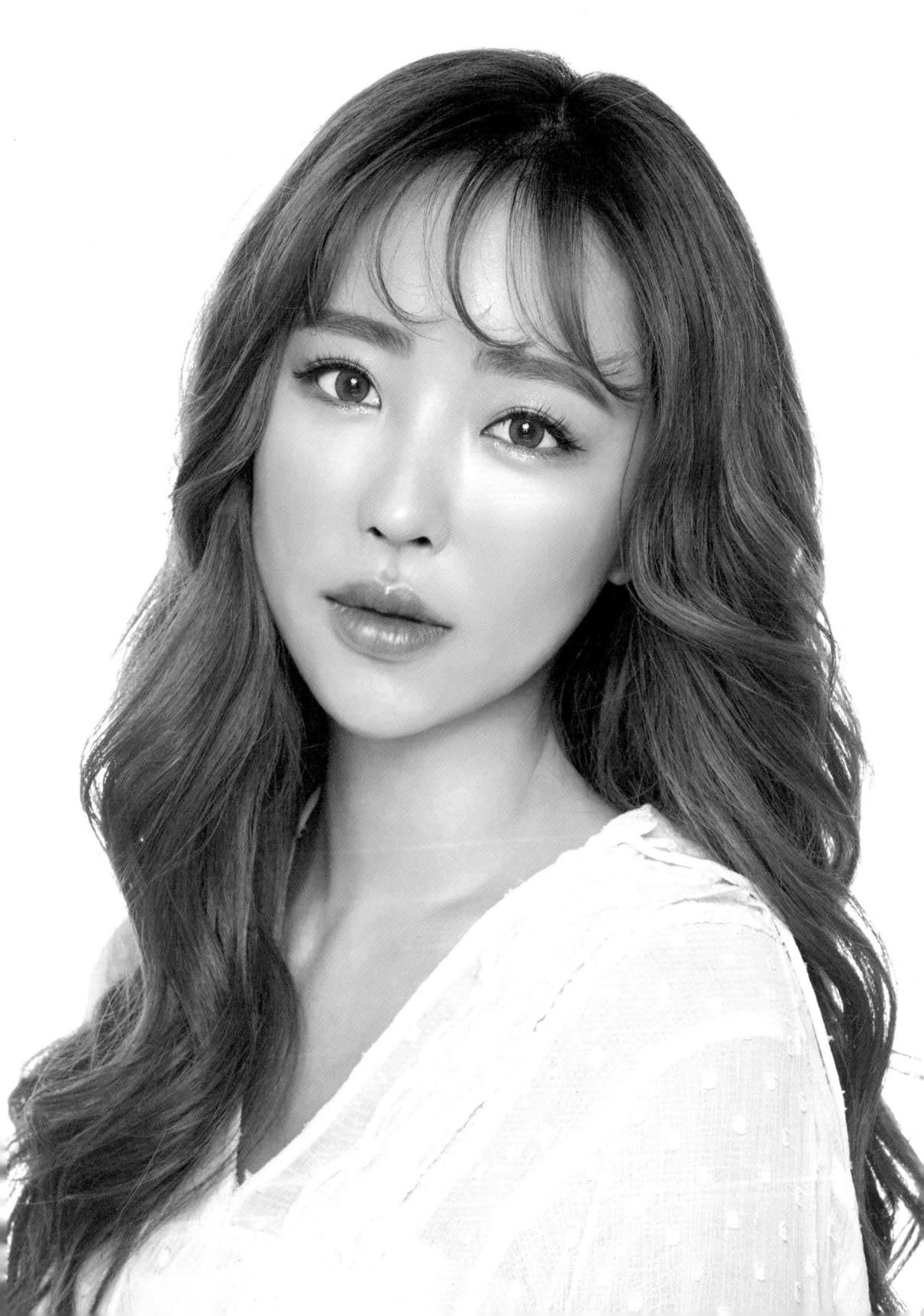

Make up

데일리 메이크업을 기본으로
디테일하게 공략하라!

Chapter 5

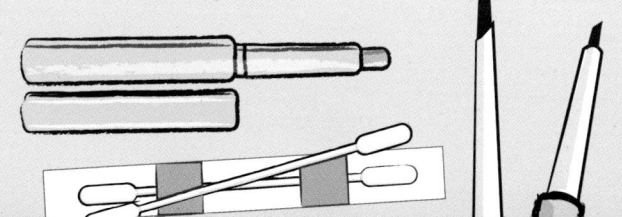

face 01

사랑스럽게!
첫소개팅 메이크업

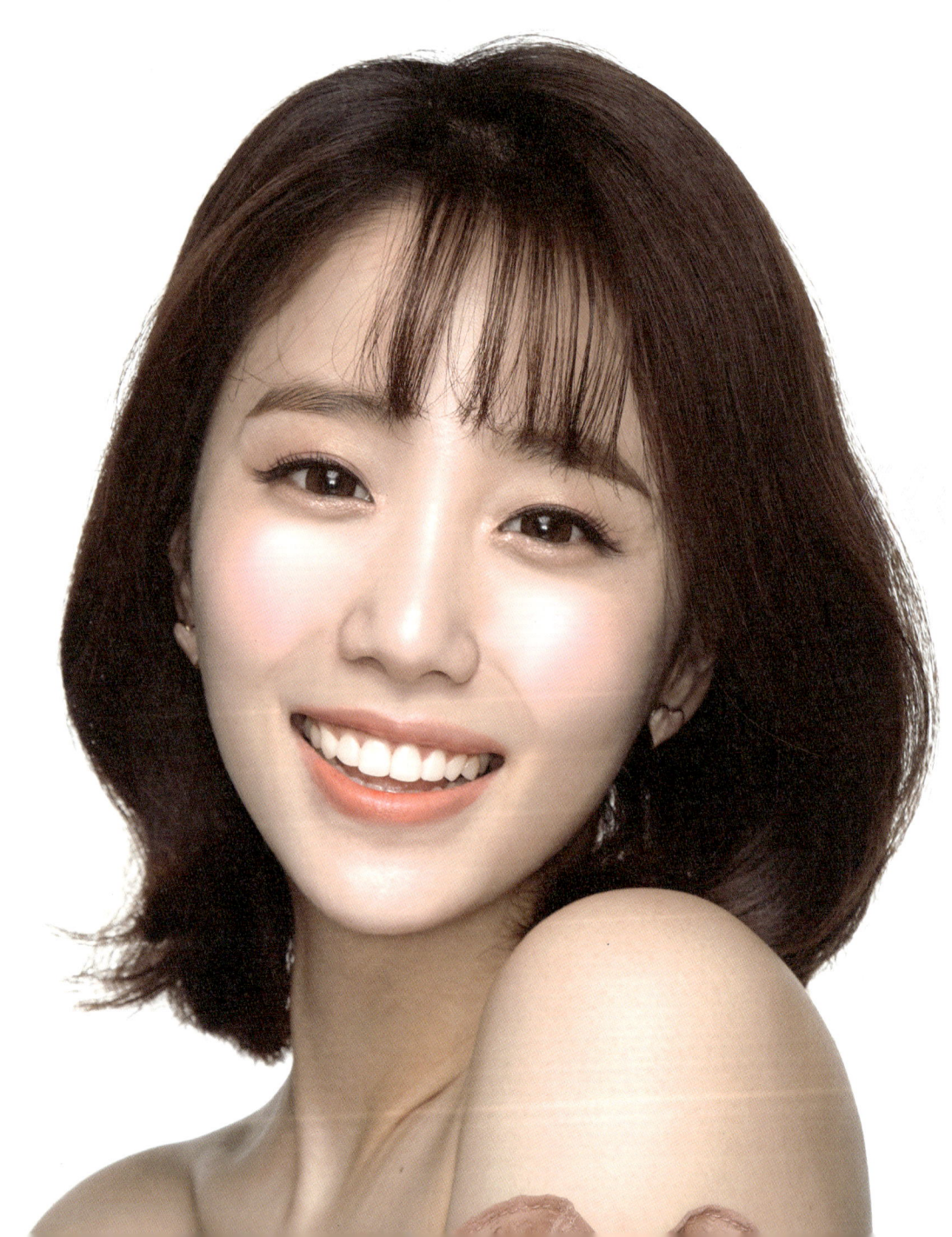

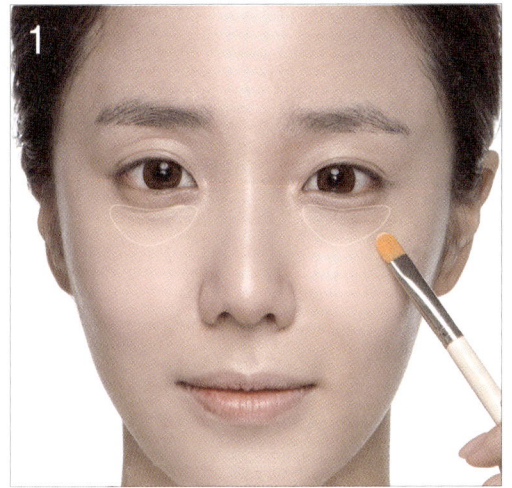

소개팅 메이크업은 너무 완벽한 커버베이스보다는 투명하고 자연스러운 피부 표현이 예뻐요. 쿠션으로 가볍게 피부톤을 커버해준 다음 컨실러로 눈 아랫부분을 환하게 밝혀줍니다.

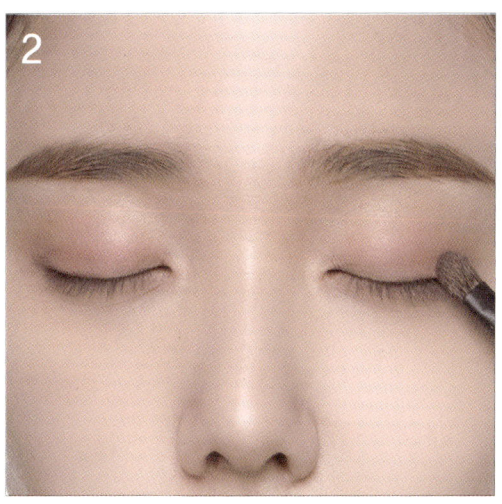

펄감이 없는 로즈핑크 컬러를 눈두덩이 전체에 옅게 깔아줍니다. 붉은기가 가미된 핑크 컬러가 사랑스러운 눈매를 연출하기 좋아요. 언더 부분도 자연스럽게 연결해서 발라주세요.

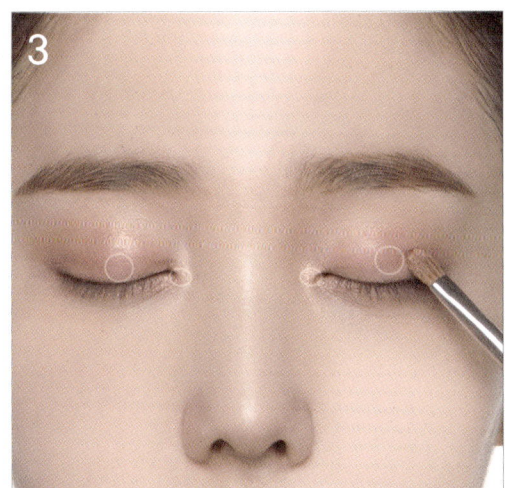

눈 앞머리에 굵은 골드 펄감을 발라 애교살을 살려줍니다. 눈동자 중앙 부분도 동일한 컬러를 사용해서 두드리듯 발라주세요.

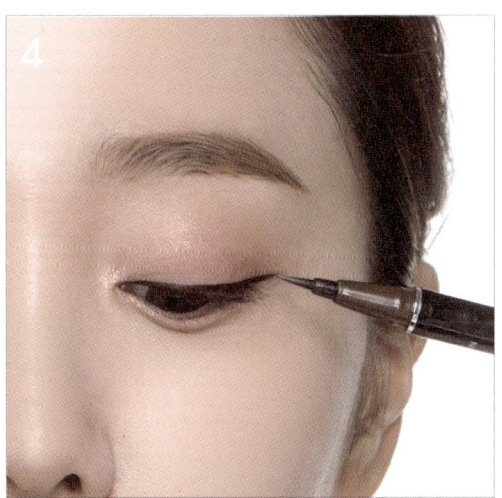

브라운 컬러의 펜 아이라이너를 사용해 라이너는 살짝 쳐지게 그려주어 강하지 않고 여성스러운 느낌을 살려주세요.

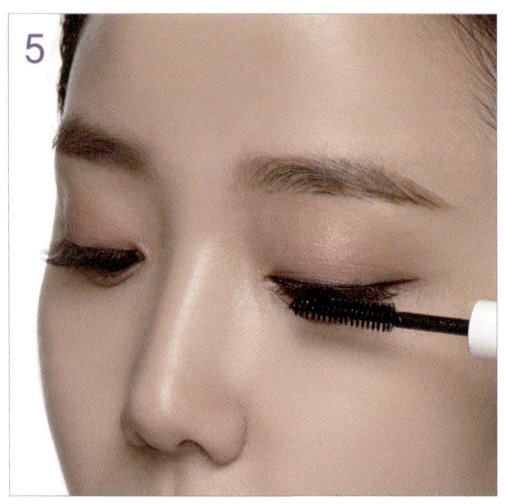

자연스러운 브라운 마스카라를 사용해 속눈썹을 올려준 다음 픽서로 고정시켜주세요.

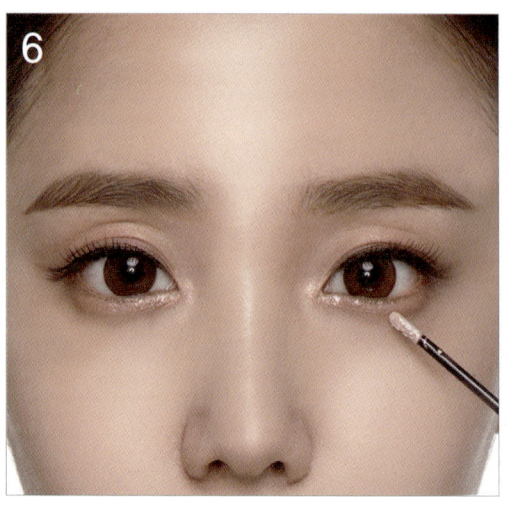

눈 밑에 글리터를 세 부분 찍어주어 인상을 확 사로잡을 수 있는 포인트를 주면 사랑스러운 이미지를 만들어줄 수 있어요.

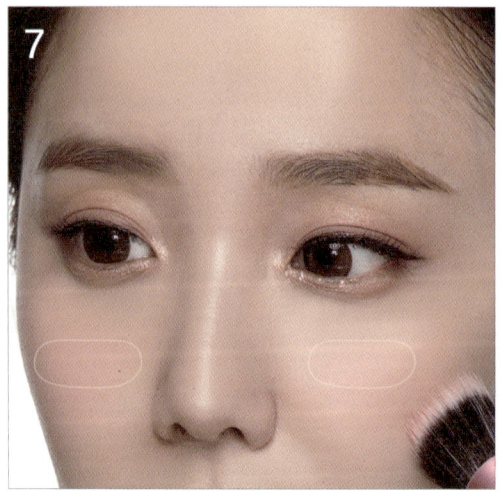

웃었을 때 봉긋 올라오는 볼 안쪽 위주로 핑크 컬러의 블러셔를 둥글리듯 발라줍니다.

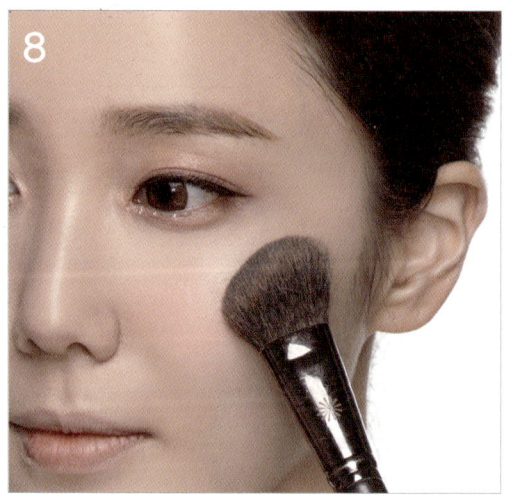

눈 밑부분과 T존 인중 턱 부분에 미세한 골드펄이 섞여 있는 하이라이터를 살짝 터치해주세요.

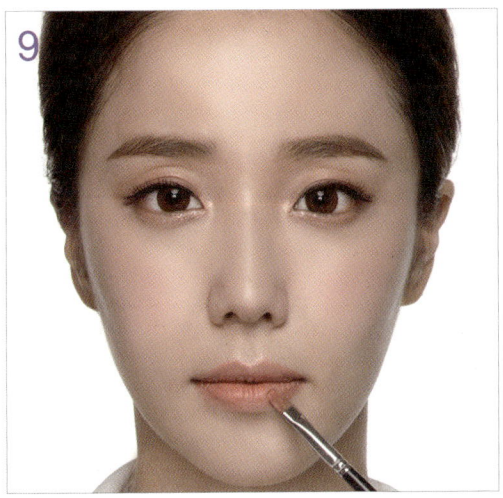

코랄립 컬러를 발라준 뒤 한 번 더 블렌딩시켜 완성시켜주세요.

소개팅 메이크업을 할 때 중요한 포인트는 색조를 너무 과하게 넣지 않고 눈이나 입술에 포인트를 주어 인상을 확 사로잡는거에요. 너무 과한 클리터보다는 펄감이 은은한 제품을 애교살에 발라 웃을 때 귀여움을 살려주는 걸 추천해요.

face 02

깔끔, 단정!
대기업 면접 메이크업

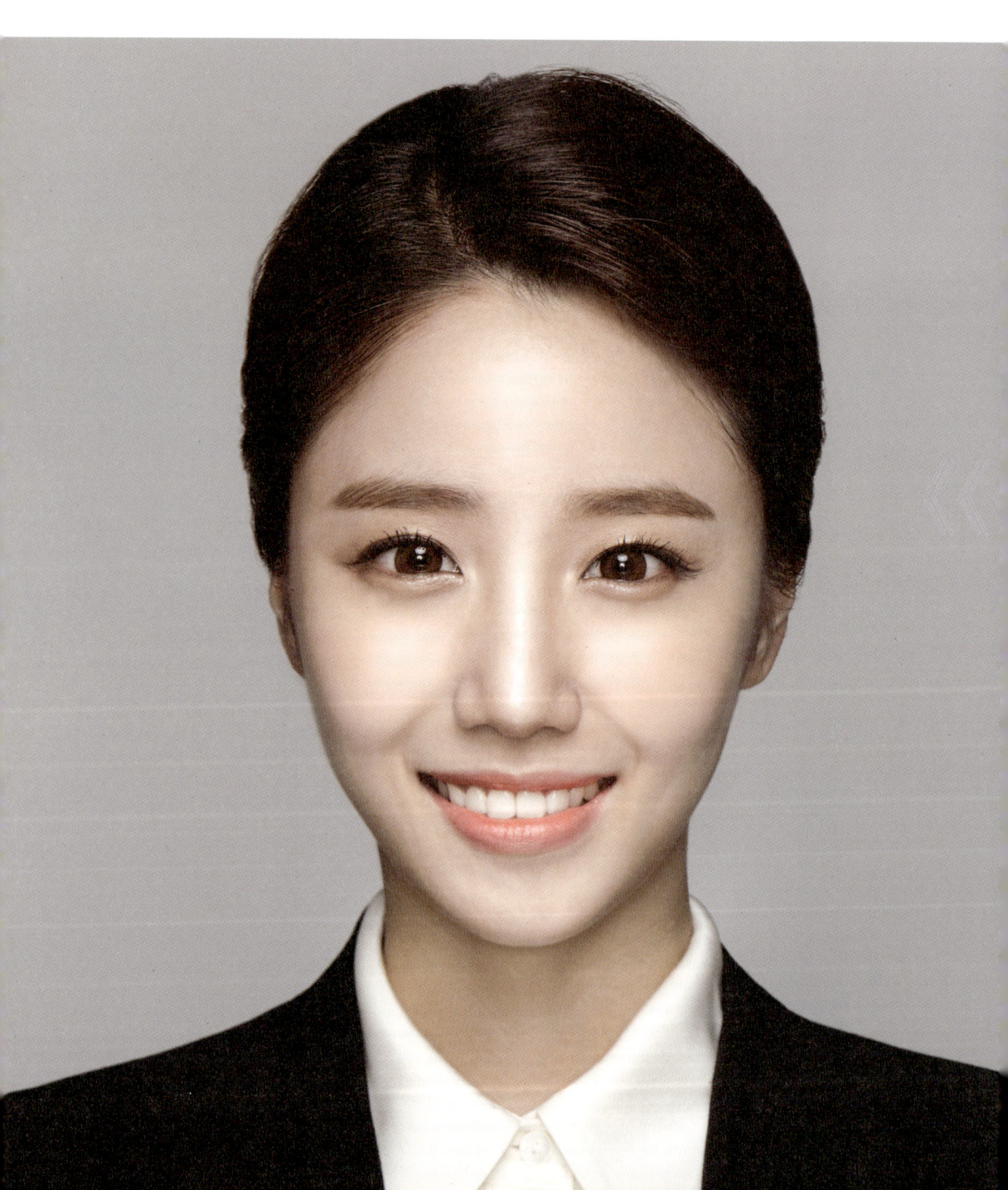

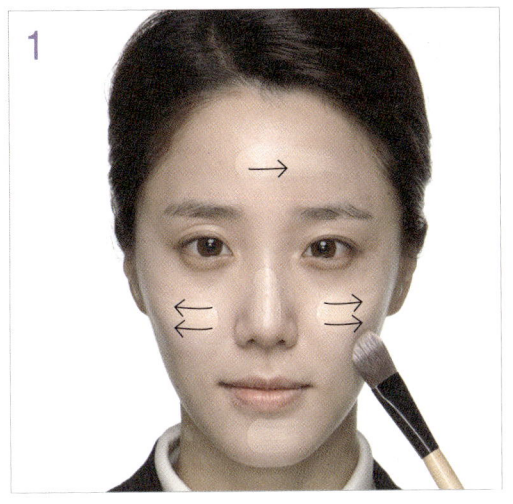

윤광 피부 표현을 위해 촉촉한 파운데이션과 뽀송한 파운데이션을 믹스하여 얼굴의 중앙 부분부터 펴발라주세요.

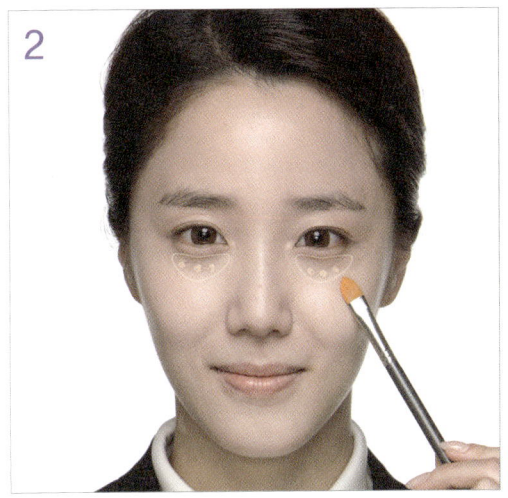

피부톤을 한톤 잡아준 뒤 눈밑 다크써클 부분을 브라이트너로 환하게 밝혀줍니다. 면접볼 때는 환한 인상이 중요하기 때문에 피부톤은 맑고 화사하게 표현하도록 해야 해요.

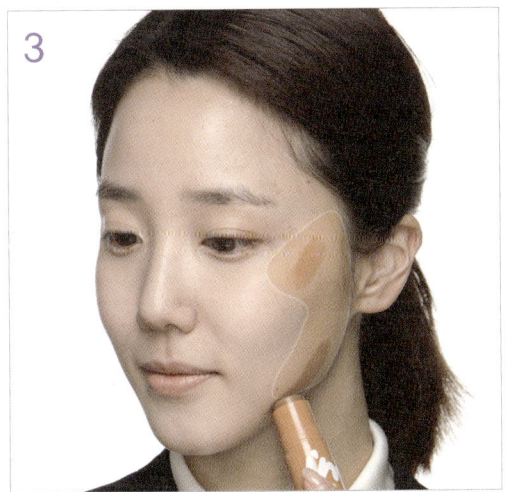

스틱 타입의 쉐딩을 사용해서 얼굴 외곽라인의 윤곽을 자연스럽게 정돈시켜주세요.

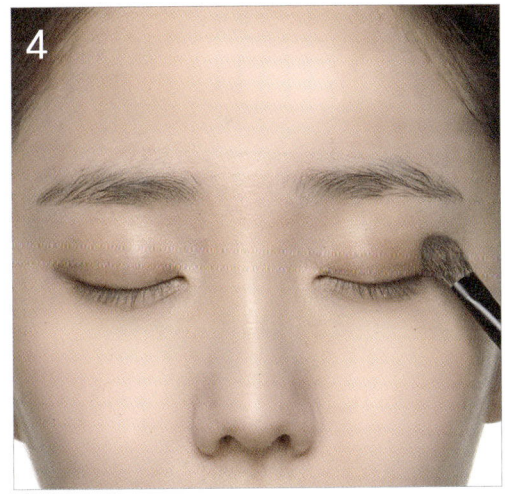

깔끔한 인상을 위해 펄감이 과한 섀도우는 안쓰는게 좋아요. 펄감이 거의 없는 음영 섀도우로 쌍꺼풀 라인 윗부분만 깔끔하게 발라주세요.

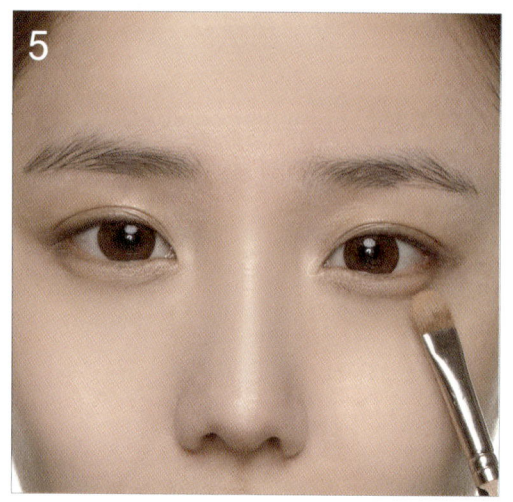

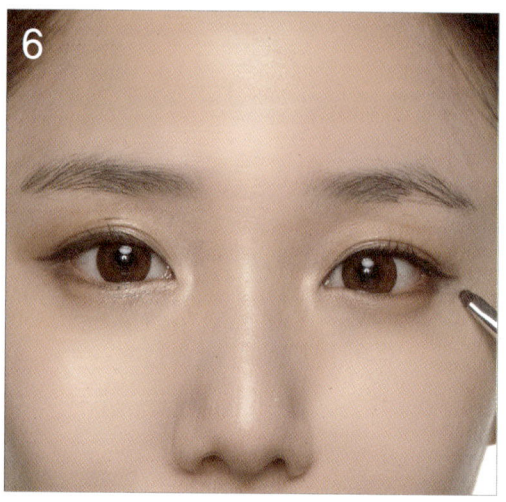

언더라인과 눈동자 윗부분은 미색 베이지 컬러로 살짝만 발라 눈매를 화사하게 밝혀줍니다. 눈꼬리의 삼각존 라인에 베이스 컬러보다 살짝 어두운 펄감이 없는 브라운 섀도우를 사용해서 눈 뒷머리 3분의 1 지점만 메꿔줍니다(너무 진하게 바르지 않고 눈매를 깔끔하고 선명하게 표현해주기 위해 음영감만 준다는 느낌으로 한 번 정도 터치해주세요).

브라운 젤 라이너를 사용해서 눈꼬리를 일자형으로 깔끔하게 그려주세요. 블렌딩은 하지 않고 선명한 느낌을 살려주도록 할게요.

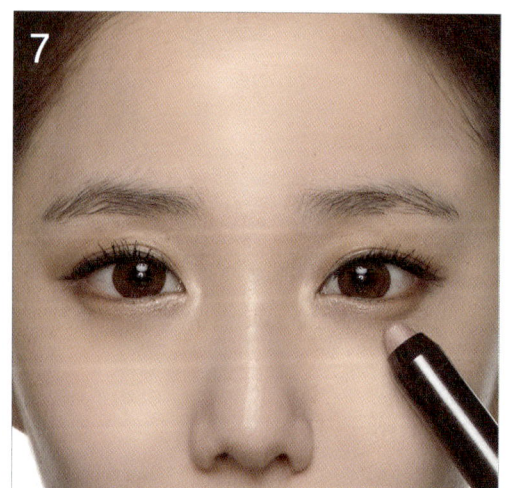

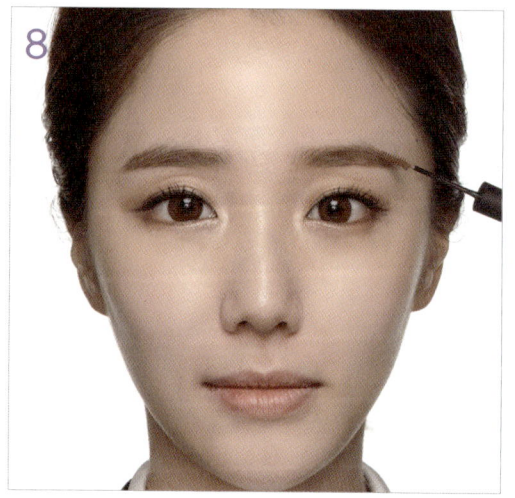

속눈썹을 붙이지 않고 뷰러로 컬링한 후 마스카라를 발라줍니다. 애교살에는 미세한 펄감이 핑크베이지 스틱섀도우로 가볍게 연결시켜주면 과하지 않고 눈매를 초롱초롱하게 연출해줄 수 있어요.

눈썹은 헤어 컬러와 맞추어 눈썹 사이 사이를 메꿔주고 브로우 카라를 사용해 눈썹의 진한 부분을 자연스럽게 빗듯이 컬러감을 맞춰주세요.

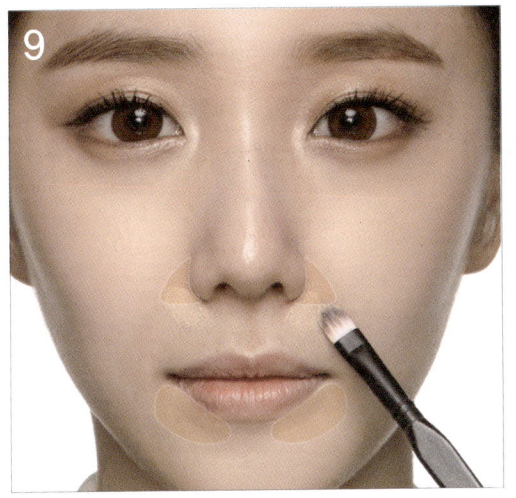

쉽게 붉어지기 쉬운 입가와 콧망울 주변을 컨실러를 사용해 한 번 더 커버해줍니다. 질문을 받거나 당황했을 때 붉어지는걸 커버할 수 있을 꺼에요.

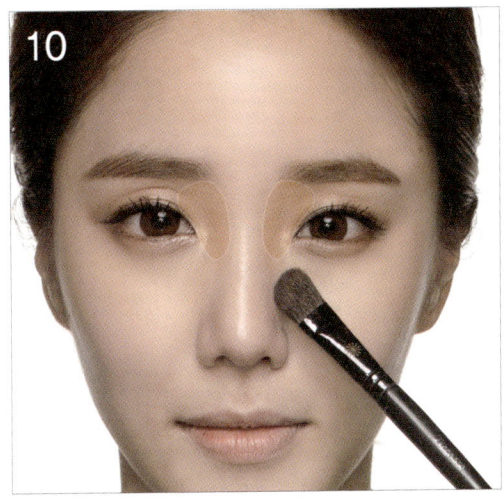

자연스러운 음영 컬러를 사용해 코 벽 부분에 음영감을 주어 또렷한 얼굴 라인을 살려줍니다. 블러셔는 자연스러운 코랄핑크로 볼 중앙에만 스쳐가듯 발라주세요. 볼터치가 너무 진하면 안되요!

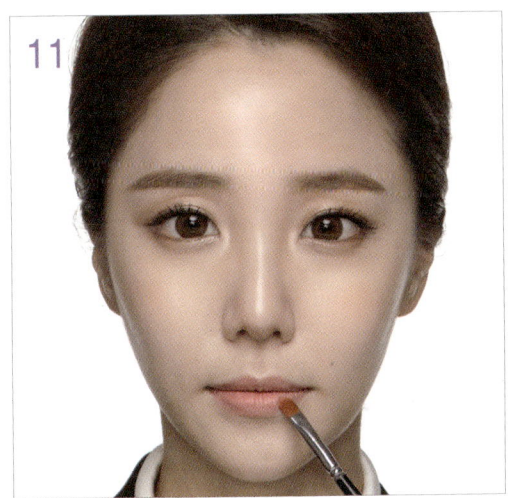

코랄 컬러의 입술 안쪽에는 코랄 레드를 발라 살짝 또렷함을 살려줍니다.

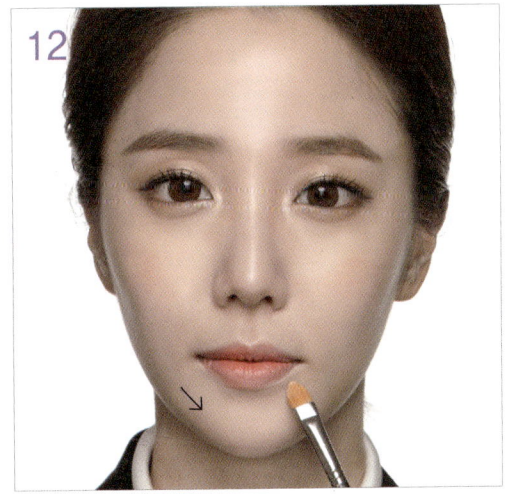

입술 라인은 컨실러 브러시로 깔끔하게 정돈시켜주어 깔끔한 인상을 만들어주면 면접 메이크업이 완성됩니다.

face 03

간편하고 쉽게
데일리 메이크업

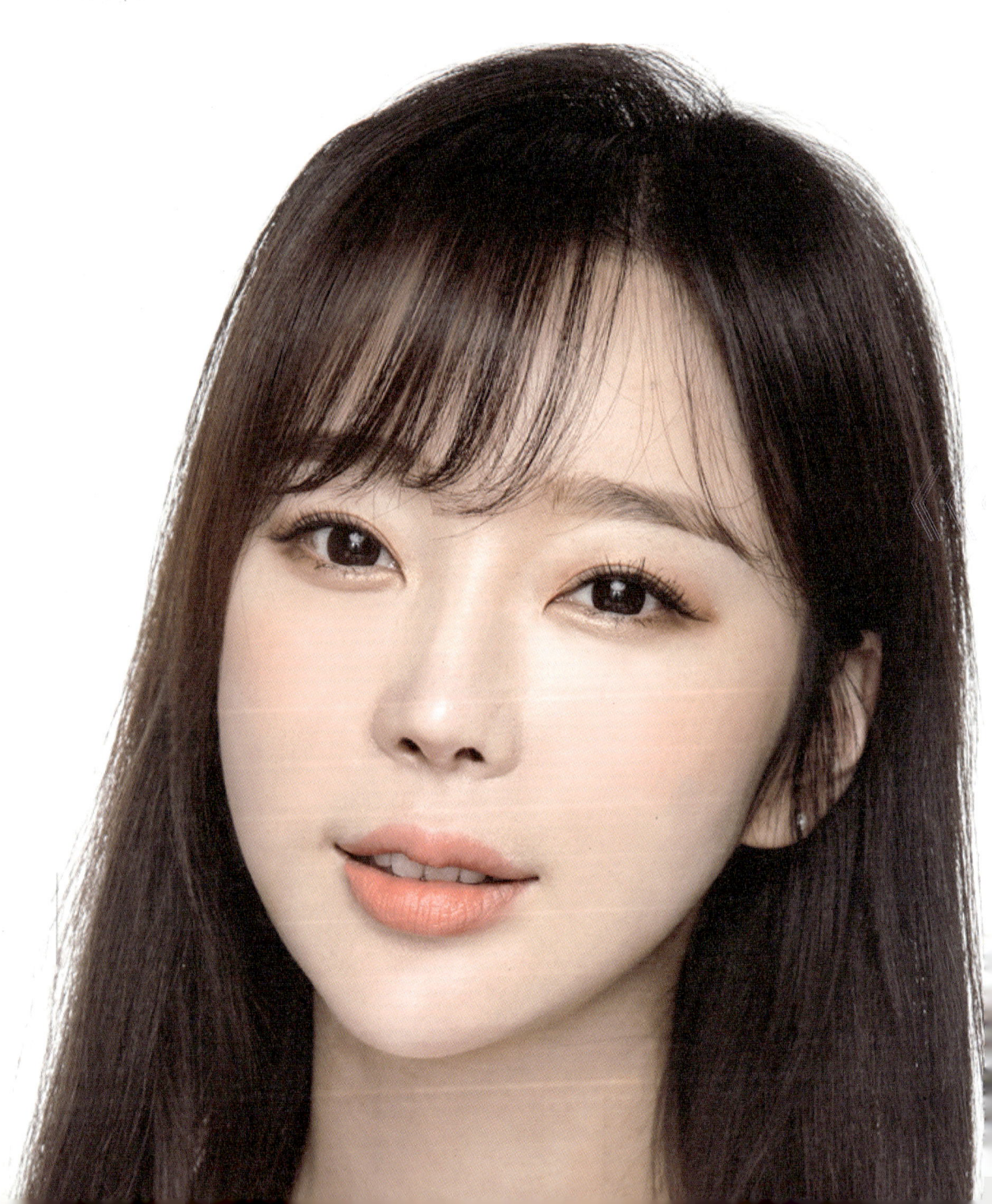

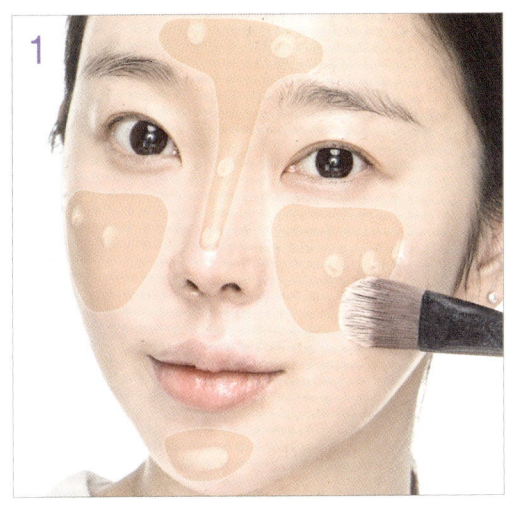

피부에 수분 톤업 베이스를 발라주어 피부톤을 한 톤 더 밝고 촉촉하게 만들어주세요. 메이크업 베이스는 데일리 메이크업을 할 때에도 꼭 발라줘야 촉촉한 피부톤과 피부결 보정을 해줄 수 있어요.

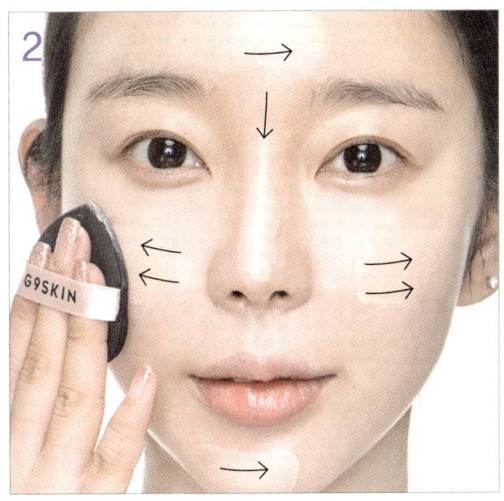

데일리로 가장 바르기 간편한 쿠션 제품을 볼쪽부터 두드리듯 바깥쪽으로 펴발라주세요. 쿠션을 바를 때 가장 중요한건 양 조절인데요. 너무 많은 양을 똑같은 두께감으로 얼굴 전체에 바르면 두껍고 뭉칠 수가 있기 때문에 표시된 부분부터 먼저 두드리듯 발라준 다음 나머지는 여분으로 가볍게 두드리듯 펴주세요.

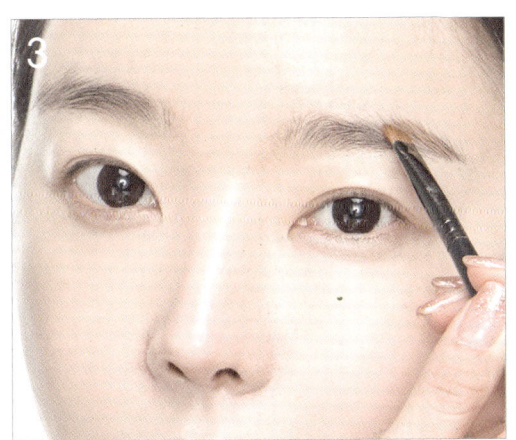

파우더로 가볍게 유분감만 제거해준 뒤 눈썹은 빈 곳 사이사이만 그려준다고 생각하고 눈썹 결을 따라 사선으로 메꿔주세요. 눈썹이 진한 분들은 본인의 눈썹보다 한톤 밝은 컬러로 메꿔주는게 자연스럽습니다.

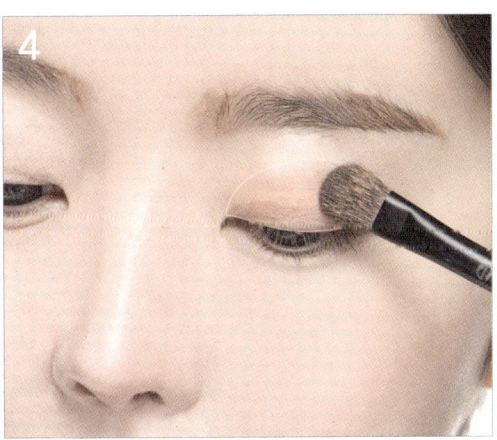

베이스 섀도우는 미색의 무펄 섀도우를 사용해서 눈두덩이에 자연스럽게 펴발라주세요. 너무 진한 톤을 사용하면 세미 스모키 메이크업이 될 수도 있으니 데일리 메이크업에는 자연스러운 컬러를 베이스로 선택해주는게 좋아요.

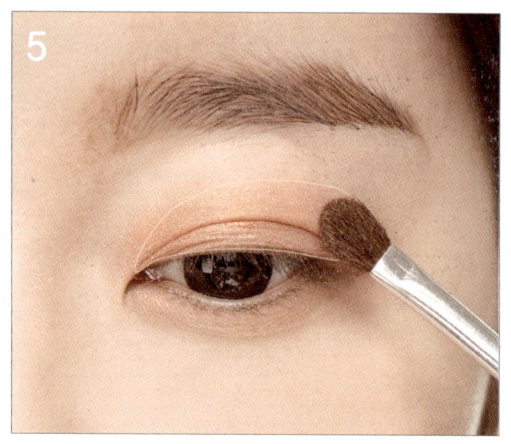

쌍꺼풀라인에는 은은한 골드 베이지 컬러를 펴발라주세요. 눈이 부어보일 수 있는 부분이기 때문에 눈을 떴을 때 1센티 정도 보일 정도만 바르는게 포인트에요.

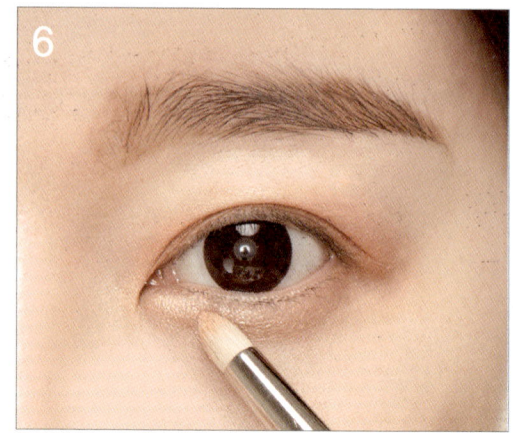

언더라인도 5번과 똑같은 컬러를 사용해서 애교살 부분에 발라주세요. 눈동자의 4분의 2지점까지만 자연스럽게 연결시켜줍니다.

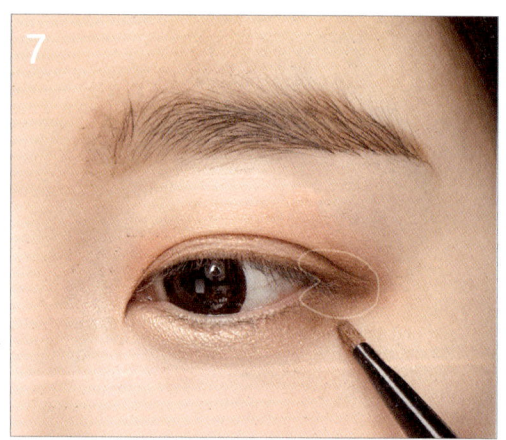

브러시 모가 작은 브러시를 사용해서 펄감이 작은 베이지 브라운 컬러를 쌍꺼풀 앞쪽과 뒤쪽을 막아준다는 느낌으로 발라주세요. 한 번에 많은 양을 사용해서 바르면 진해질 수 있기 때문에 손등이나 티슈에 양을 조절해서 바른 다음 한 번 더 레이어링해준다는 생각으로 2~3번 정도 발라줍니다.

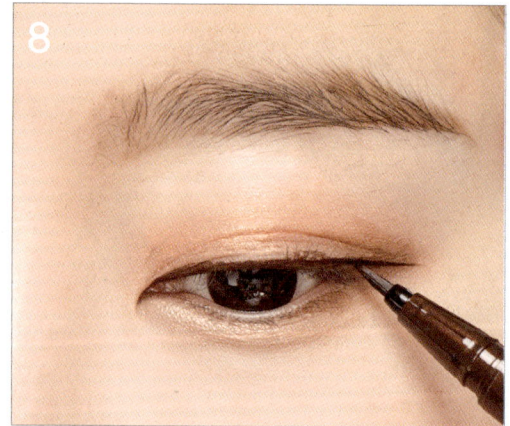

아이라이너는 잘 지워지지 않는 브라운 컬러를 사용해서 일자형으로 그려주세요.

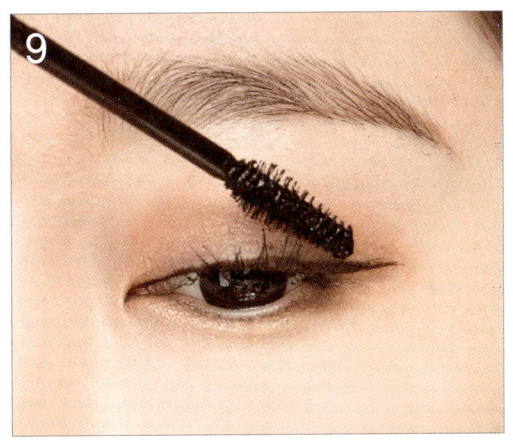

마스카라를 사용해서 뿌리부터 한 올 한 올 컬링해주고 마른 후 한 번 더 덧발라주세요.

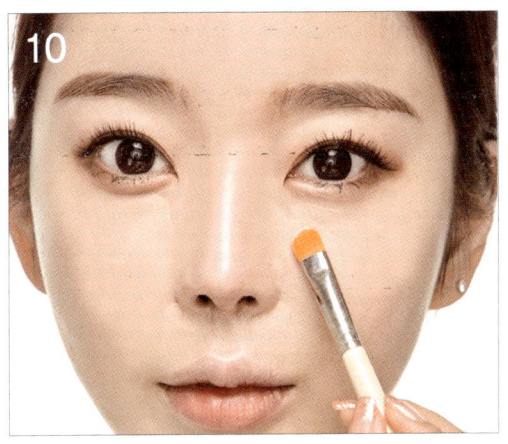

눈가의 다크써클과 색소 침착이 된 부분을 촉촉한 컨실러를 사용해서 커버해주세요. 이때 중요한 건 컨실러 브러시를 사용해서 연하게 얹듯이 발라주는 거에요. 닦아내는 느낌이 아니라 위에 한겹 더 올려준다는 느낌을 기억하면 되요.

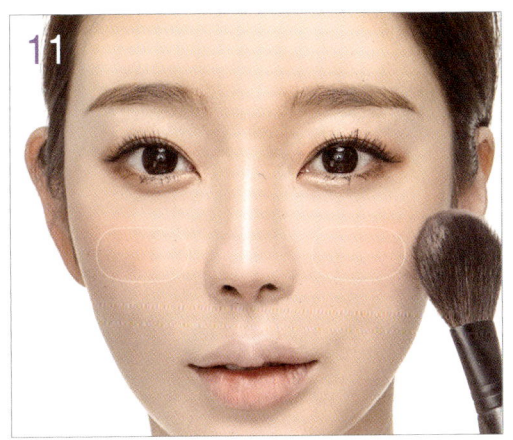

블러셔는 은은한 베이비 핑크빛이 도는 컬러로 생기감만 살려줍니다.

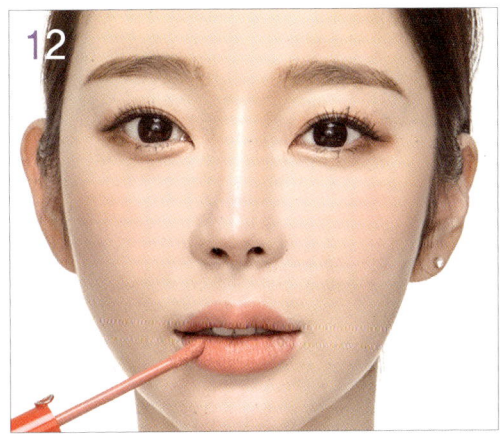

립 컬러는 데일리로 무난하게 사용하기에 좋은 톤다운된 핑크 컬러를 발라주세요.

✓ **Tip**

메이크업의 자세한 내용을 보고 싶으신 분은 유튜브에서 '신비아TV'를 검색해주세요.

Chapter 5 _ 데일리 메이크업을 기본으로 디테일하게 공략하라! · 115

face 04

두근두근 금사빠 메이크업
(금방 사랑에 빠지게 만드는 도화살 메이크업)

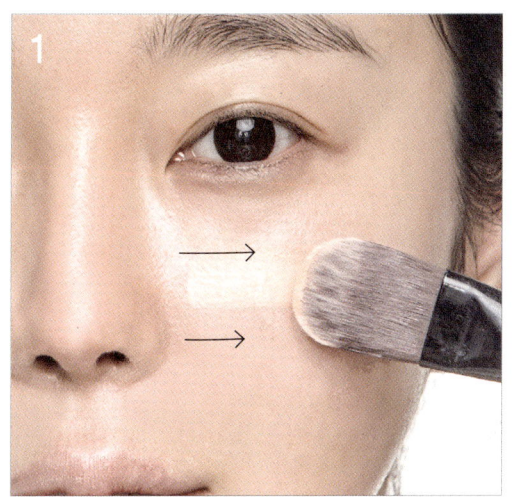

피부톤보다 한 톤 더 밝은 파운데이션을 브러시를 사용해서 얇게 펴발라주세요. 이때 얼굴의 중앙 부분을 발라준 다음 외곽라인을 바르지 않는다는 느낌으로 자연스러운 입체감을 살려주세요. 한 톤 더 밝은 파운데이션을 얼굴 전체에 바르면 오히려 얼굴이 커보이고 메이크업이 두꺼워 보일 수 있기 때문에 주의해서 발라주세요.

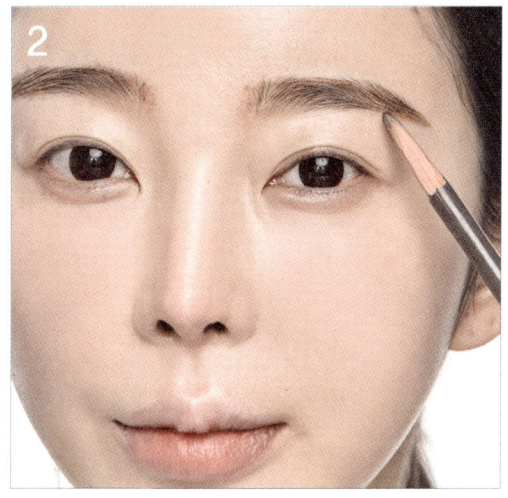

루스 파우더로 눈썹의 유분감을 살짝 잡아준 다음 펜슬을 사용해서 또렷하고 깨끗한 눈썹을 그려주세요. 살짝 아치형의 눈썹이 여성스러운 느낌을 살려줄 수 있습니다.

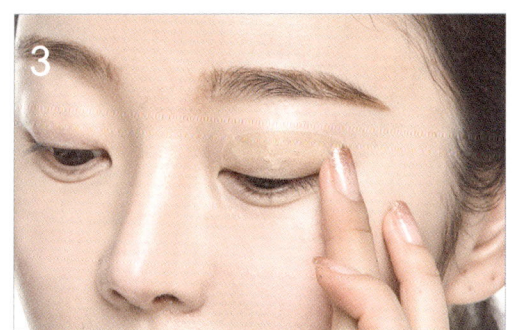

섀도우의 발색력을 높여주는 아이프라이머를 눈두덩이와 언더라인에 소량만 발라주세요.

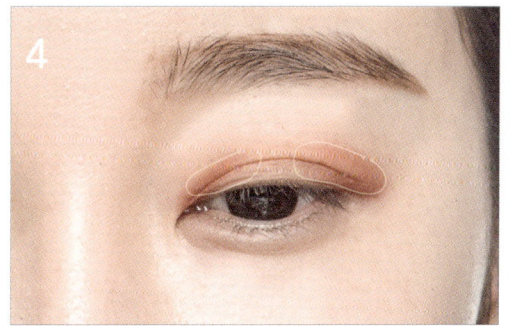

붉은기가 도는 벽돌색 컬러를 쌍커풀 라인의 동공 부분만 빼고 앞뒤로 막아준다는 느낌으로 펴발라주세요. 이때 중요한건 포인트 컬러부터 바르기 때문에 처음에 발색력이 진하더라도 놀라지 말고 선명하게 앞부분과 뒷부분을 막아주듯 발라주세요.

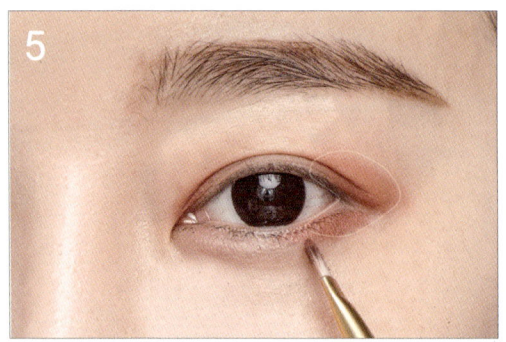

언더라인의 삼각존 부분도 4번과 동일 컬러로 눈동자 끝의 3분의 1지점까지만 발라주세요. 언더라인을 바를 때 점막 부분까지 막아서 그리면 오히려 눈이 답답해보일 수 있기 때문에 살짝 비워놓고 발라주는게 좋습니다.

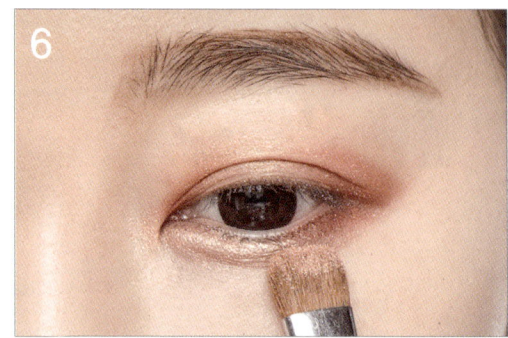

언더라인은 입자가 조금 큰 골드 섀도우를 사용해서 펴발라주세요. 도화살 메이크업은 웃을 때 애교살이 도톰하게 나오는게 포인트이기 때문에 입자가 살짝 굵은 펄을 선택해줘도 좋아요.

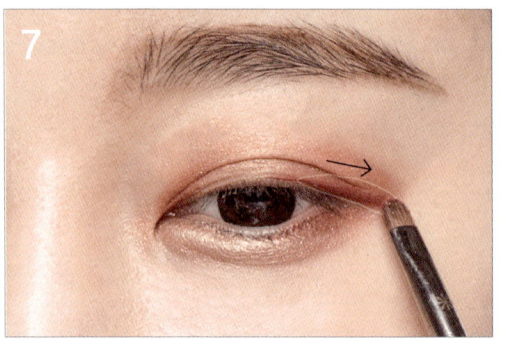

레드 컬러의 섀도우를 사용해서 아이라이너 라인을 잡아주세요.

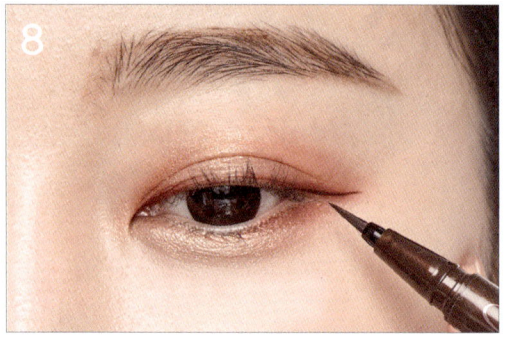

아이라이너 꼬리 라인은 살짝 올라가는 느낌으로 그려줍니다. 컬러는 눈동자 컬러에 맞춰주는게 자연스러운 느낌을 살려줄 수가 있어요.

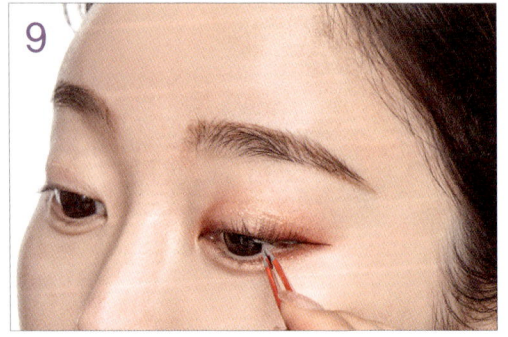

속눈썹은 과하지 않은 자연스러운 브라운 컬러를 점막 부분에 붙여주세요.

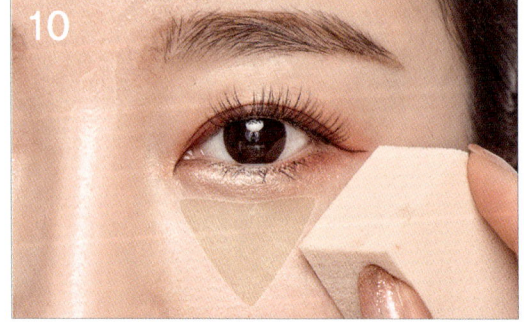

깨끗하고 투명한 피부 표현을 위해 커버력이 있는 고체 컨실러와 촉촉한 리퀴드 컨실러를 1:1로 믹스한 다음 퍼프로 두드려서 밀착시켜주세요. 손에 힘을 빼고 끝부분으로 톡톡 두드리듯 발라주는게 중요해요!

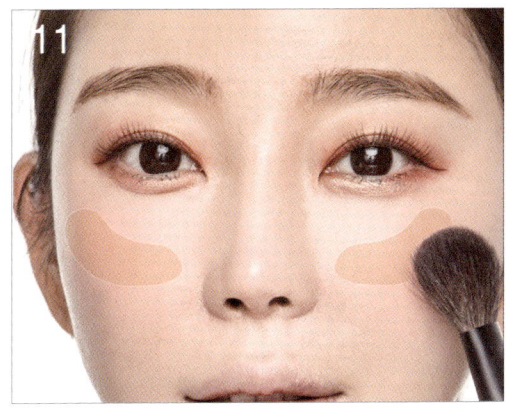
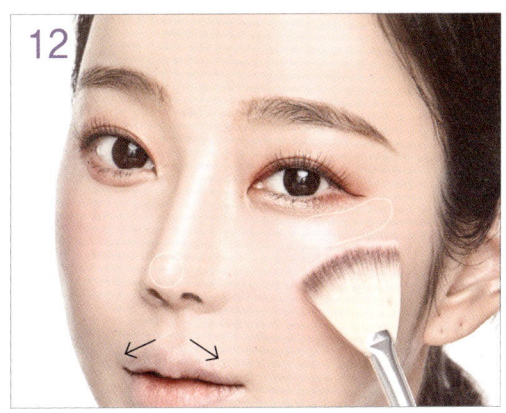

핑크색에 골드펄감이 살짝 믹스되어 있는 블러셔를 볼 중앙 애플존에 둥글리듯 발라주세요. 살짝 광대라인을 따라 올라와도 귀여운 느낌을 줄 수가 있어요.

은은한 펄감이 들어있는 하이라이터를 사용해 얼굴에 조명을 켠 듯 입체감을 살려주세요. 광대라인과 T존 코끝 인중과 턱 부분에 발라줍니다.

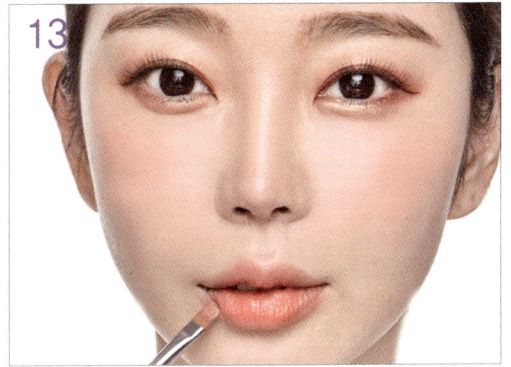

산구빛이 도는 코럴핑크 컬러를 전체적으로 발라준 다음 입술 안쪽에 한번 더 발라줍니다.

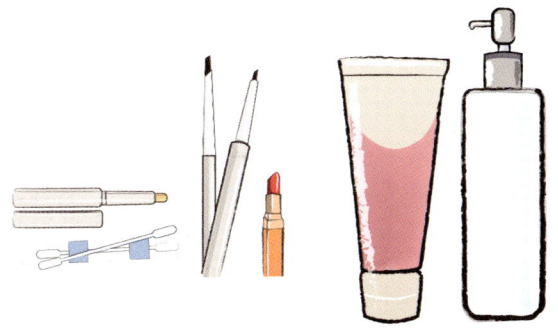

face 05

러블리 팡팡
과즙 메이크업

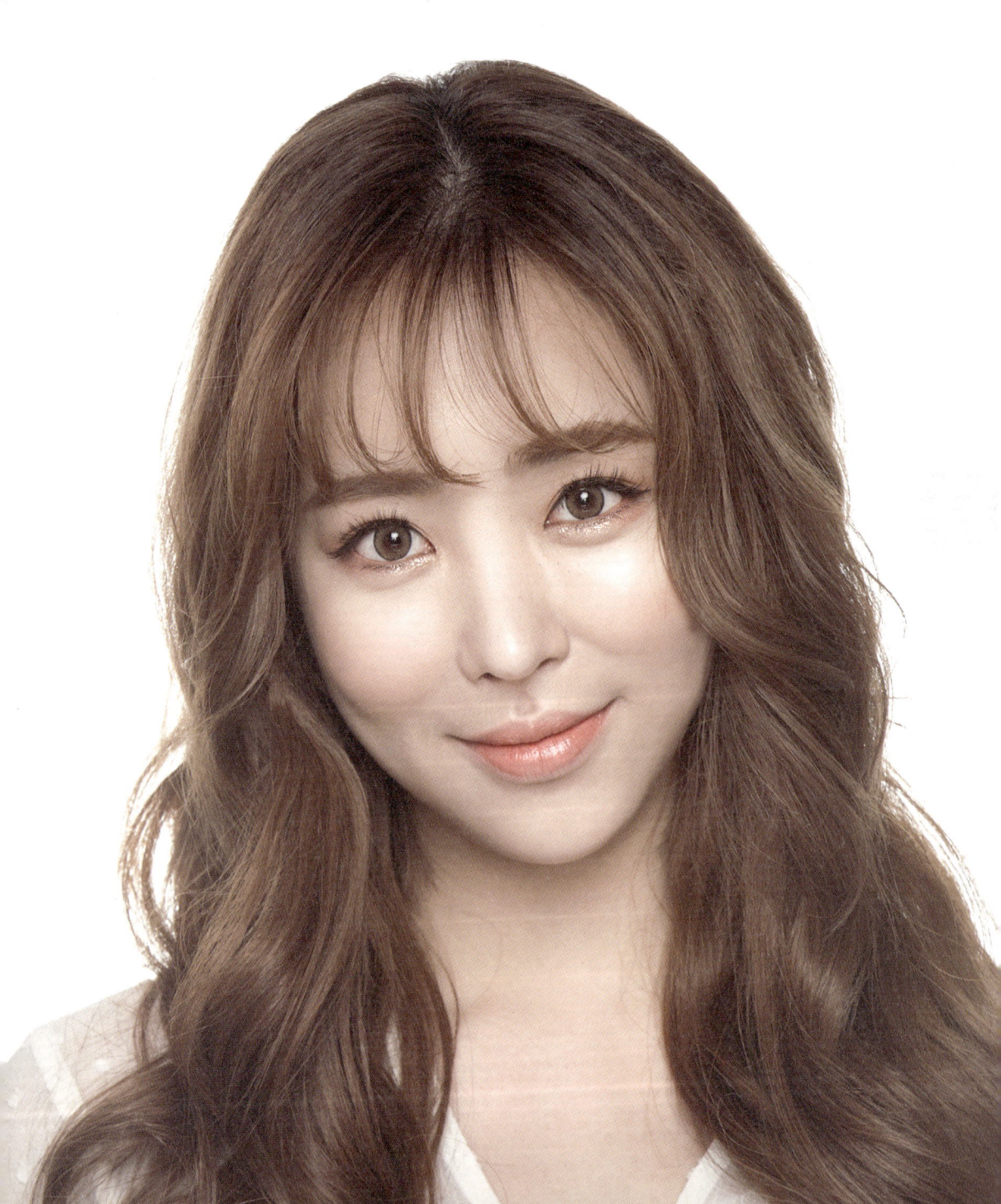

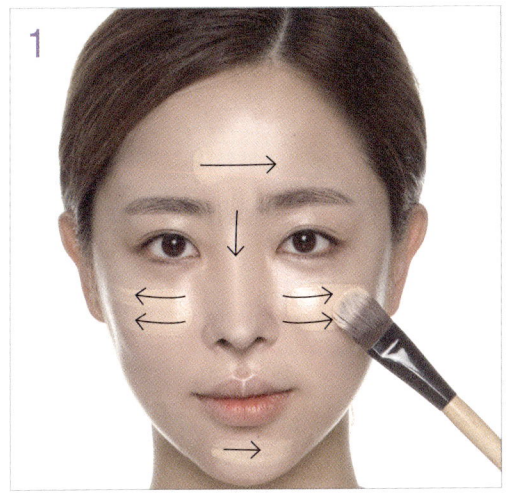

파운데이션과 광채베이스를 1:1로 믹스하여 브러시로 얇게 펴발라줍니다. 피부의 결을 따라 안쪽에서 바깥쪽으로 발라준 후 피부가 얇은 콧망울 옆과 입가는 남아있는 여분을 사용해 얇게 발라줍니다.

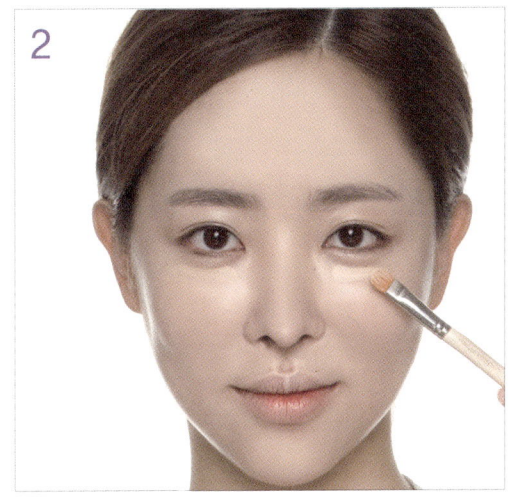

촉촉한 컨실러를 사용해서 눈 밑 다크써클과 붉은기가 도는 부분을 한 번 더 얇게 레이어링 해주세요.

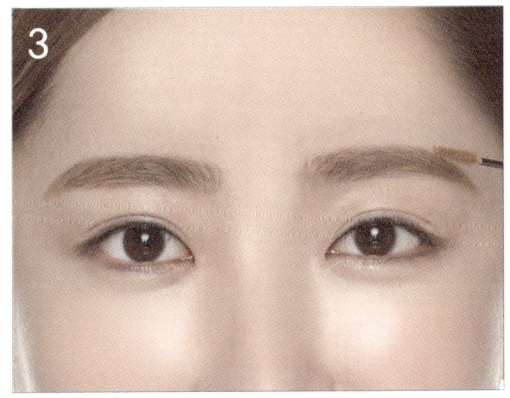

눈썹은 헤어 컬러와 같은 브라운 컬러로 눈썹 사이 사이를 메꿔준 후 좀 더 밝은 브라운 아이브로우 카라를 사용해서 위에서 아래로 쓸어주듯 발라줍니다. 앞머리 결은 아래에서 위쪽으로 쓸어주듯 발라주세요.

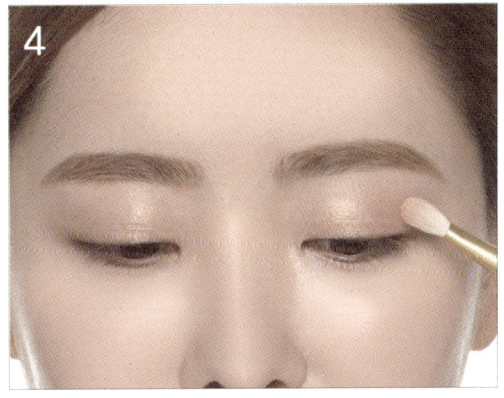

입자가 고운 은은한 골드펄이 섞여있는 코랄 컬러를 사용해 눈두덩이에 펴발라주세요. 여기서 눈썹뼈를 넘어가지 않도록 유의하면서 모가 넓은 브러시를 사용해서 자연스럽게 펴발라주세요.

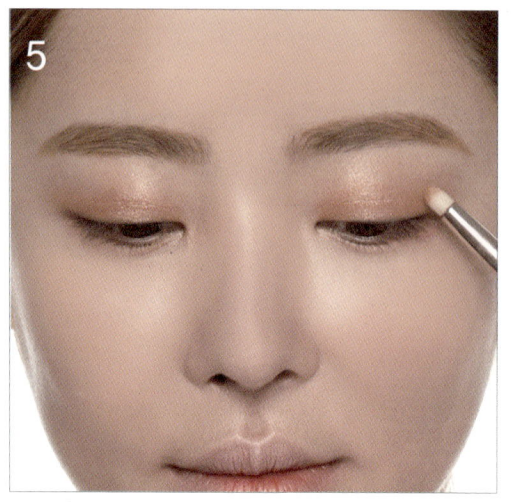

오렌지빛이 가미되어 있는 포인트 컬러를 쌍꺼풀 라인 전체에 펴발라준 후 앞머리와 끝머리에 한 번 더 발라주세요(과즙메이크업의 포인트는 너무 강한 색조메이크업이 아니기 때문에 색감을 얹혀 준다는 느낌으로 두 번 레이어링해줍니다).

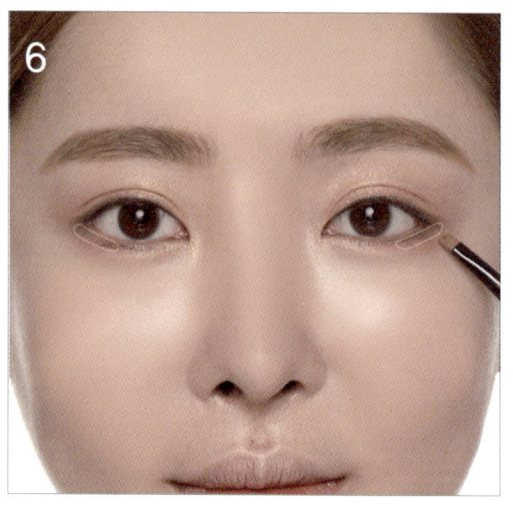

언더 부분의 남아있는 3분의 1지점에는 5번 컬러를 사용해서 삼각존 부분에 자연스럽게 연결시켜줍니다.

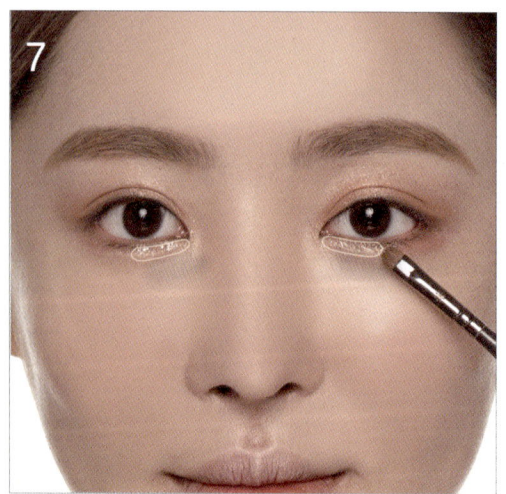

애교살 부분에는 펄감 입자가 굵은 베이지 골드 컬러를 사용해서 눈동자 3분의 2지점까지만 연결시켜주세요.

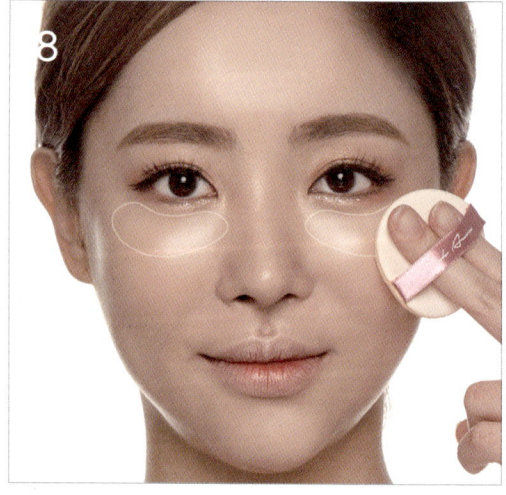

수분감과 미세한 펄감이 들어있는 쿠션을 사용해서 눈 아랫부분 광대라인에 하이라이터를 발라주세요. 투명한 피부 표현을 위해 파우더리한 제형의 하이라이터보다는 자연스러운 광채감의 쿠션이나 크림 하이라이터를 사용하는게 좋습니다.

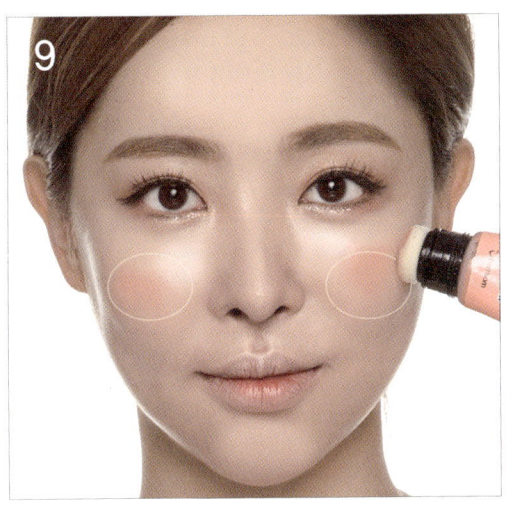 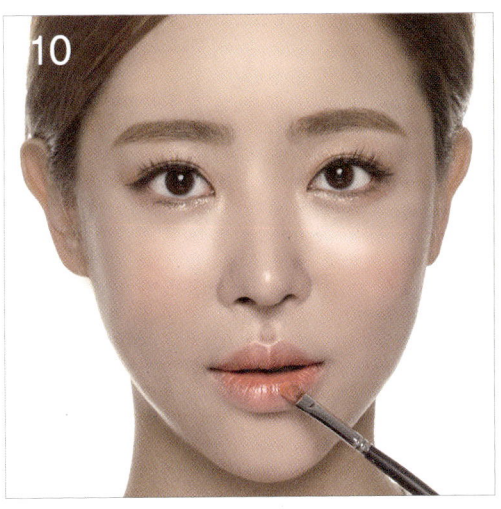

코랄 계열의 쿠션 블러셔를 볼 안쪽 애플존 라인에 콕콕 찍듯이 발라준 뒤 쿠션퍼프로 자연스럽게 블렌딩을 시켜주세요.

립 컬러는 입술 안쪽부터 바깥라인까지 자연스럽게 그라데이션을 시켜주어 촉촉하고 투명한 립을 연출시켜줍니다.

face 06

특별한 날 레드립 포인트 메이크업

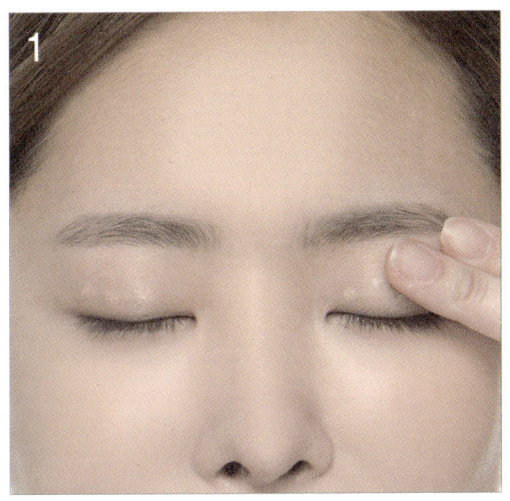

모공을 커버해주는 프라이머를 사용하여 피부를 매끄럽게 만들어준 후 뽀송뽀송한 파운데이션을 사용하여 세미 매트한 피부 표현을 만들어줍니다.

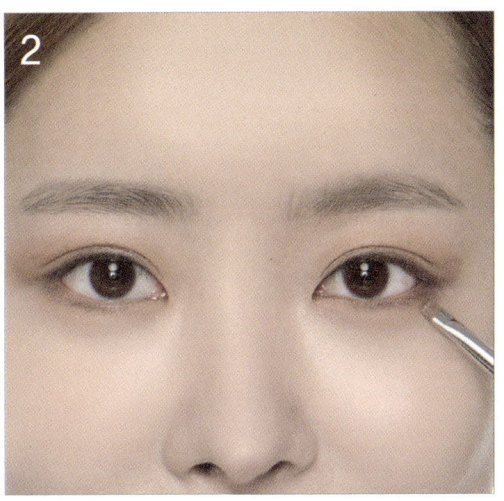

음영을 넣는 펄이 없는 브라운 섀도우를 사용해서 눈두덩이의 언더라인에 가볍게 발라준 후 언더라인은 가볍게 연결시켜줍니다. 그리고 쌍꺼풀 뒤쪽을 막아주듯 칠한 다음에 쌍꺼풀 라인 위쪽 위주로 음영감을 더해 한 가지 섀도우를 사용해도 풍부한 느낌으로 음영감을 넣어줄 수가 있어요.

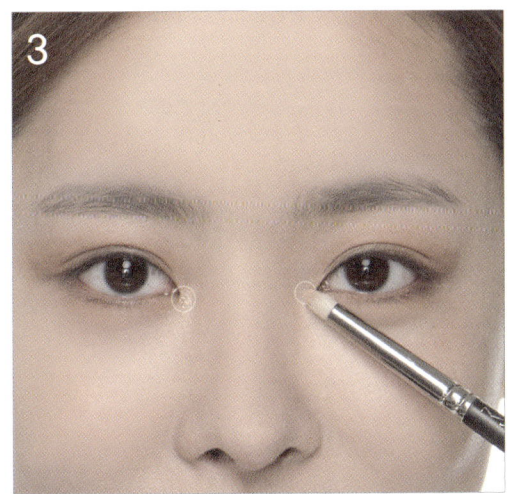

펄감이 미세한 베이지 컬러를 총알 브러시를 사용해서 눈 앞머리와 애교살 부위에 발라주어 깔끔한 느낌을 만들어 줍니다.

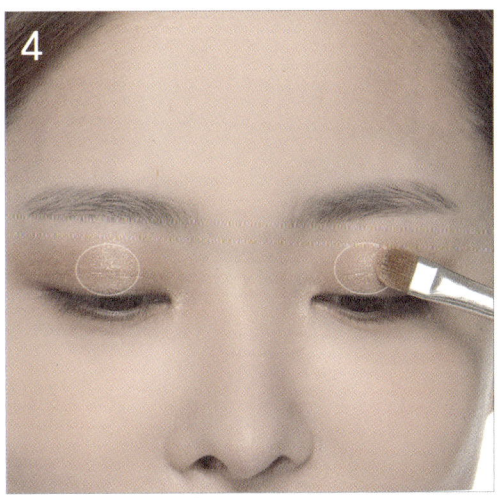

눈두덩이 윗부분에도 베이지 컬러의 섀도우를 발라주어 입체적인 눈매를 만들어주세요.

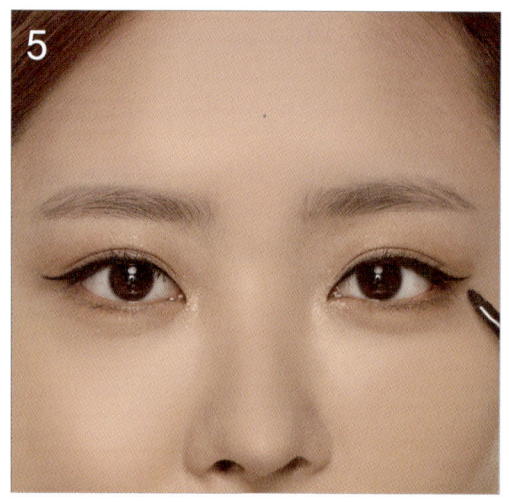

고양이 눈매의 아이라인을 만들어주기 위해 블랙 젤 라이너를 사용해 꼬리 부분을 살짝 올려서 빼주세요.

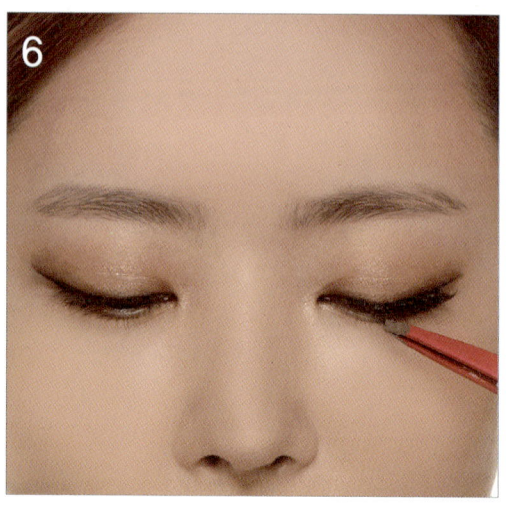

아이섀도우가 과하지 않기 때문에 풍성한 속눈썹을 붙여주면 볼륨감을 극대화됩니다.

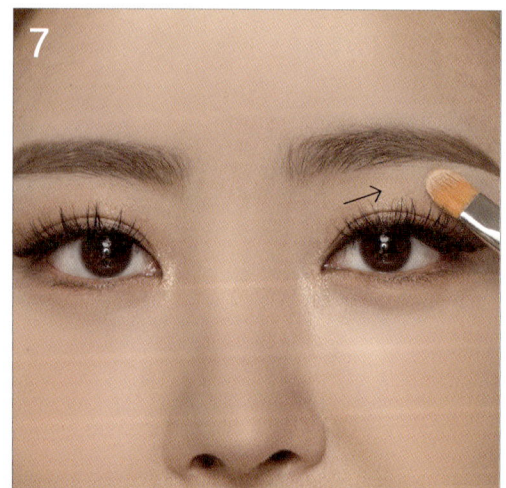

눈썹산을 살려 또렷하게 눈썹을 그려준 후 납작한 컨실러 브러시에 컨실러를 묻혀 눈썹 아랫부분을 깔끔하게 정돈시켜줍니다. 이렇게 해주면 눈매가 화사하고 깨끗해 보이기 때문에 세련된 메이크업을 할 때 꼭 필요한 작업이에요.

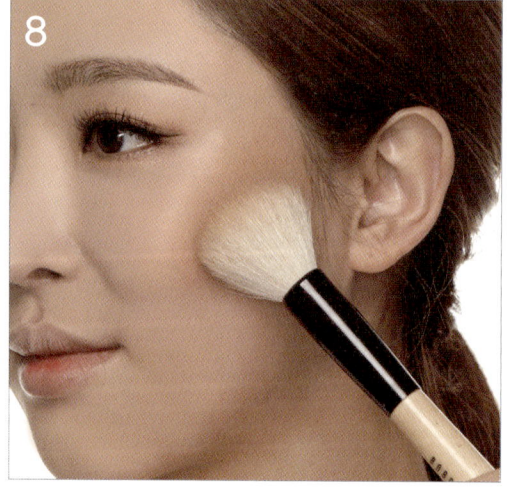

붉은기가 돌지 않는 섀딩으로 광대라인을 사선으로 터치해 주세요. 턱 라인도 가볍게 연결시켜줍니다. 블러셔를 사선으로 발라주면 도시적인 느낌을 줄 수 있기 때문에 섹시한 콘셉트나 또렷한 메이크업을 할 때 추천하는 블러셔 방법이에요.

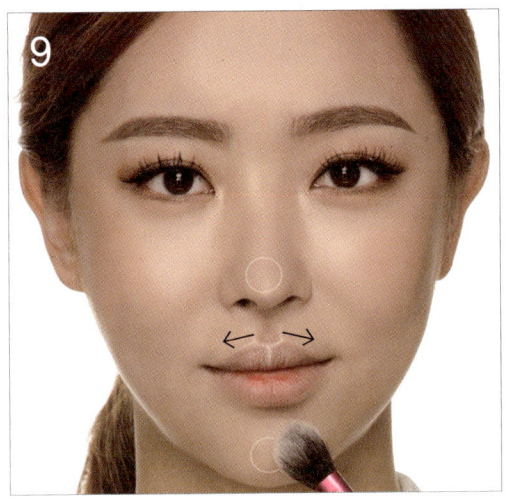
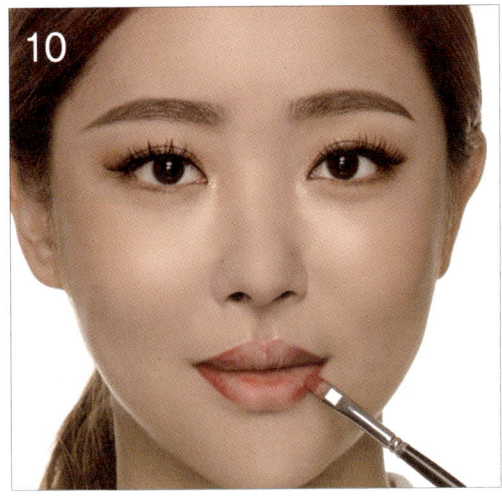

미세한 펄감이 있는 하이라이터로 인중과 턱 아랫부분을 가볍게 터치해주세요.

브러시에 레드립을 충분히 묻힌 다음 입술의 가장자리 부분으로 가이드라인을 그려주고 안쪽을 메꿔준다는 느낌으로 발라주세요. 아랫부분은 안쪽으로 발라주고 윗입술을 아래에서 위로 올리듯 연결시켜주면 좀 더 쉽게 레드립을 그릴 수가 있어요.

티슈로 한 번 입술에 찍어준 후 립스틱을 한 번 더 바르면 좀 더 오랫동안 립 컬러를 유지할 수가 있어요.

face 07

흰티에 청바지만 입어도 여신되는 메이크업

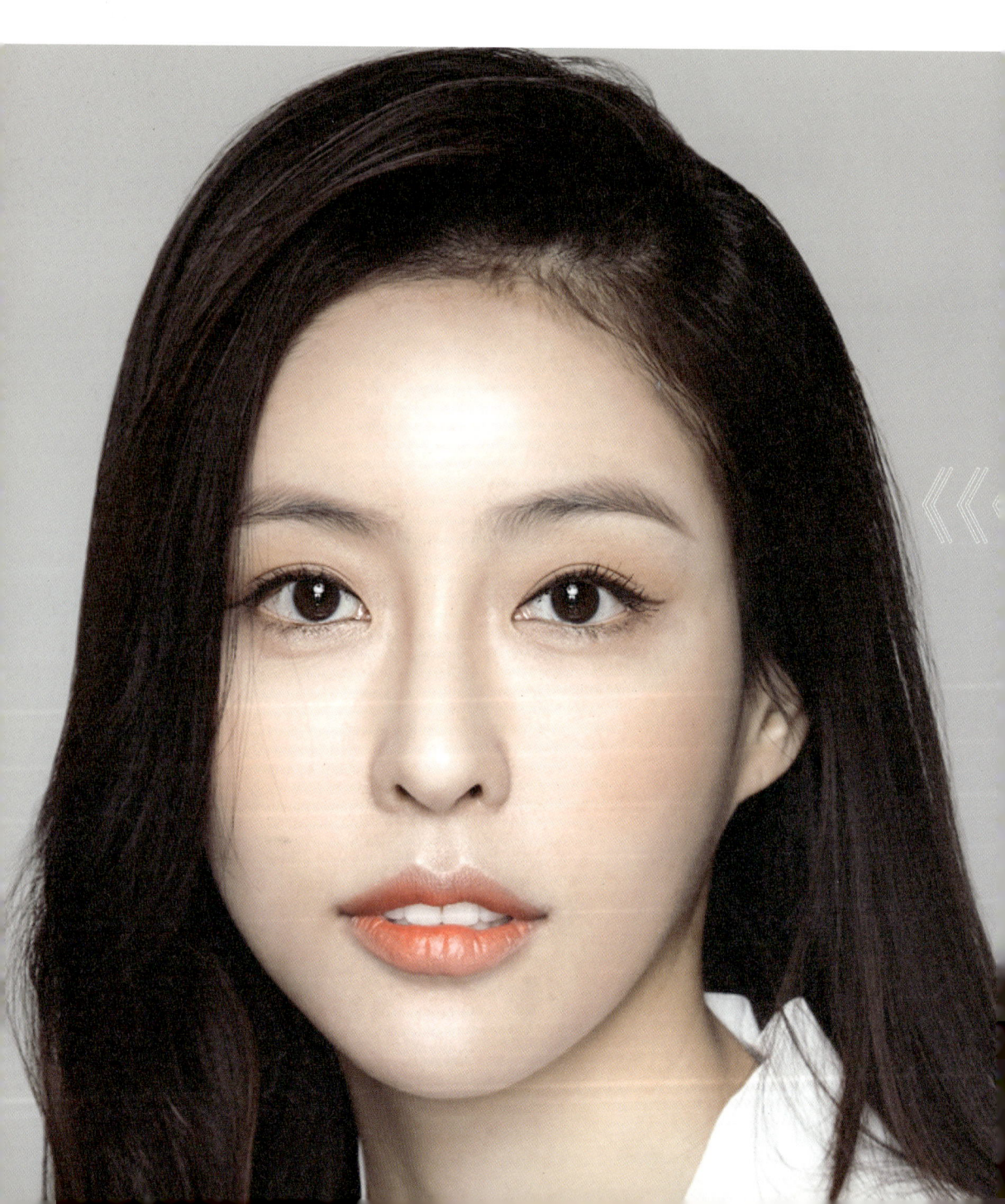

1

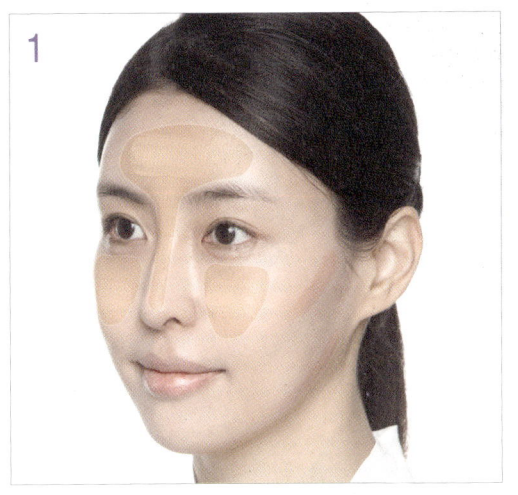

청바지와 흰티에 어울리는 메이크업의 포인트는 깨끗하고 투명한 피부 표현과 자연스러운 음영 메이크업이에요. 먼저 피부톤을 한 톤 밝게 만들어주는 톤업 베이스와 피부톤과 같은 파운데이션 컬러를 믹스해 얼굴의 중앙 부분과 T존 턱 부분에 발라주세요. 얼굴의 외곽 라인에는 피부톤보다 한톤 더 어두운 컨실러를 사용해서 광대라인과 턱라인에 발라 자연스러운 음영감을 만들어줍니다.

2

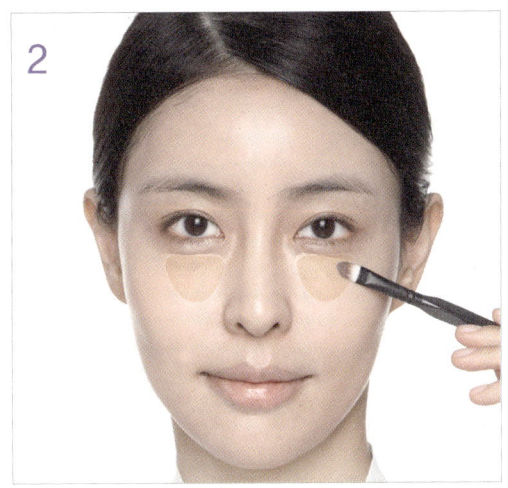

눈밑 다크써클과 피부의 톤이 얼룩진 부위에 촉촉한 컨실러를 브러시로 펴바른 뒤 라텍스 퍼프를 사용해서 두드리듯 커버해주세요.

3

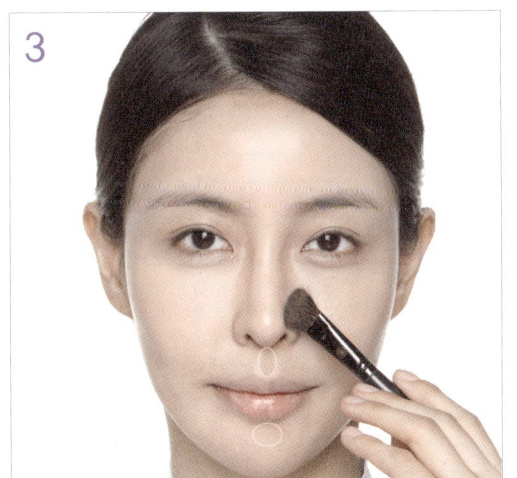

얼굴의 윤곽라인을 깔끔하게 정돈하기 위해 주스 파우더를 사용해 가볍게 유분감만 잡아주세요. 그다음 앞머리와 인중의 들어간 부위, 입술 아랫부분에 음영감을 만들어 더욱 더 입체적인 얼굴을 만들어줍니다.

4

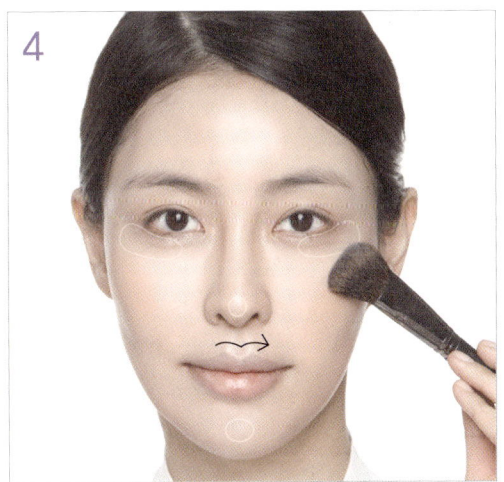

하이라이터는 눈 아랫부분과 T존, 입술 윗부분, 턱 부분에 화사한 입체감을 만들어줍니다.

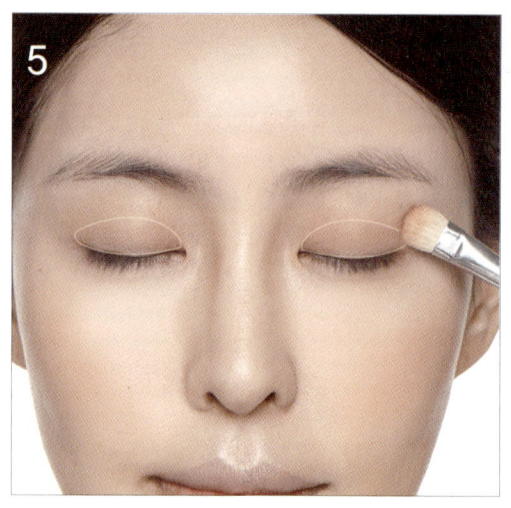

아이 메이크업은 최소화하기 위해서 섀도우 두 개만 사용해줄꺼예요. 첫 번째로 옅은 음영을 만들어주기 위해 붉은기가 돌지 않는 브라운 섀도우를 눈두덩이에 발라주고 언더에도 음영감을 만들어주세요.

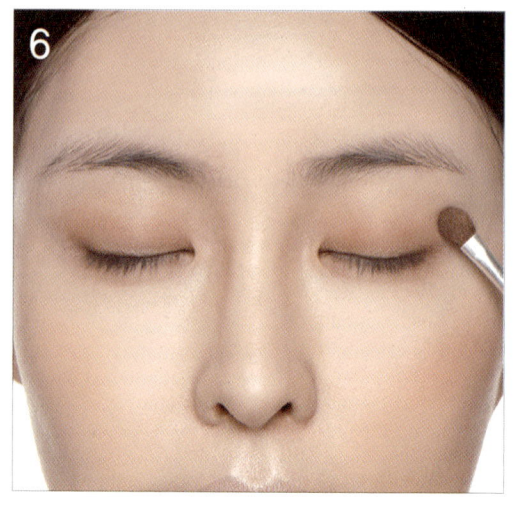

조금 더 진한 색상의 브라운 아이섀도우를 사용해서 쌍꺼풀 라인에 발라준 후 작고 얇은 브러시로 언더래쉬에 발라주어 조금 더 트인 눈매를 만들어줍니다.

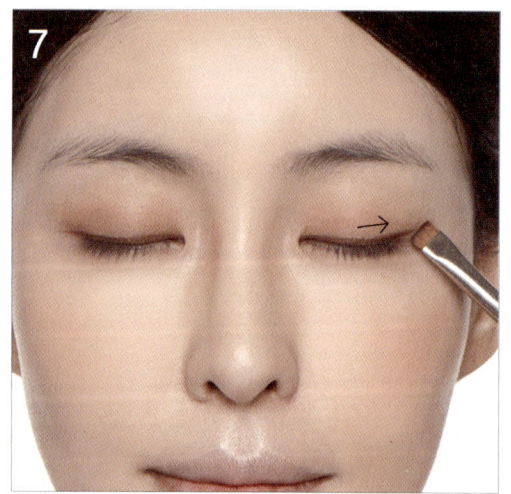

펄감이 미세하게 들어있는 짙은 브라운 컬러의 섀도우를 사용해서 아이라이너 부분에 납작한 브러시로 라이너를 만들어주세요.

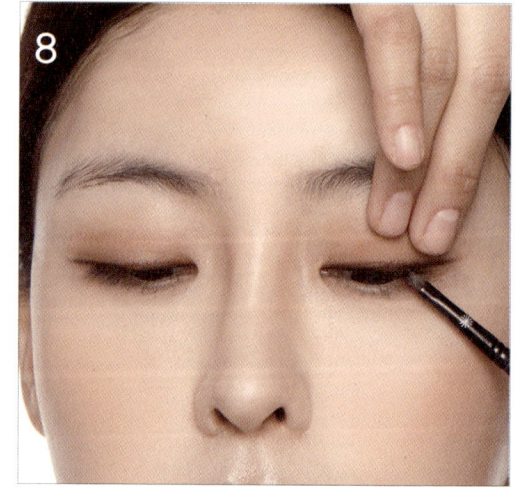

블랙 컬러의 젤타입 아이라이너를 사용해서 깔끔하게 라이너를 그려줍니다. 아이라이너 꼬리 부분은 일자라인으로 가볍게 빼주세요.

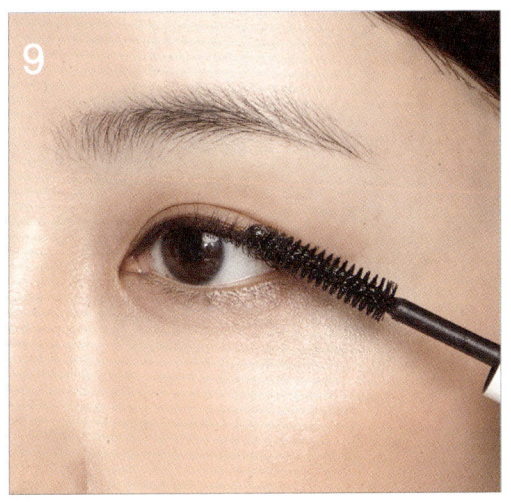 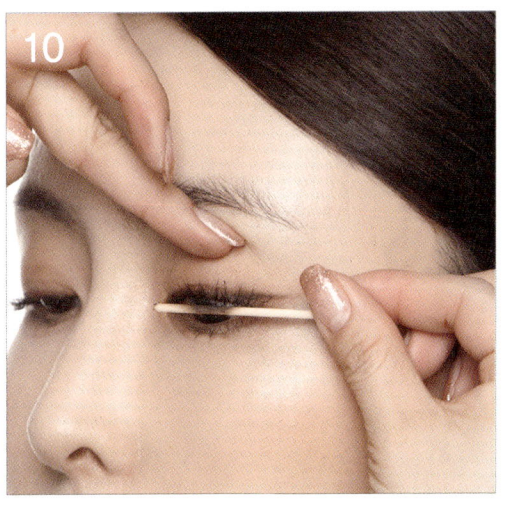

아이섀도우 컬러를 최소화했기 때문에 마스카라로 포인트를 주도록 합니다. 뷰러로 컬링을 확실하게 잡아준 다음 마스카라 픽서(베이스)를 사용해서 먼저 속눈썹을 고정시켜줍니다. 이 작업을 하고 3분 정도 충분하게 마를 시간의 여유를 준 후에 마스카라를 발라주는게 중요해요!

마스카라를 바른 후 열고데기 작업을 해주어 선명하고 또렷한 속눈썹을 만들어주세요.

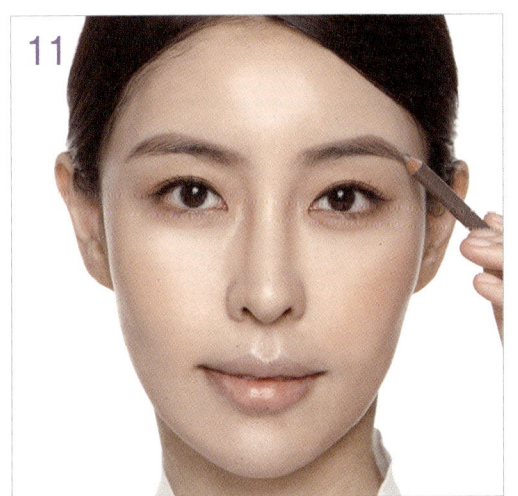 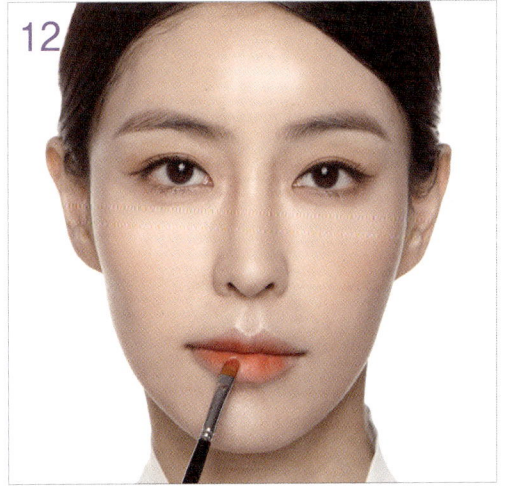

또렷한 눈썹을 그려주기 위해 펜슬 타입으로 결을 따라 눈썹산을 살려주고 꼬리 부분은 자연스럽게 빼주세요. 스크류 브러시를 사용해서 윗라인을 가볍게 풀어주세요.

립 컬러는 입술 컬러와 비슷한 핑크 베이지 컬러를 발라준 다음 레드 오렌지 컬러로 한 번 더 컬러를 입혀줍니다.

face 08

셀프 웨딩 메이크업

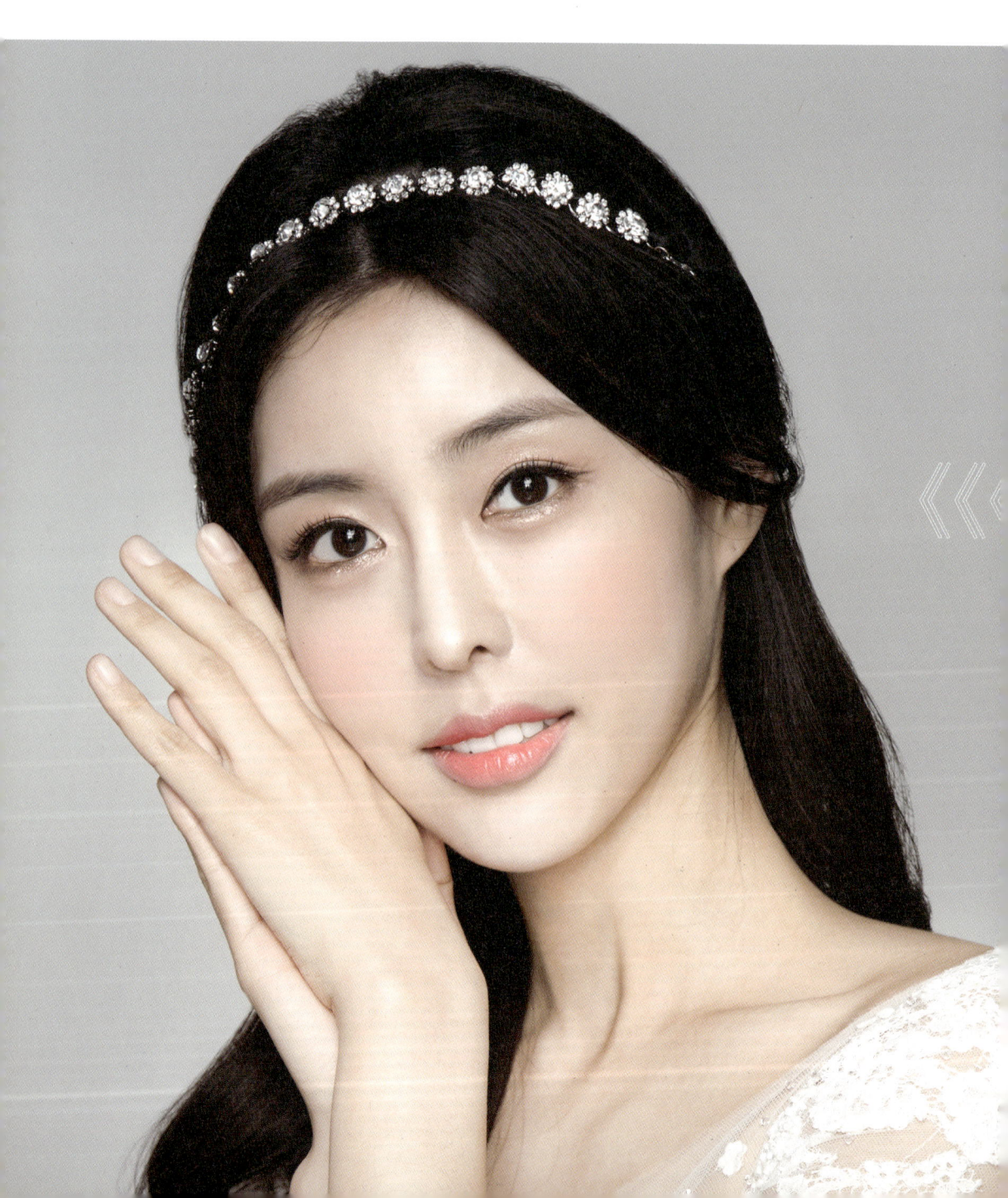

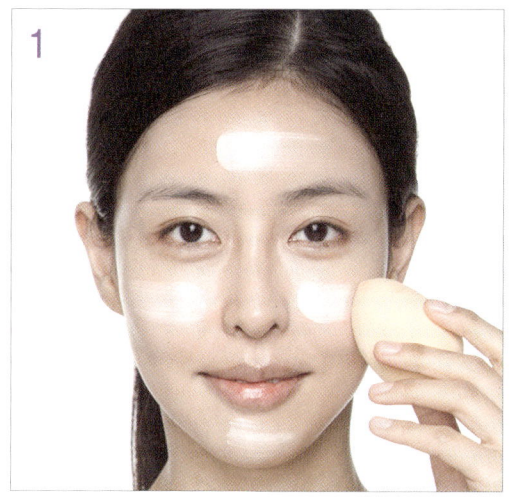

은은하고 광채감이 도는 피부 표현을 위해 미세한 펄감이 들어있는 베이스를 사용해 밀착력있게 미스트를 뿌린 퍼프로 전체적으로 얇게 발라주세요.

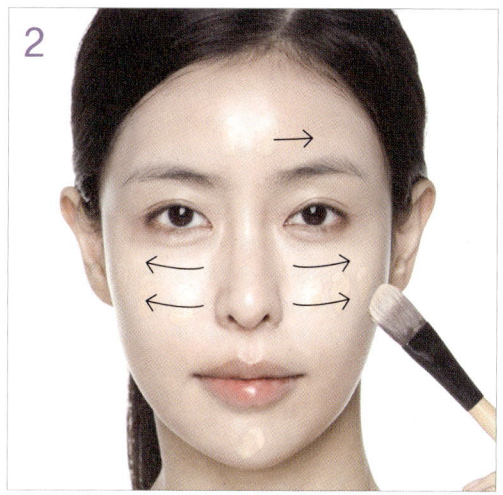

파운데이션은 촉촉한 제형을 사용해서 두껍지 않고 투명한 피부결을 만들어줍니다.

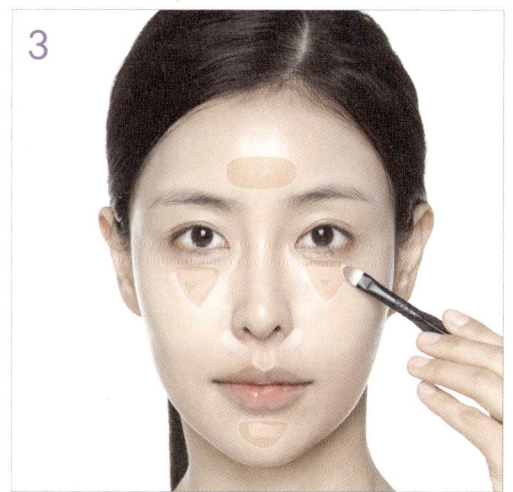

핑크색의 컨실러를 사용해서 눈밑 꺼진 부위와 코 옆부분 턱에 발라 커버와 함께 볼륨감을 만들어주세요. 그다음 가루 파우더를 사용해 가볍게 피부결을 따라 쓸어주어 피부 표면에 있는 유분감만 없애주세요.

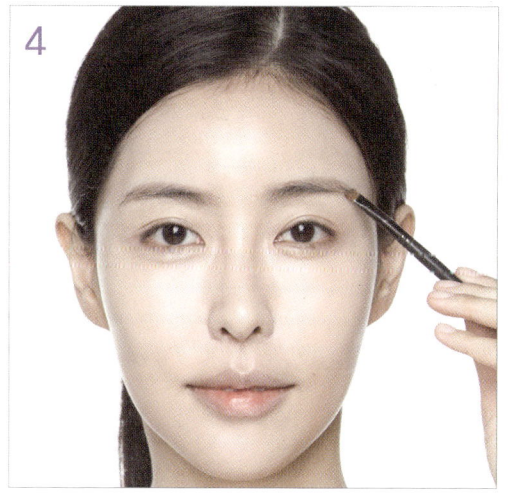

브라운 컬러와 다크 브라운 컬러를 믹스해서 눈썹의 결을 따라 빈 부분을 채워준다는 느낌으로 브러시를 터치해주세요.

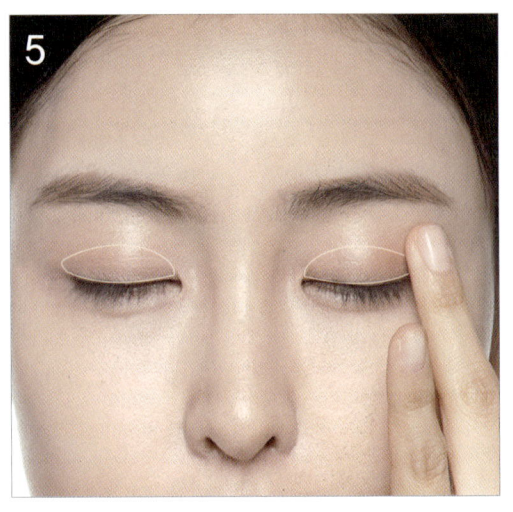

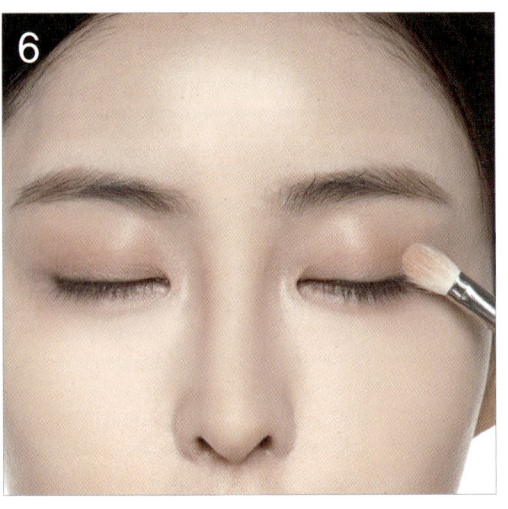

섀도우의 밀착력을 높여주기 위해 베이스제품으로 크림타입의 핑크베이지 섀도우를 눈두덩이에 발라주세요. 컬러는 적당한 붉은기가 도는 핑크 컬러를 선택해서 레이어링 시켜줄꺼에요.

부드럽고 넓은 브러시를 사용해서 펄이 거의 없는 핑크 베이지 컬러를 쌍꺼풀 라인에 한 번 더 덧발라주세요.

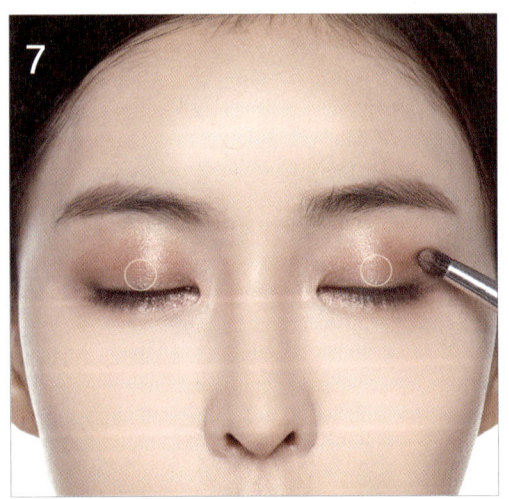

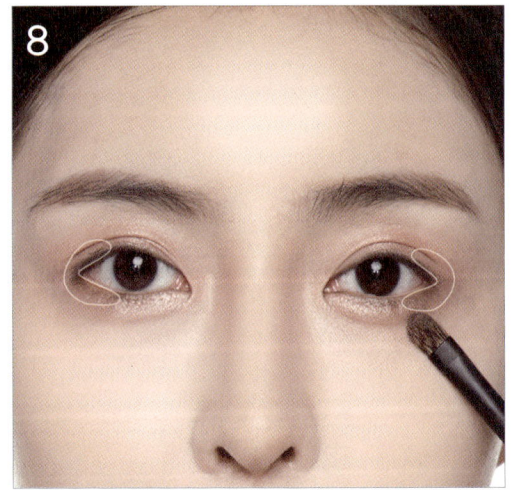

눈을 감았을 때 동공위 부분에 입자가 굵은 영롱한 펄감을 톡톡 찍어주듯 발라준 후 언더라인도 같은 컬러로 애교살 부분을 강조시켜줍니다.

마지막으로 톤다운된 핑크브라운 컬러를 사용해 눈 뒷부분과 앞부분을 막아주어 깊은 음영감을 만들어주세요. 언더라인도 자연스럽게 연결시켜줍니다.

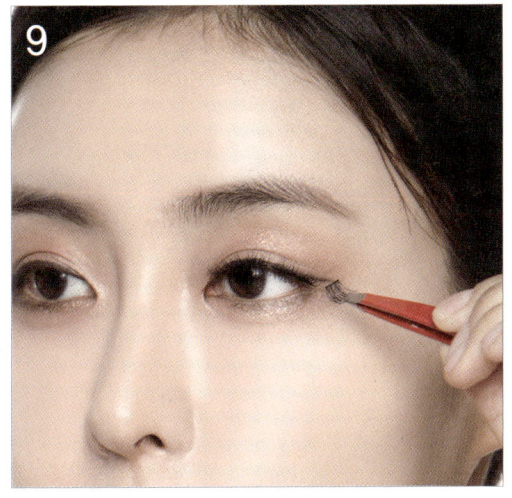

또렷한 눈매를 위해 뷰러로 컬링 후 속눈썹을 잘라 한올 한 올 붙여주세요.

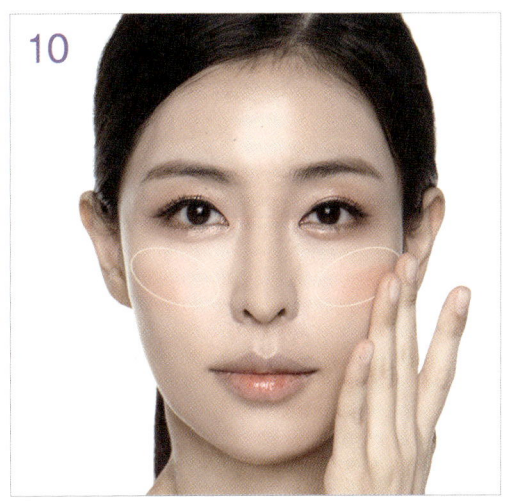

아이섀도우로 발랐던 핑크베이지 크림섀도우를 볼 중앙에 발라 자연스럽고 고급스러운 피부톤을 만들어주세요. 아이섀도우와 블러셔 컬러를 맞추면 은은하면서 자연스러운 메이크업을 할 수 있어요.

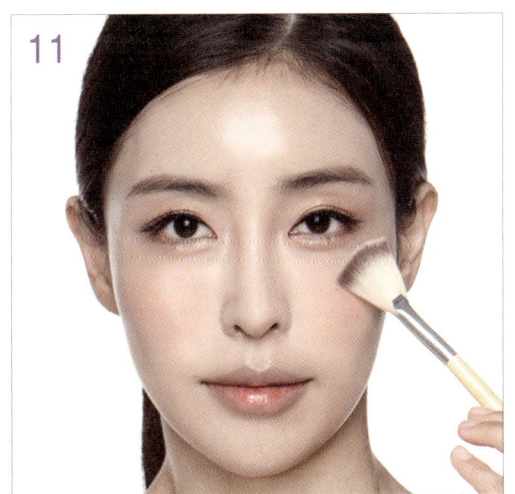

화려한 핑크펄감이 들어있는 하이라이터로 광대 부분과 인중에 발라 화사함과 입체감을 살려줍니다.

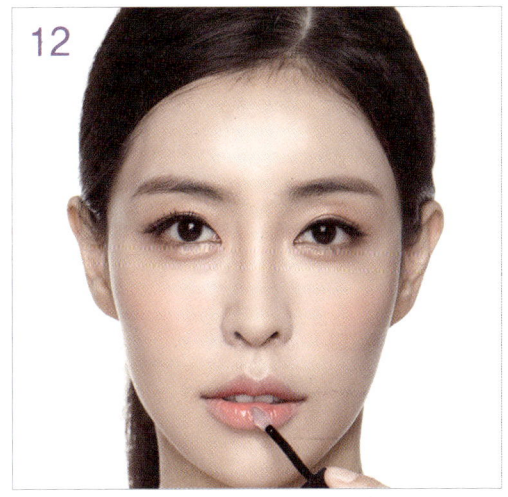

옅은 딸기우유 핑크색 컬러의 립을 바르고 중앙에 좀 더 진한 진달래 핑크빛을 발라준 후 립글로스로 발라주세요.

face 09

속쌍꺼풀 청순하게
데일리 메이크업

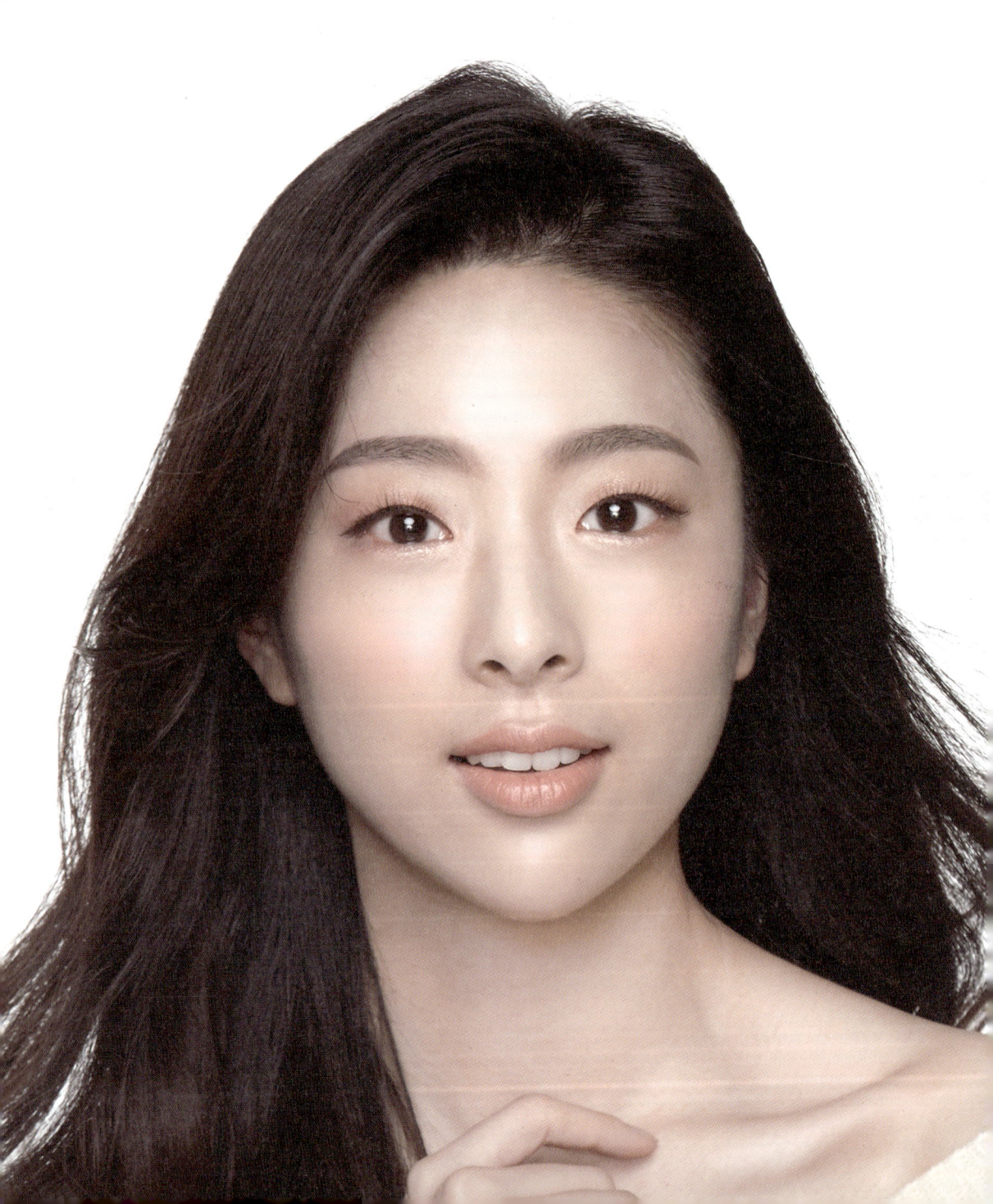

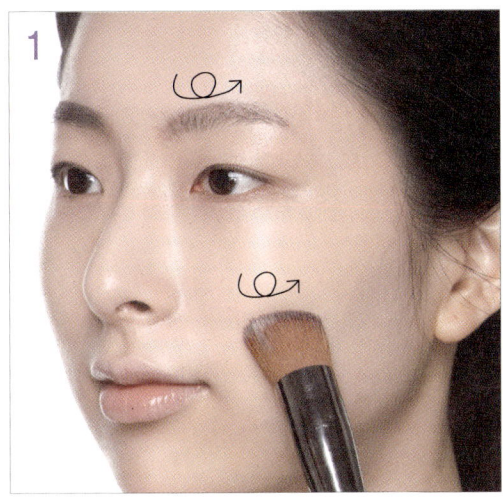

깨끗한 피부 표현을 위해 모공 브러시로 둥글리듯 피부를 커버해주세요.

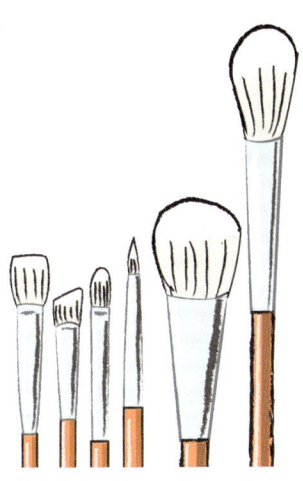

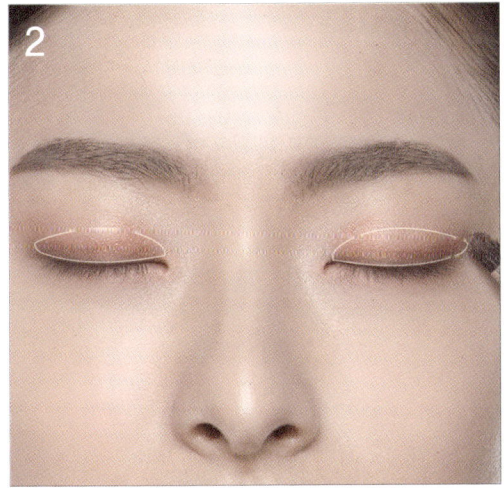

눈두덩이에 너무 넓게 섀도우를 바르지 않고 눈동자가 파여있는 부분보다 살짝 안쪽으로 미세한 펄감이 있는 벽돌빛의 코랄 컬러를 발라줍니다.

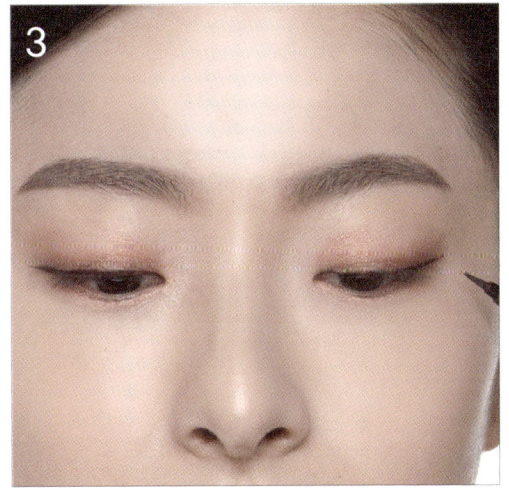

브라운라이너로 속눈썹 사이 사이를 메꾸고 꼬리는 일자로 빼서 그려줍니다.

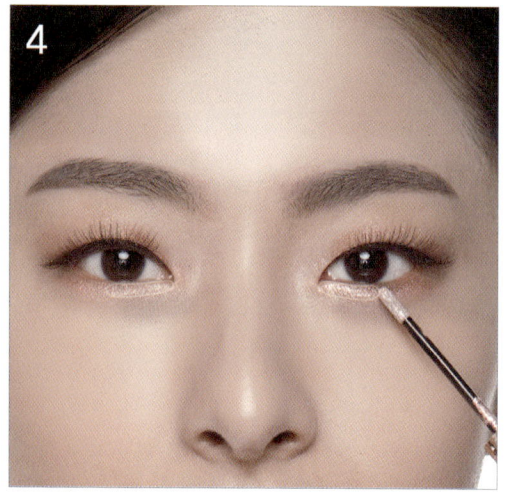

전체적으로 섀도우가 강하지 않기 때문에 언더의 앞부분에 핑크 글리터를 눈동자 3분의 2지점까지 발라서 화사하게 연출해주세요.

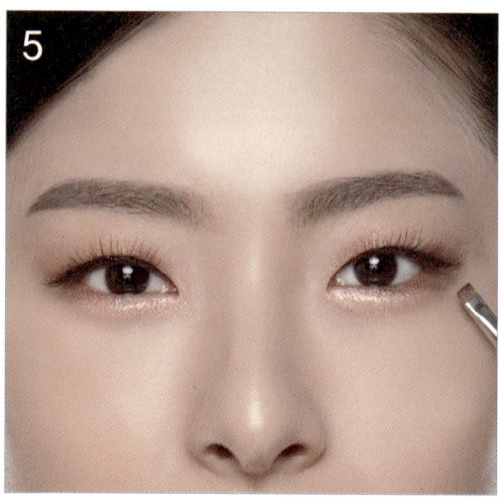

붉은기가 들어있는 다크 브라운 컬러로 언더의 뒷 삼각존 부분을 가로 라인으로 그려주세요. 선적인 느낌보다는 면적인 느낌으로 양감을 살려줍니다.

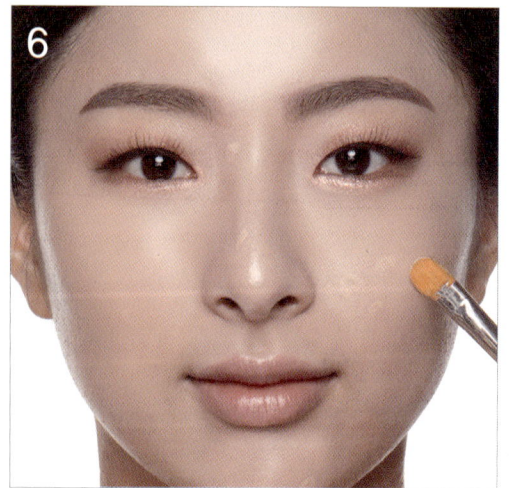

컨실러를 사용해 붉은기가 있는 부분을 커버해주세요.

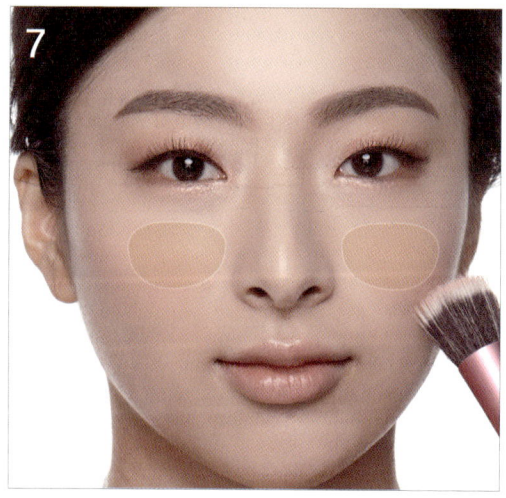

파우더로 가볍게 마무리해준 뒤 코랄핑크로 블러셔를 발라주세요.

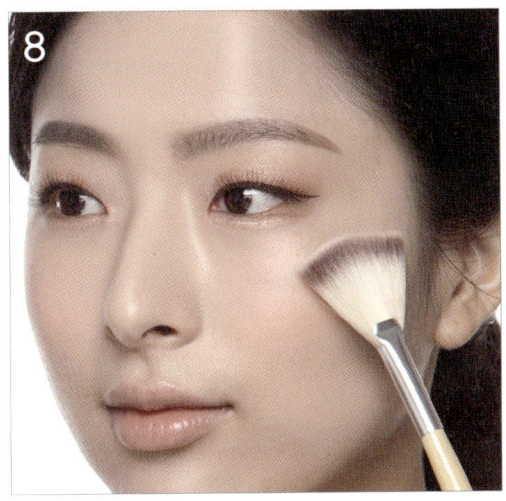

윤기감이 도는 핑크빛 하이라이터를 눈밑 광대라인 부분에 발라 입체감을 살려줍니다.

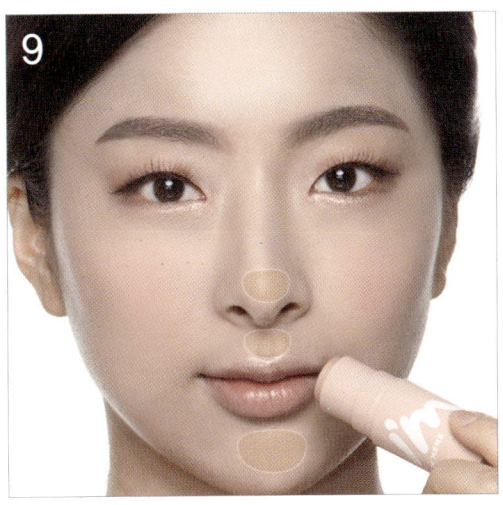

스틱형의 하이라이터로 입술 라인과 턱 부분에 발라주어 화사함을 더해주세요.

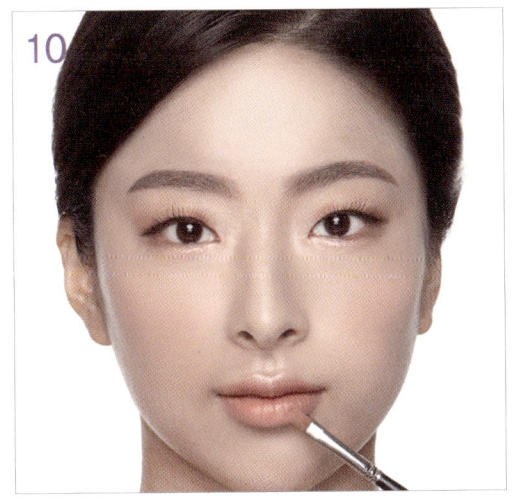

코랄 베이지를 입술에 발라주면 은은하면서도 고급스러운 청순 메이크업이 완성입니다!

face 10

무쌍 브라운
음영 메이크업

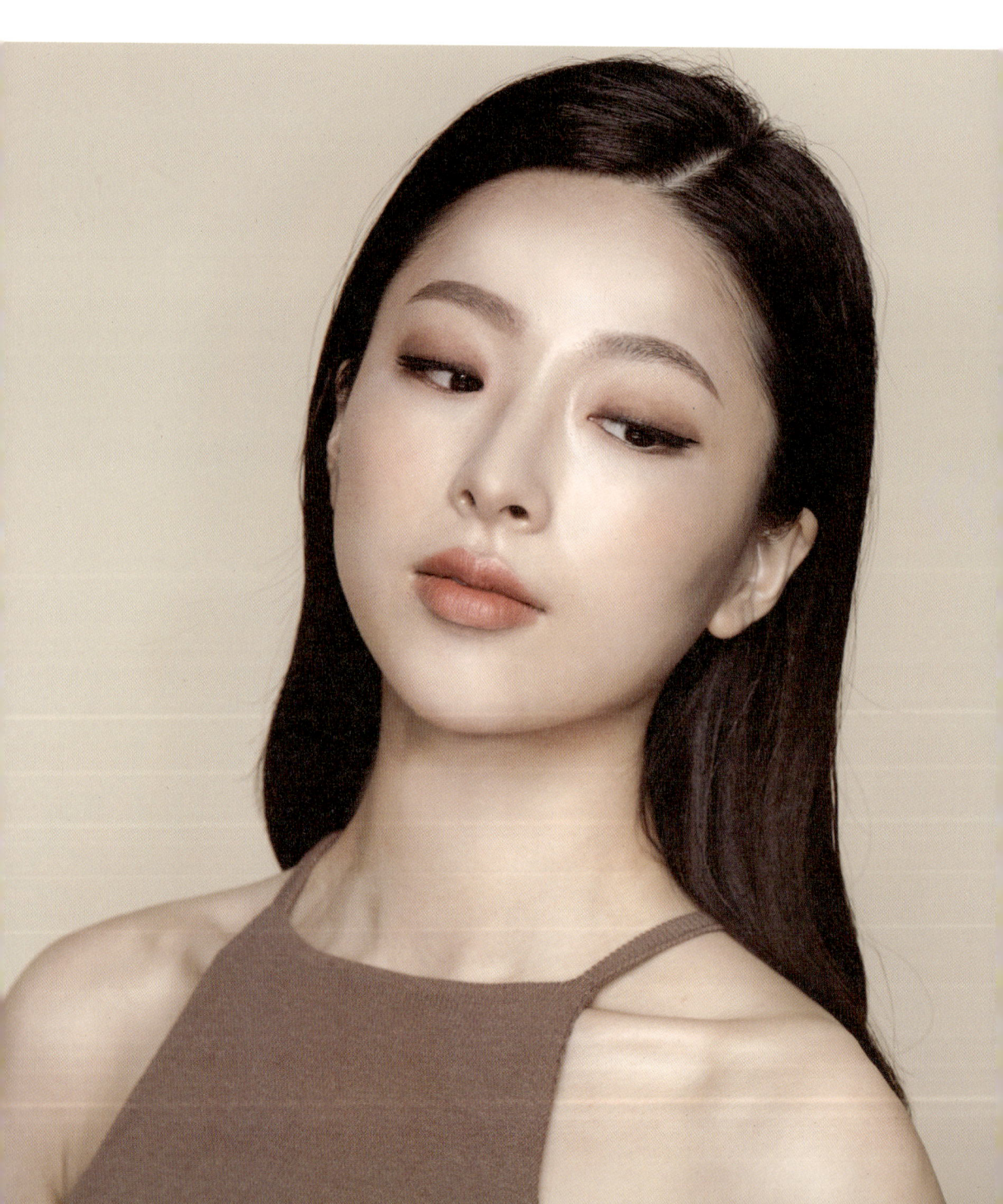

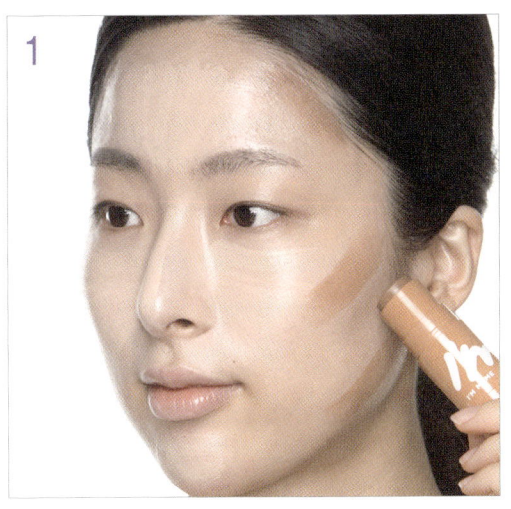

붉은기를 잡아주기 위하여 그린 베이스를 발라준 후 얼굴 안쪽 부분은 자연스러운 파운데이션을 바르고 외곽라인은 스틱 섀딩을 사용하여 자연스럽게 윤곽 라인을 잡아주세요.

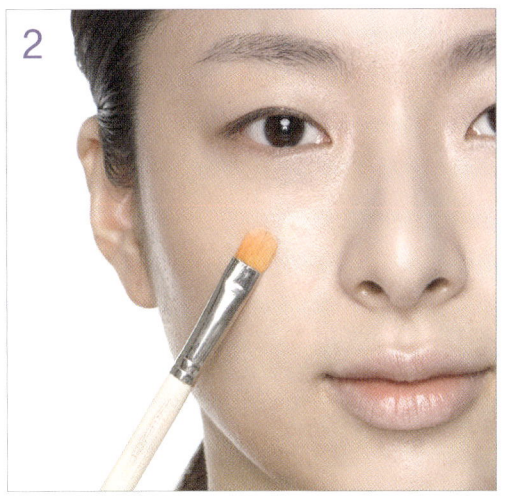

점이나 흉터 부분은 얇은 컨실러 브러시를 사용해서 한 번씩 더 커버해준 후 파우더로 마무리해주세요.

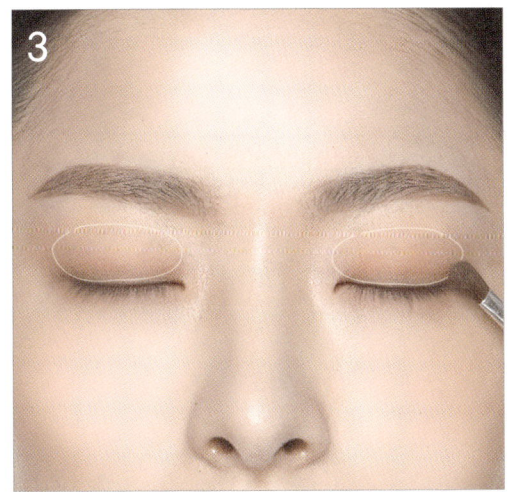

눈썹산을 살린 갈매기형으로 눈썹을 그려주세요. 펄감이 없는 카멜 브라운 섀도우를 눈두덩이에 자연스럽게 깔아줍니다. 언더라인에는 모가 작은 브러시로 언더 속눈썹 사이 사이를 스쳐 지나가듯 발라주고 삼각존은 한 번 더 터치해주세요.

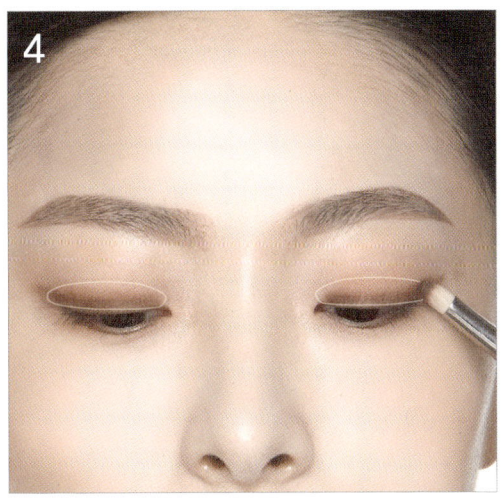

좀 더 고급스러운 느낌을 살려주기 위해 붉은기가 도는 갈색 섀도우를 쌍꺼풀 라인에 한 번 더 터치하여 발라주세요.

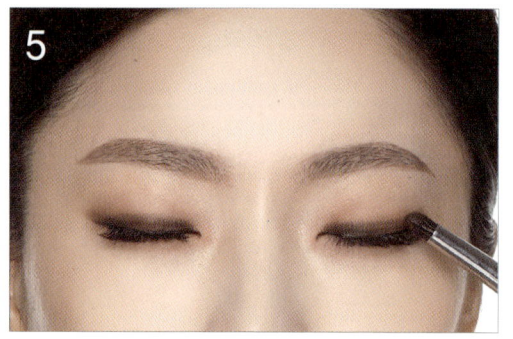

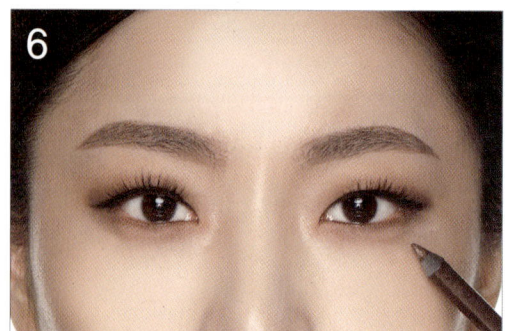

속눈썹은 자연스러운 제품을 붙여주고 속눈썹 라인을 따라 블랙 아이라이너로 꼬리를 살짝 빼서 그려주세요. 라이너를 그려준 윗부분을 미세한 펄이 들어있는 다크브라운 컬러로 펴발라줘 눈을 떴을 때 1센티 정도 보이도록 합니다.

✓ **Tip** 무쌍메이크업은 라이너를 무작정 두껍게 그리는게 아니라 짙은 갈색 섀도우를 바른 뒤 블렌딩을 여러 번 시켜주면 깊고 고급스러운 눈매를 만들어줄 수가 있어요. 마무리는 블렌딩 브러시로 경계를 풀어주면 되요. 브러시에 남아있는 여분으로 눈밑 삼각존을 막아주세요.

브라운 펜슬을 사용하여 눈밑 언더라인의 속눈썹 사이 사이를 메꿔서 그려주세요. 언더라인의 3분의 1 끝 지점은 베이지 컬러의 펜슬을 사용해 뒷트임 효과를 만들어줄게요.

✓ **Tip** 눈모양이 답답한 분들은 언더 삼각 존 라인을 완벽하게 메꾸면 오히려 눈이 답답해질 수 있기 때문에 눈동자 컬러와 유사한 베이지 컬러로 뒤쪽을 살짝 그려주면 미세한 차이로 눈이 커보이는 효과가 있어요.

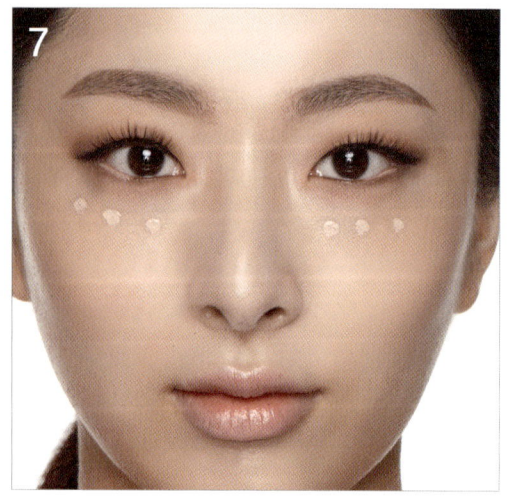

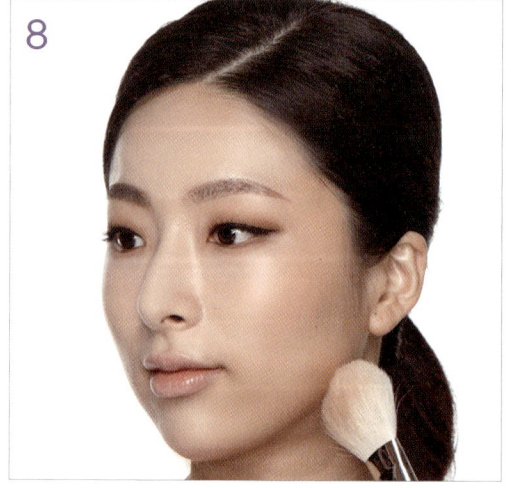

컨실러를 사용해 눈 아랫부분의 다크써클을 커버해주세요.

얼굴 윤곽을 잡아주기 위해 얼굴 중심의 코 옆벽을 붉은기가 없는 브라운 컬러를 사용해서 구렛나루를 따라 얼굴 외곽라인에 발라주세요.

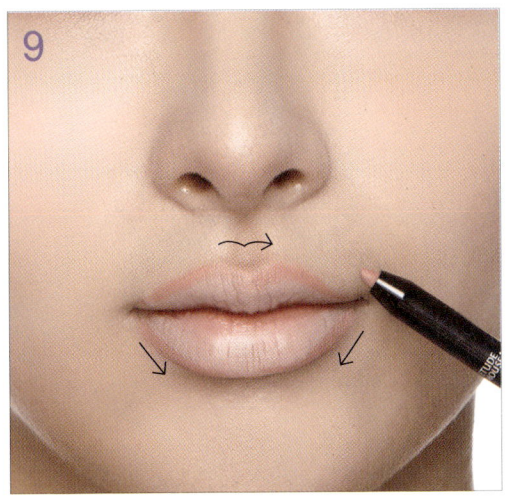

매트한 립을 표현해주기 위해 피치 컬러의 립라이너를 이용해 외곽라인을 만들어준 다음 입술 안쪽은 톤 다운된 오렌지 컬러를 발라줍니다.

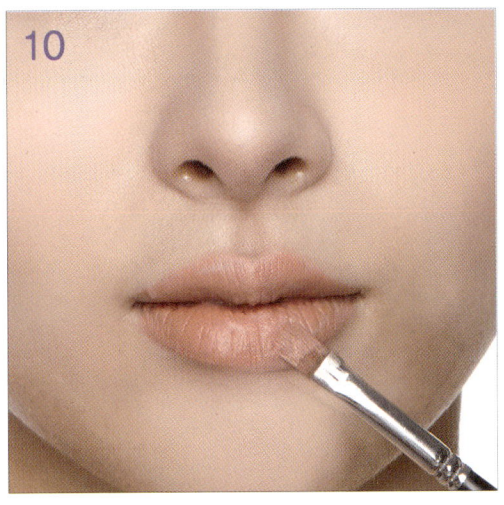

벽돌색 컬러를 입술 안쪽에 발라주어 입술의 볼륨감을 더욱더 살려주세요.

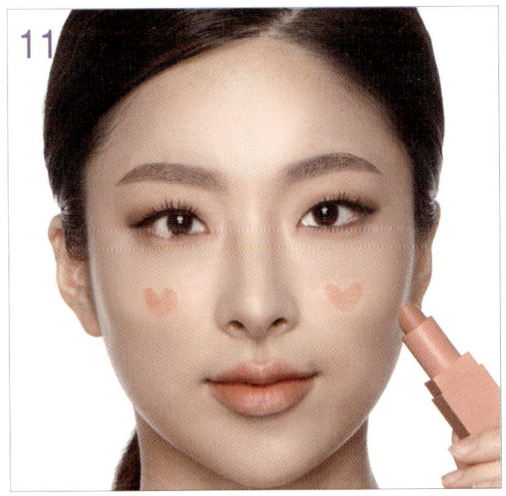

베이스로 발랐던 톤 다운된 코랄 컬러를 볼 안쪽에 발라준 후 라텍스로 살짝 두드려서 발라줍니다.

face 11

센스있게! 클럽에서 주인공될 수 있는 메이크업

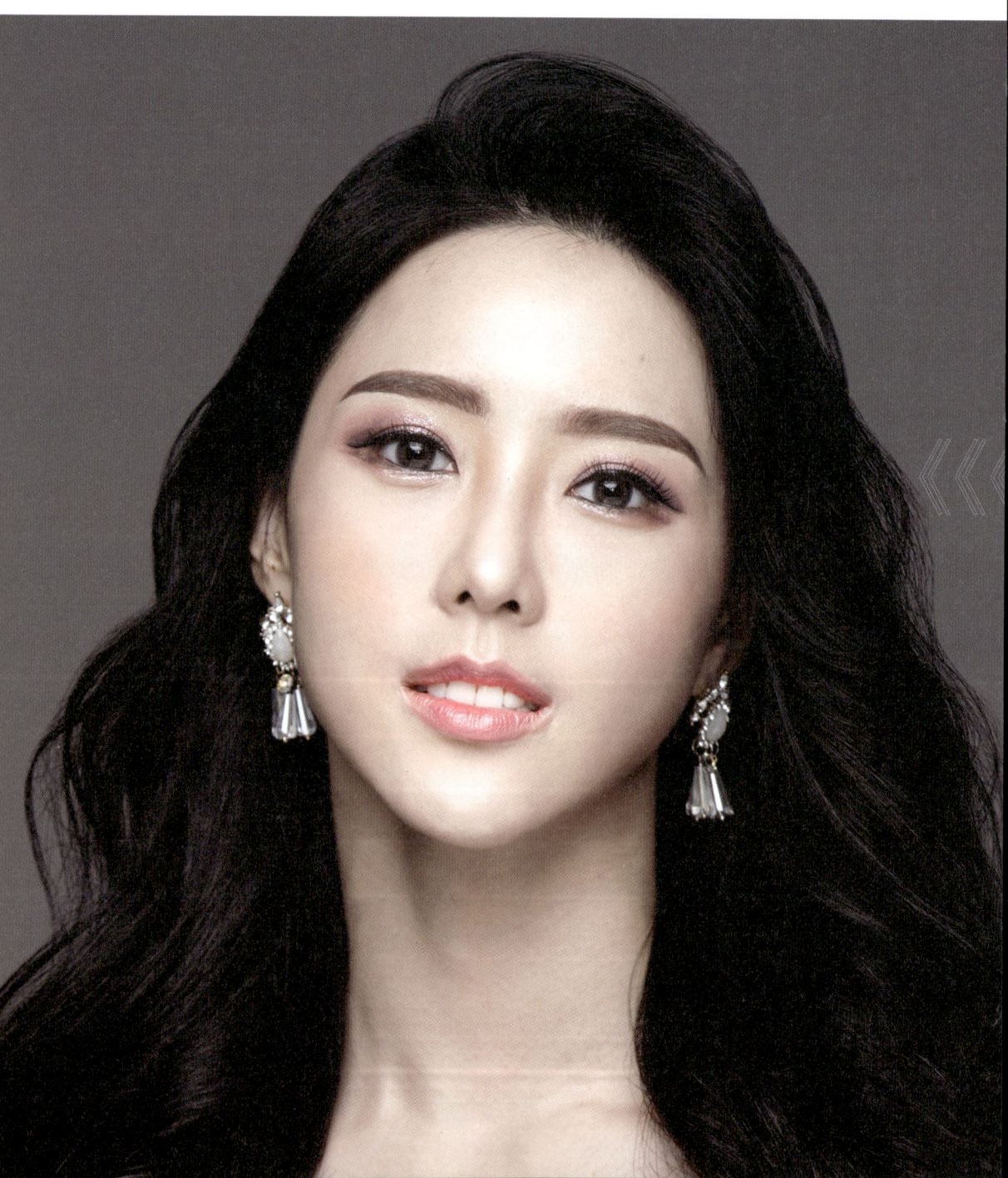

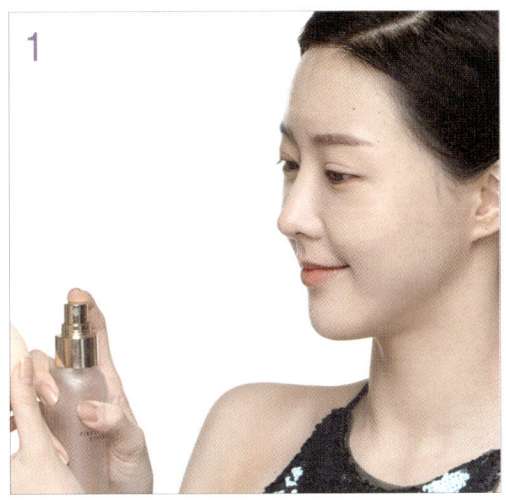

지속력을 오래 유지하기 위해 베이스 단계는 밀착력과 커버력이 있게 해줍니다. 퍼프에 미스트를 뿌려서 두드리듯 발라주면 밀착력을 더 높여줄 수가 있어요.

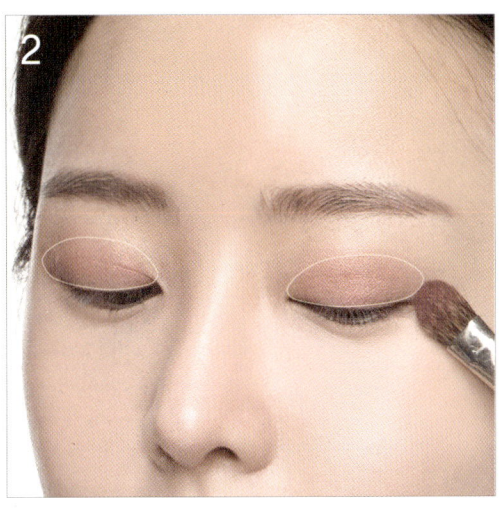

골드펄감이 미세하게 들어있는 자주색 섀도우를 눈두덩이 전체에 발라준 후 언더라인도 자연스럽게 연결시켜줍니다.

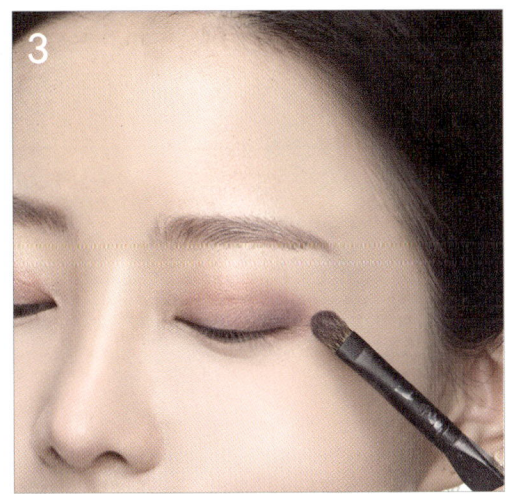

보라색 섀도우를 얇고 부드러운 브러시를 사용해 동공 주변을 뺀 쌍꺼풀 라인을 막아주듯 발라주고 앞머리도 자연스럽게 올려줍니다. 한번 더 짙은 브라운 컬러로 언더라인의 삼각존을 메꿔주듯 옆으로 빼주어 깊은 음영감을 만들어줍니다.

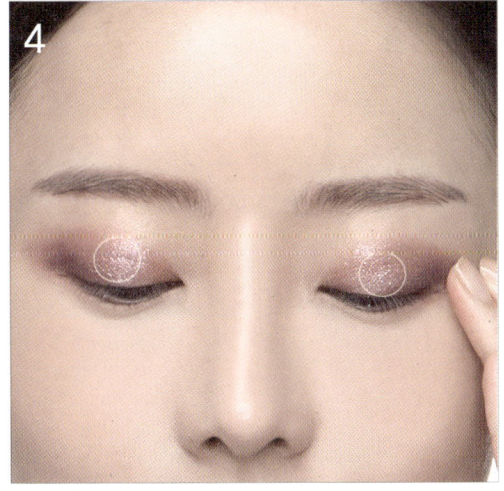

동공 윗부분에 화이트 피그먼트를 손가락으로 올려주어 화려한 컬러감을 만들어주세요.

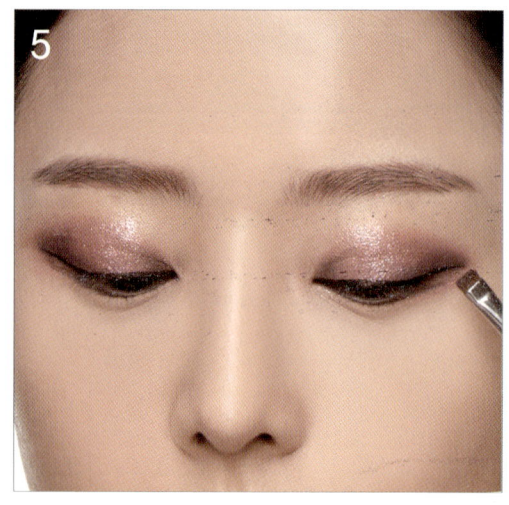

점막은 젤타입 라이너를 사용해서 메꿔준 다음 끝부분은 펜타입 라이너로 길게 빼주세요.

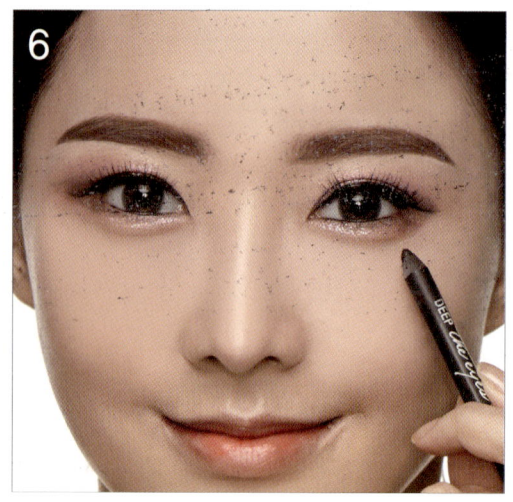

언더의 점막 부분은 블랙 라이너를 사용해서 앞머리부터 뒷라인까지 자연스럽게 연결시켜 주세요(눈 뒷부분의 삼각 존 라인은 너무 꽉 메꾸지 말고 살짝 비워주는게 눈이 더 커 져보여요).

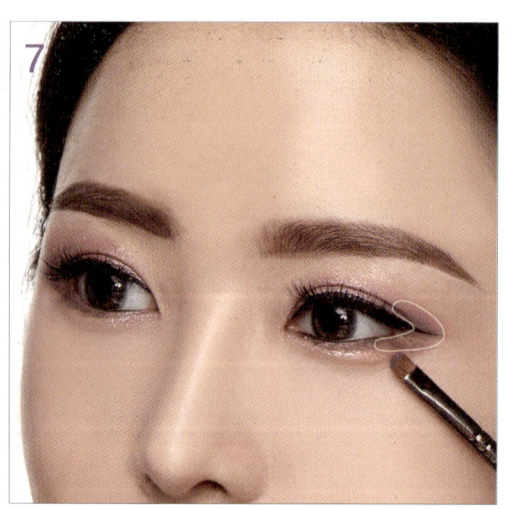

라이너를 그린 끝부분에서 쌍꺼풀 라인을 막아준다는 느낌 으로 삼각형을 만들어주듯 짙은 브라운 컬러를 올려주세 요. 앞부분도 한 번 더 컬러감을 입혀주면 눈매가 한층 깊 어보이도록 만들 수가 있어요. 속눈썹을 붙여준 후 애교살 부분에 보랏빛 펄이 섞여있는 글리터를 눈 앞머리 부분에 발라주세요.

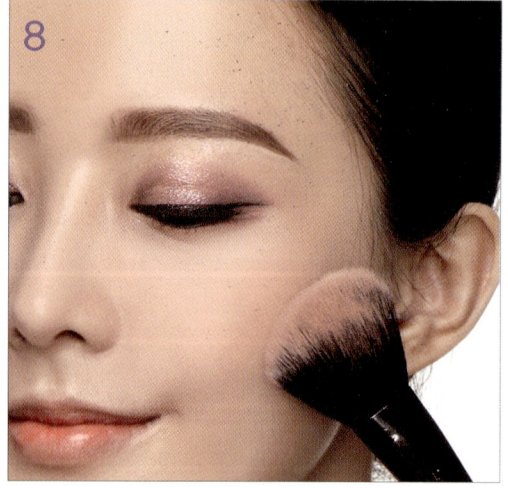

완벽한 커버력과 지속감을 위해 파우더를 사용해 베이스 메이크업을 픽스시켜 줍니다.

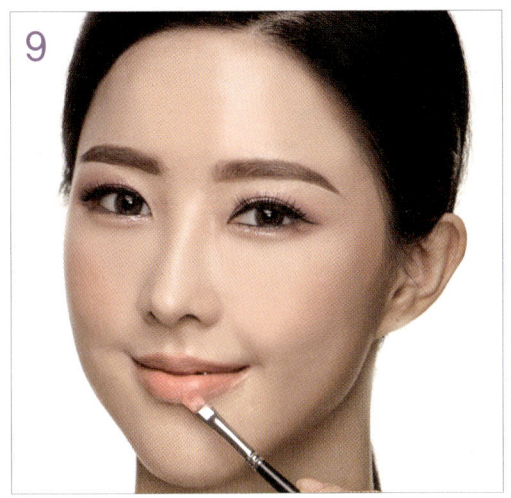 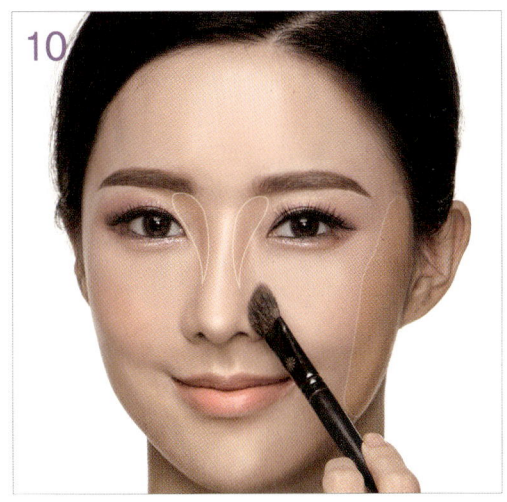

아이 메이크업이 강조되게 하기 위해 입술 컬러는 과하지 않게 발라주세요. 핑크빛이 도는 누드 베이지 컬러를 브러시에 묻혀 깨끗하게 표현해주세요.

음영 섀도우를 사용해 콧대와 얼굴 외곽라인에 발라주어 작고 입체감 있는 메이크업을 완성시켜줍니다.

face 12

나도 아이돌될 수 있는 메이크업

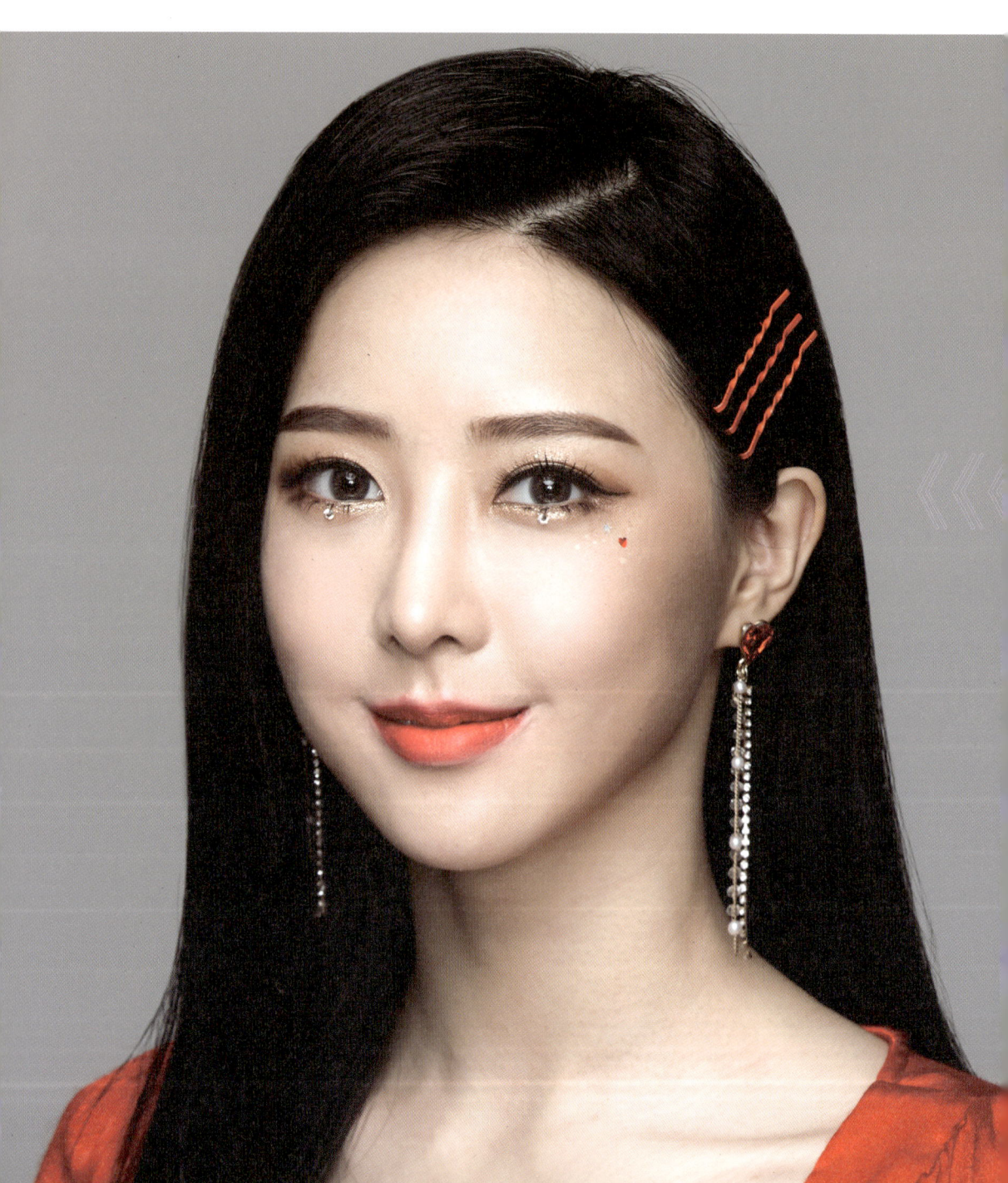

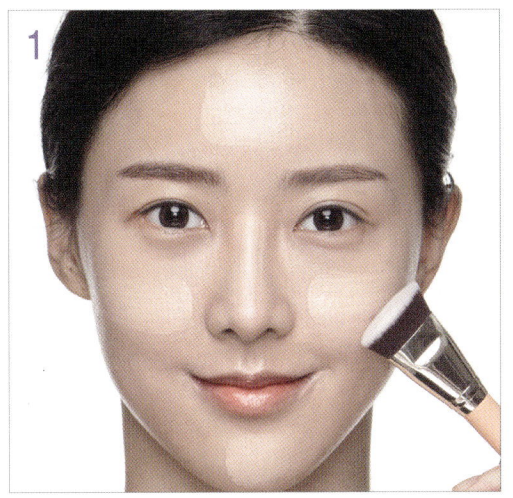

1. 무대 위에서는 피부 메이크업이 날아가기 때문에 피부톤보다 한 톤 더 환하게 파운데이션을 발라준 다음 목 부분도 자연스럽게 연결시켜줍니다.

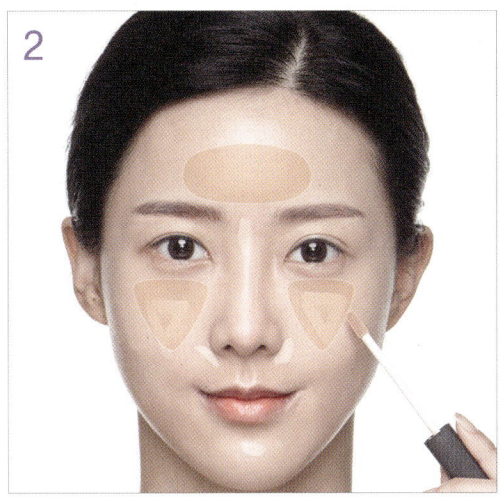

2. 커버력을 유지하기 위하여 컨실러를 사용하여 꺼진 부위에 불륨감을 살려줍니다. 평소 데일리 메이크업보다는 완벽한 커버를 해주는게 중요해요!

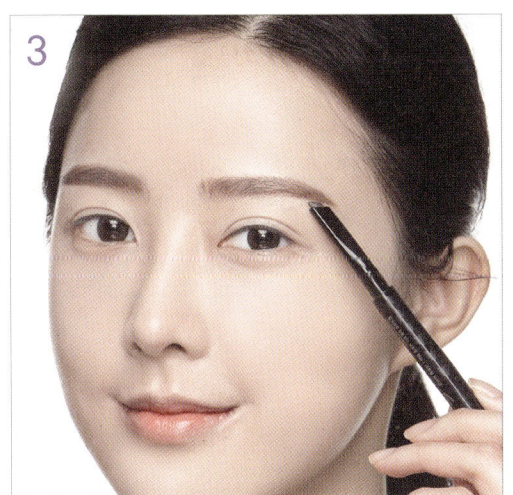

3. 귀여운 느낌을 살려주기 위해 일차 아치형의 눈썹을 그려줍니다. 눈썹의 결을 따라서 눈썹 사이 사이를 메꿔주고 펜슬을 사용해서 아랫부분을 깔끔하게 그려주세요.

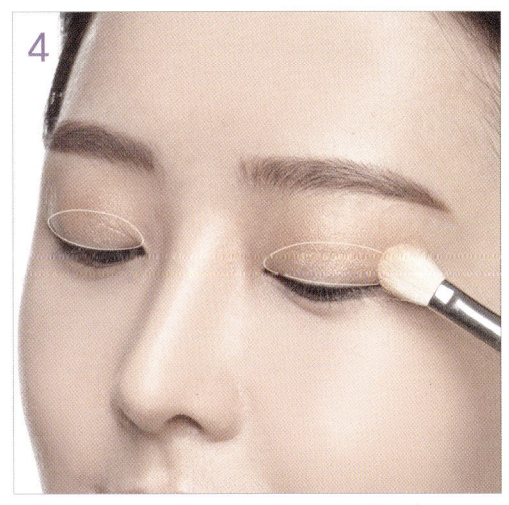

4. 지속력을 위해 아이프라이머를 발라준 뒤 펄감이 미세한 베이지 컬러를 눈두덩이 아이홀과 언더라인에 발라주세요. 베이스로 미세한 펄이 들어있는 제품을 사용하면 겹겹이 펄감이 올라가면서 좀더 영롱한 눈매를 만들어줄 수 있어요.

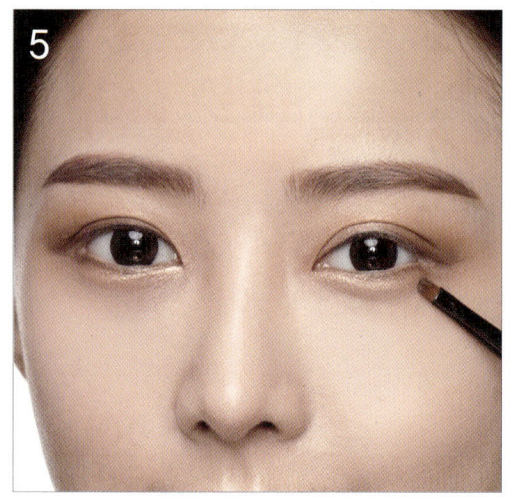

쌍꺼풀라인을 펄감이 있는 음영 핑크브라운 컬러를 사용해서 발라주고 언더의 삼각존과 속눈썹 가까이 발라주세요.

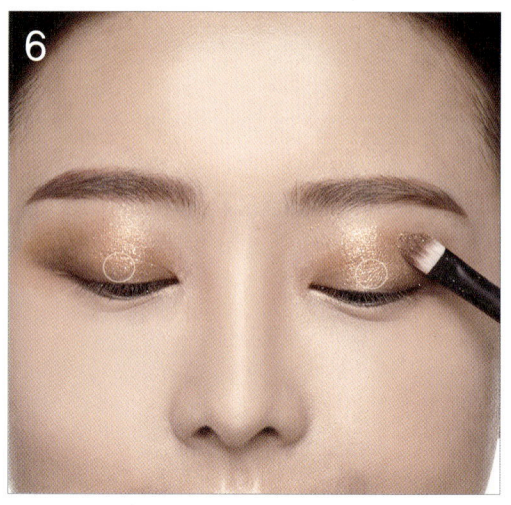

입자가 큰 골드펄을 동공 윗부분에 퍼발라주고 애교살에 다이아몬드 펄로 포인트를 줍니다.

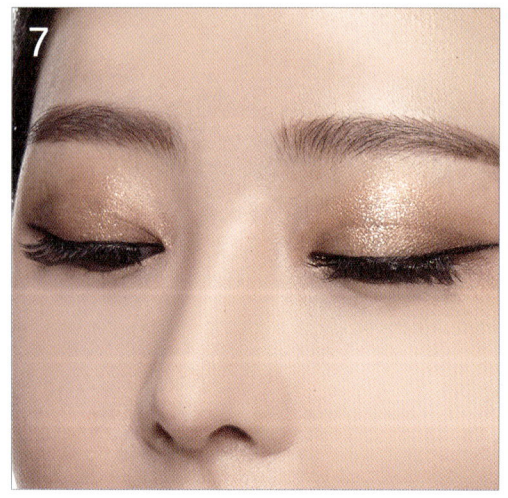

블랙 라이너로 처진 눈매의 꼬리를 살짝 올려주고 라이너 위에 섀도우를 덧발라주면 번지는걸 방지할 수 있어요. 점막은 펜타입 라이너를 사용해 한 번만 더 메꿔주세요.

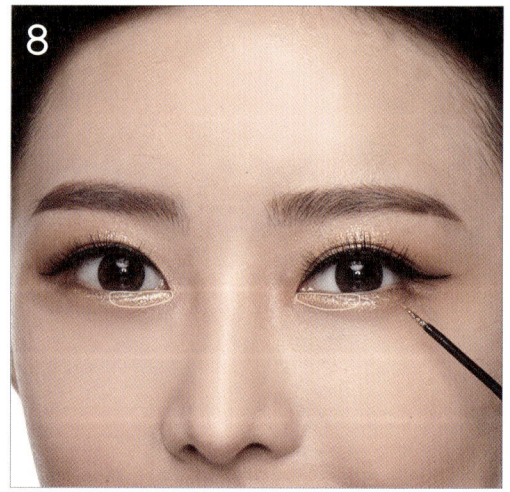

언더 애교살에 리퀴드 타입의 펄을 발라 포인트를 한 번 더 만들어주세요.

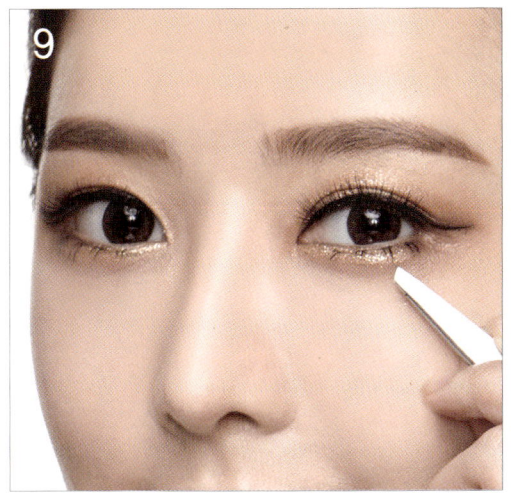

언더에도 속눈썹을 붙여 인형 같은 눈매를 만들어주세요.

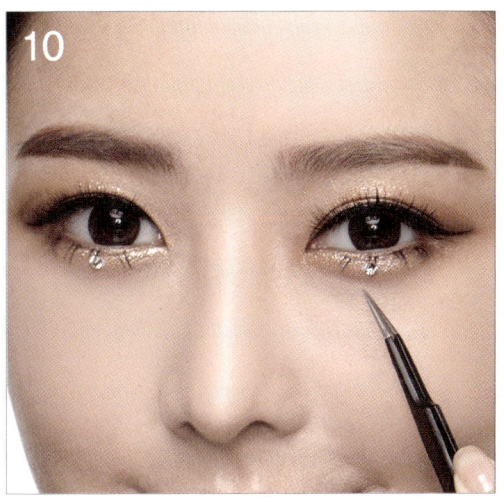

블링블링한 파츠를 애교살에 붙여주면 눈물 효과를 만들어 줄 수 있어요. 속눈썹풀을 사용해서 붙여주세요!

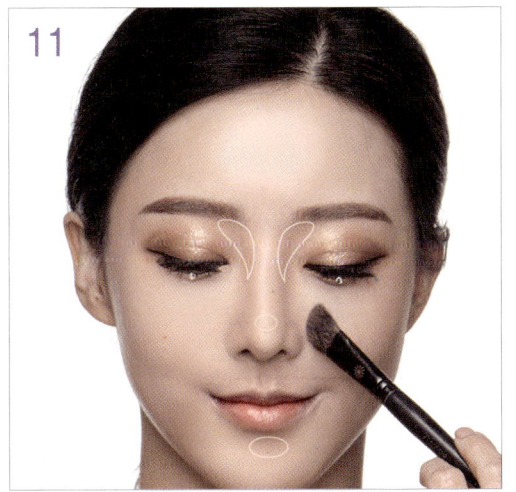

피부톤보다 어두운 섀딩 컬러를 사용해서 콧대와 인중 턱 밑부분에 노즈 섀도우를 잡아주고 섀딩라인도 자연스럽게 연결시켜줍니다. 브러셔 다음 하이라이터를 하면 블러셔가 너무 진해진 부분을 커버할 수 있기 때문에 강약 조절을 해 줄 수가 있어요.

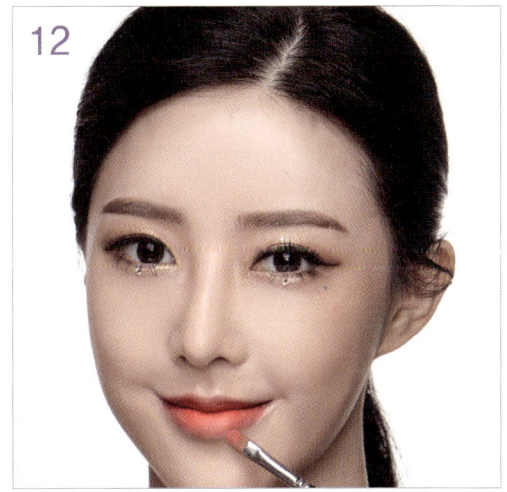

립은 형광기가 도는 레드핑크 컬러를 사용해서 입술 안쪽 부터 블렌딩시켜 앵두같은 입술을 완성시켜줍니다.

face 13

단아하게! 하객 메이크업
(feat. 예쁜 친구 결혼식)

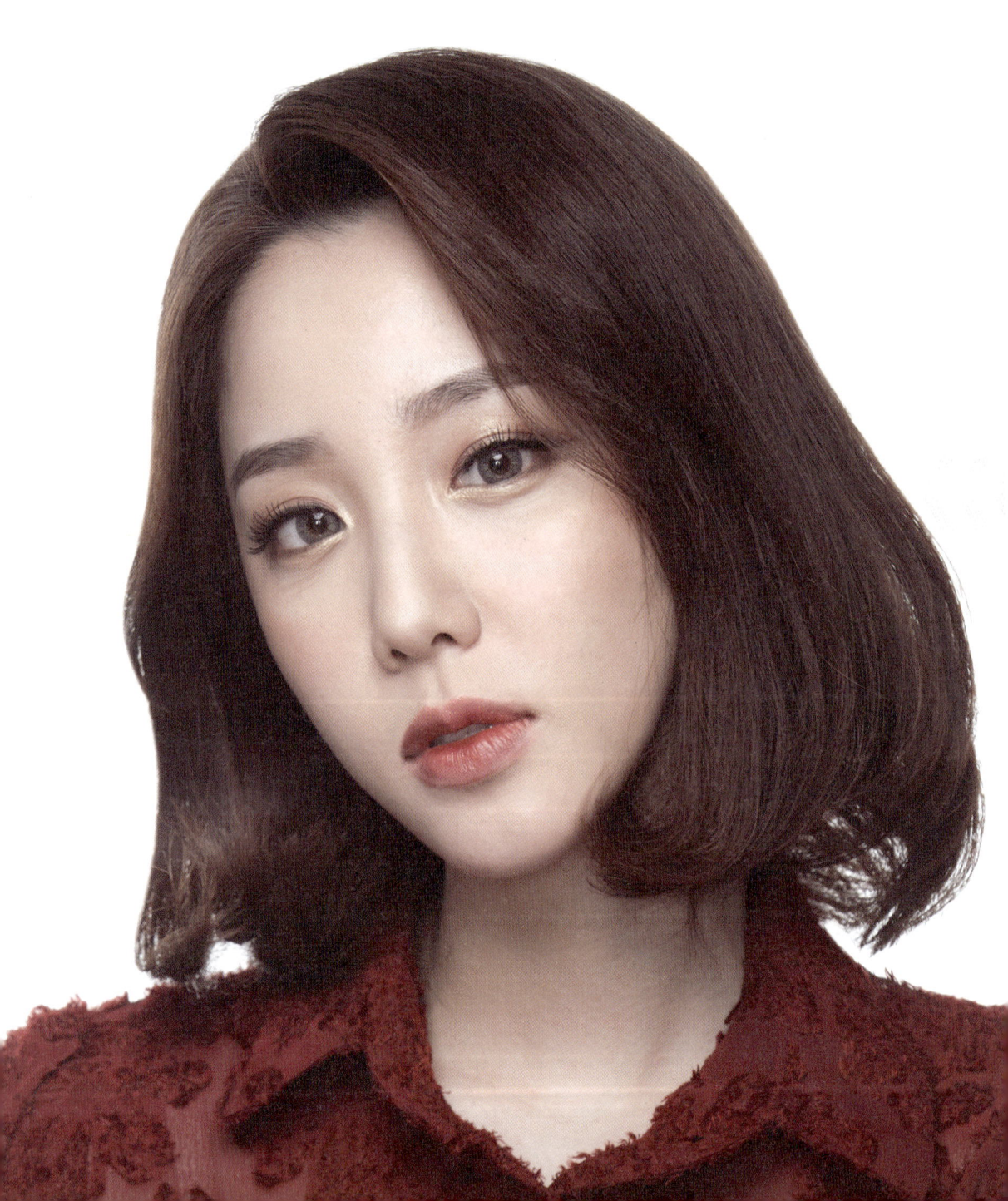

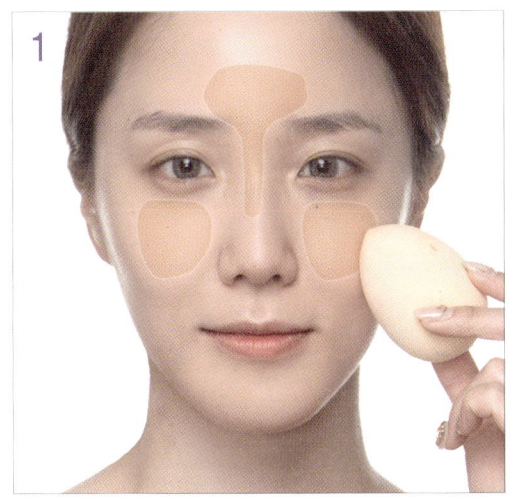

베이스의 밀착력을 높여주기 위해 미스트를 뿌린 라텍스로 두드리듯 파운데이션을 발라주세요.

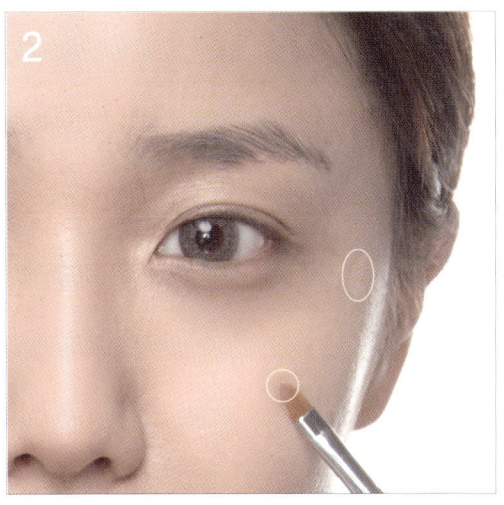

잡티나 점은 얇은 브러시를 사용하여 부분적으로 커버해 줍니다.

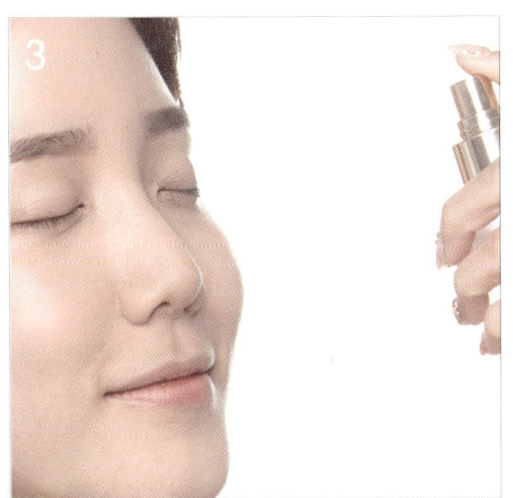

중간중간 미스트를 뿌려서 수분감을 보충시켜주세요.

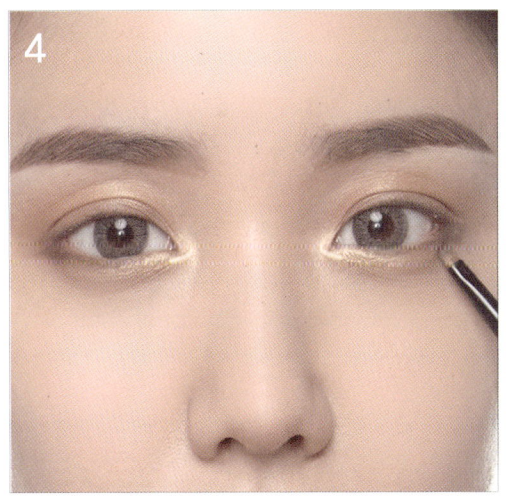

미세한 펄이 들어있는 벽돌색 컬러를 베이스로 발라준 뒤 입자가 굵은 골드펄 섀도우를 눈 앞머리에 발라줍니다.

Chapter 5 _ 데일리 메이크업을 기본으로 디테일하게 공략하라!

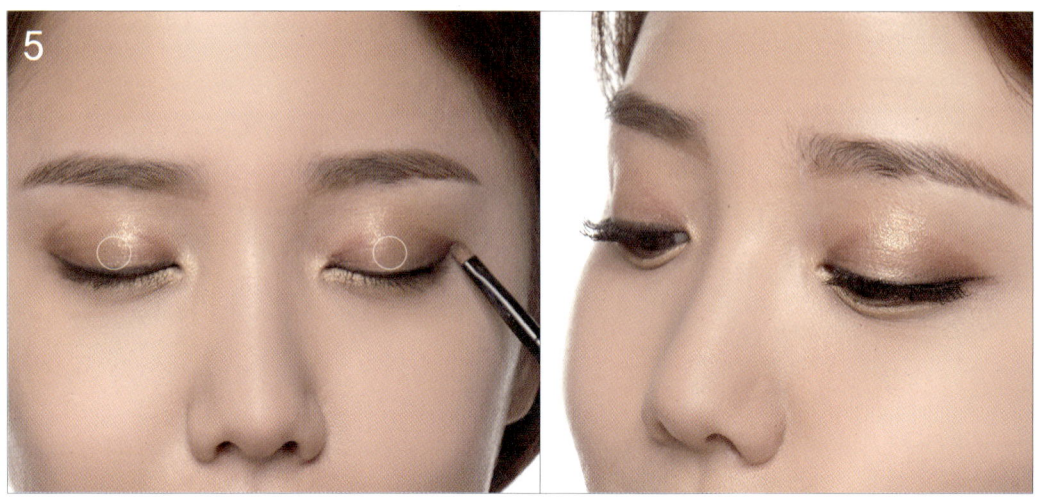

눈 중앙에는 골드펄을 발라준 후 쌍꺼풀 라인에 다크한 브라운 컬러를 발라 세미 스모키 메이크업을 완성시켜 줍니다.

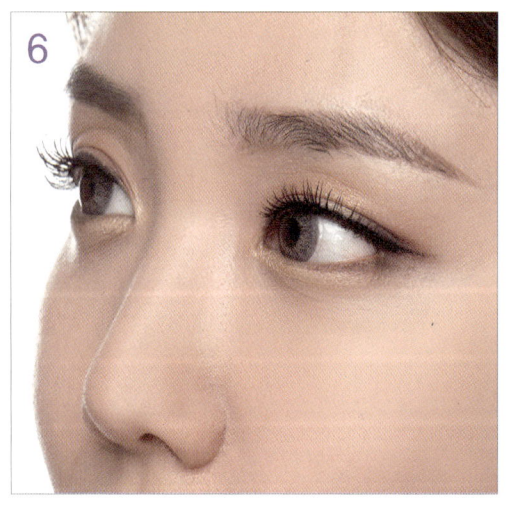

자연스러운 속눈썹을 붙여준 뒤 아이라이너는 눈매의 길이에 맞춰 자연스럽게 빼주세요.

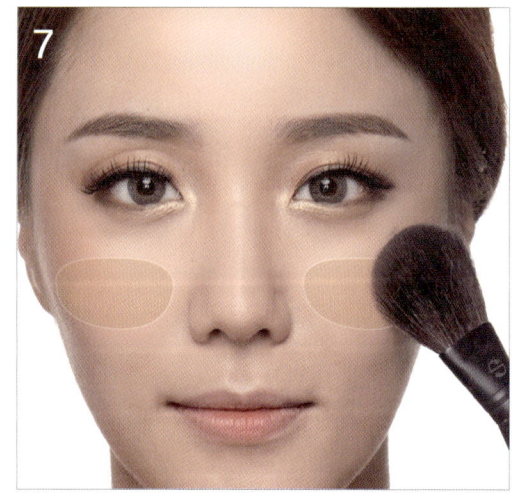

누드베이지 컬러로 블러셔를 볼 안쪽에서 바깥 부분을 감싼다는 느낌으로 가볍게 발라준 후 얼굴 외곽라인을 셰이딩으로 잡아주세요.

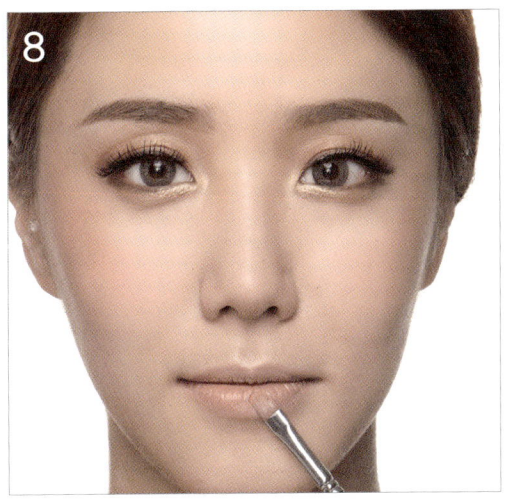
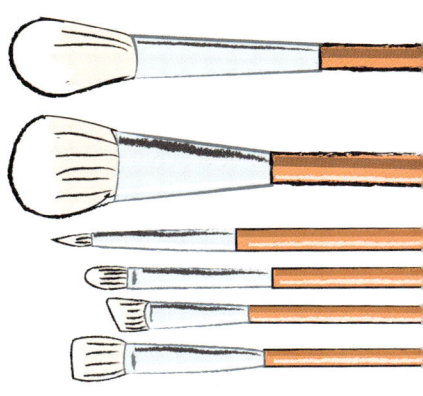

누드톤의 립스틱을 발라준 뒤 레드컬러의 틴트를 입술 중앙에 발라주어 입체적인 입술을 만들어주세요.

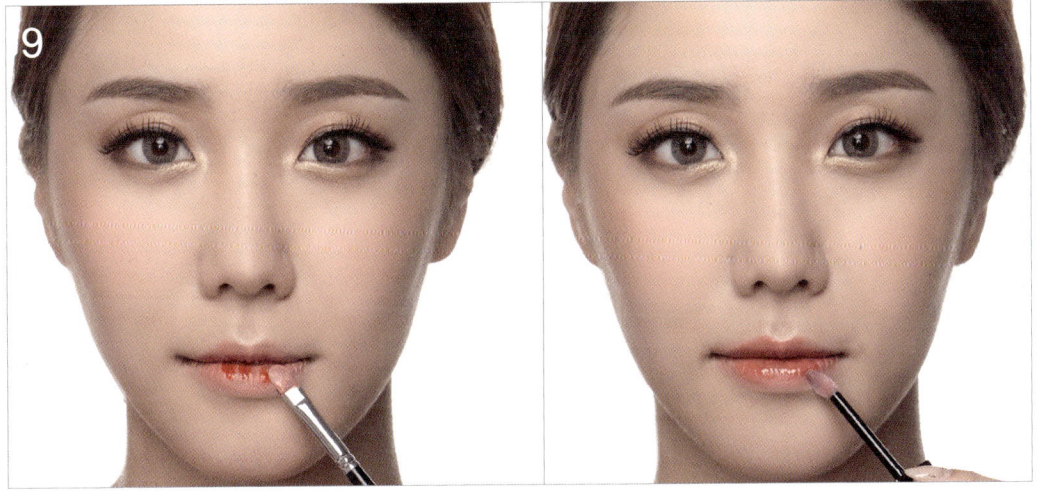

마무리로 투명 글로스를 입술 안쪽에 발라주면 세련된 하객 메이크업이 완성됩니다.

face 14 여배우 메이크업

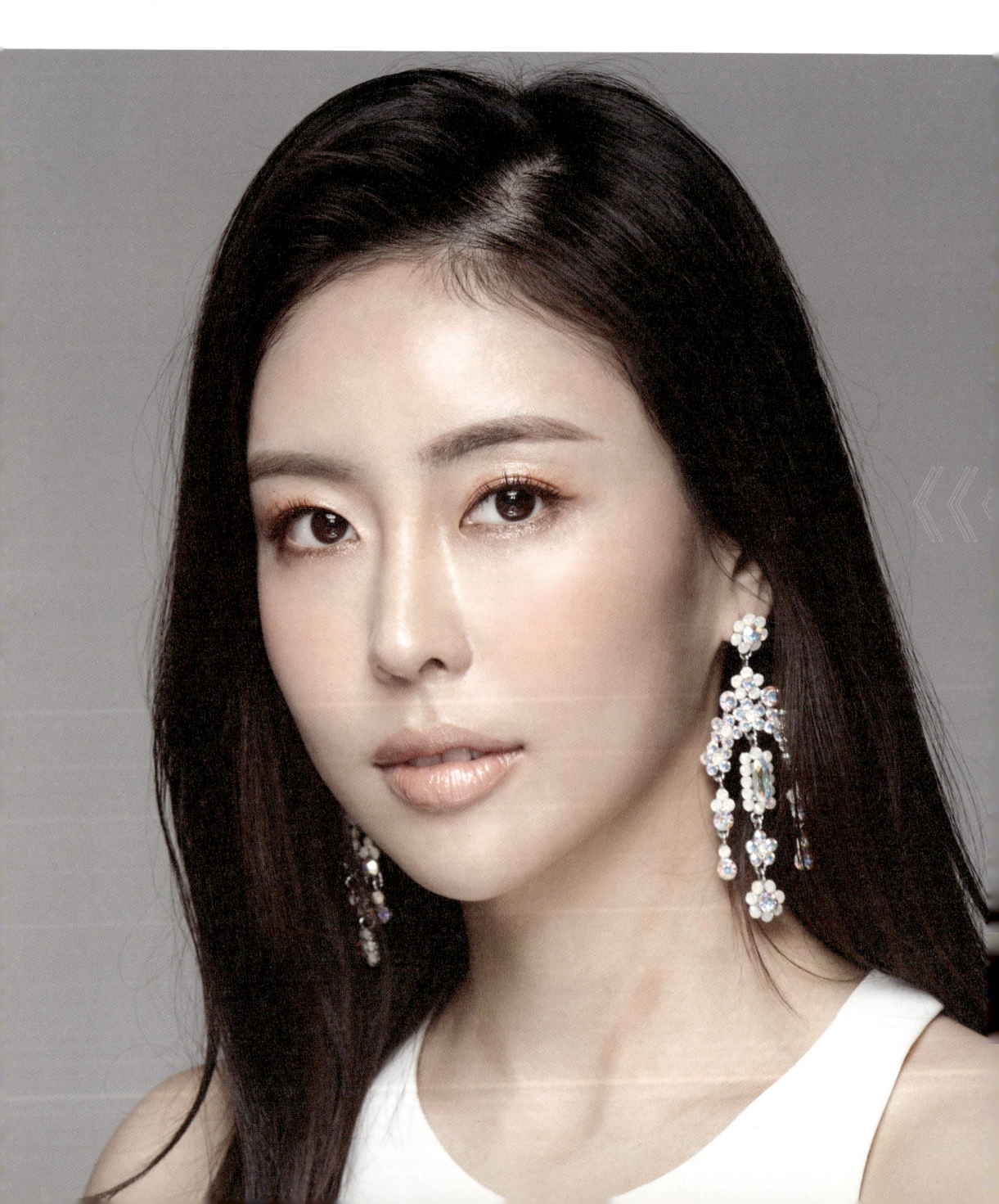

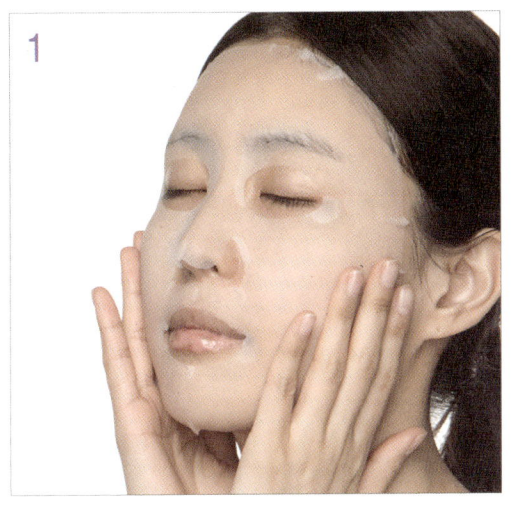

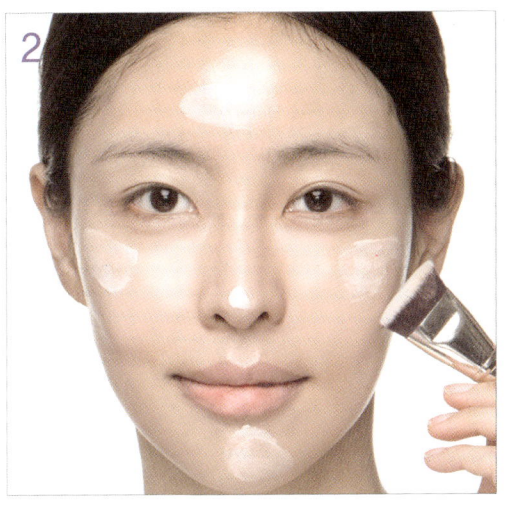

촉촉하고 피부 속부터 우러나오는 광채감을 만들어주기 위하여 메이크업 전 단계에 수분팩을 사용해 피부속을 쫀쫀하게 만들어주세요. 그 다음 페이셜 오일을 사용하여 피부에 수분막을 형성시켜줍니다.

펄감이 과한 제품이 아닌 입자가 고운 미세한 다이아몬드 펄이 들어있는 핑크 베이스를 얼굴의 입체감을 살려줄 수 있는 부위에 촘촘한 브러시로 발라주세요.

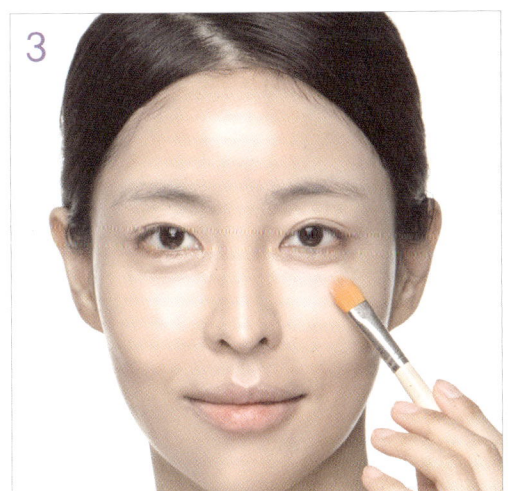

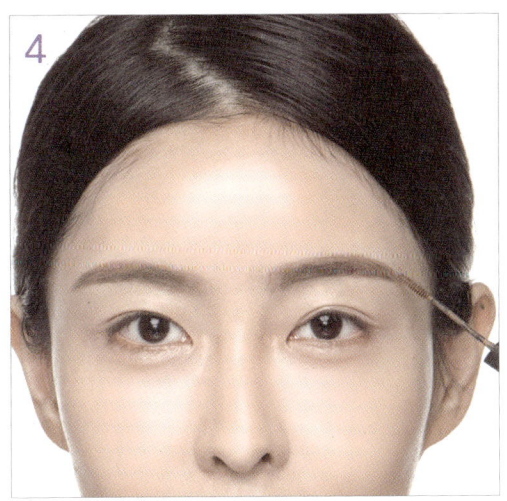

촉촉한 펜타입 컨실러를 사용해 눈밑 다크 써클 부위를 촉촉하게 커버해주세요.

눈썹의 유분감을 깨끗하게 잡아주고 눈썹의 결을 따라 색을 입혀준 뒤 브라운 컬러의 브로우 마스카라를 사용해 눈썹을 자연스럽게 그려줍니다.

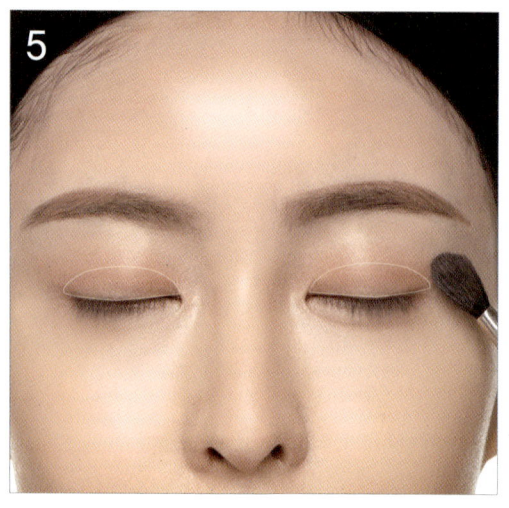

펄감이 없는 베이지 브라운 컬러를 사용해서 아이홀 부분에 발라준 후 언더라인도 자연스럽게 발라주어 음영감을 만들어주세요. 너무 진하게 바르지 말고 한톤만 입혀주세요.

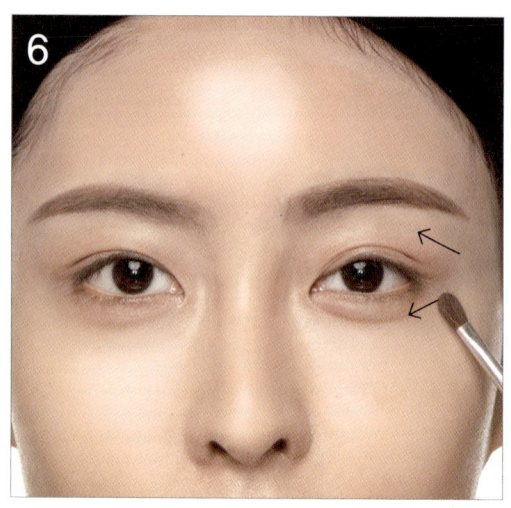

미세한 펄이 들어있는 붉은 벽돌색 섀도우를 쌍꺼풀 라인에 발라준 후 언더라인의 3분의 1지점까지 발라주세요.

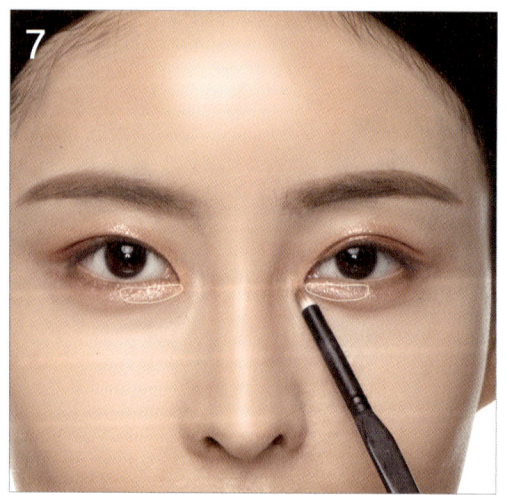

윤기감이 나는 펄 섀도우를 눈동자 중앙과 언더라인에 발라줍니다. 눈 앞머리에도 발라 앞라인을 환하게 밝혀주세요. 글리터 섀도우를 바를 때는 브러시로 문지르듯 터치하지 않고 팁브러시나 손가락으로 누르듯 살살 얹혀주세요.

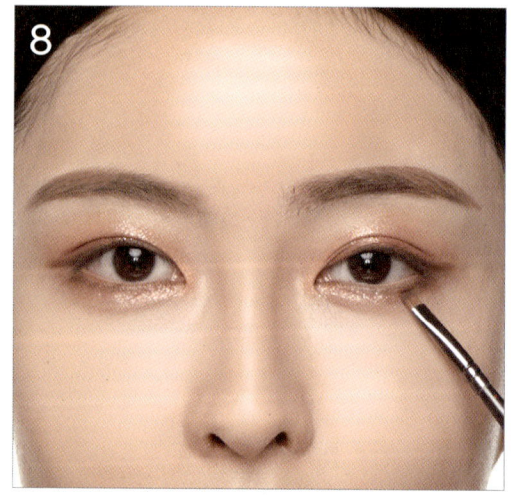

짙은 브라운 컬러로 아이라인을 그려준 후 언더라인도 자연스럽게 연결시켜줍니다.

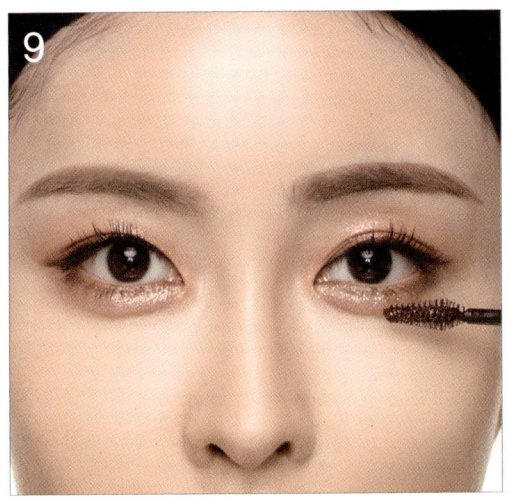

브라운 컬러의 마스카라를 사용하여 속눈썹과 언더라인에도 꼼꼼하게 발라주세요. 불고데기를 하면 마스카라와 함께 컬링이 되어 날아가기 때문에 한번 더 마스카라를 덧발라주세요.

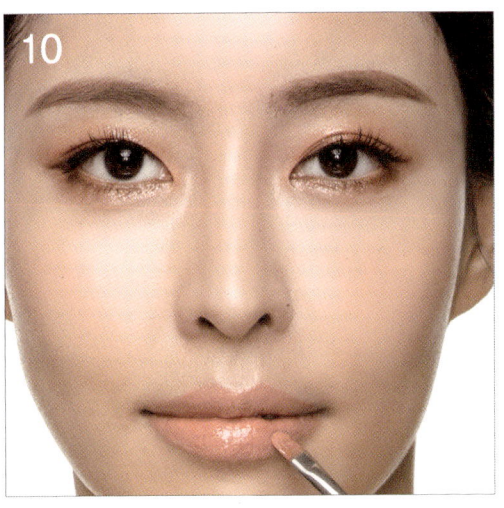

촉촉한 베이지 톤의 립스틱을 발라주어 고급스러움을 살려주세요.

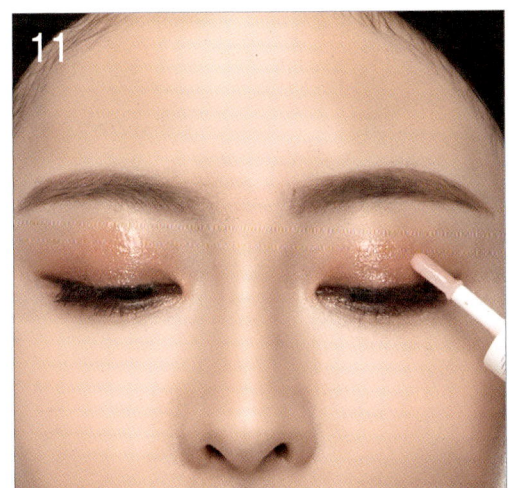

눈동자 중앙에 촉촉한 글로스를 발라 아이 메이크업을 완성시켜줍니다.

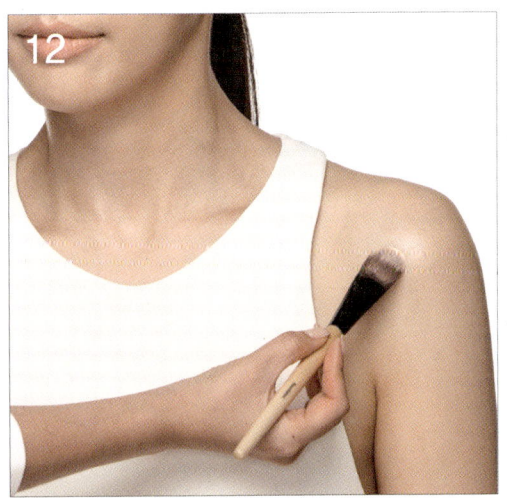

쇄골과 어깨 부분에 펄감이 들어있는 하이라이터를 사용하여 깨끗한 바디 메이크업을 해주세요.

face 15

남자 데일리 메이크업

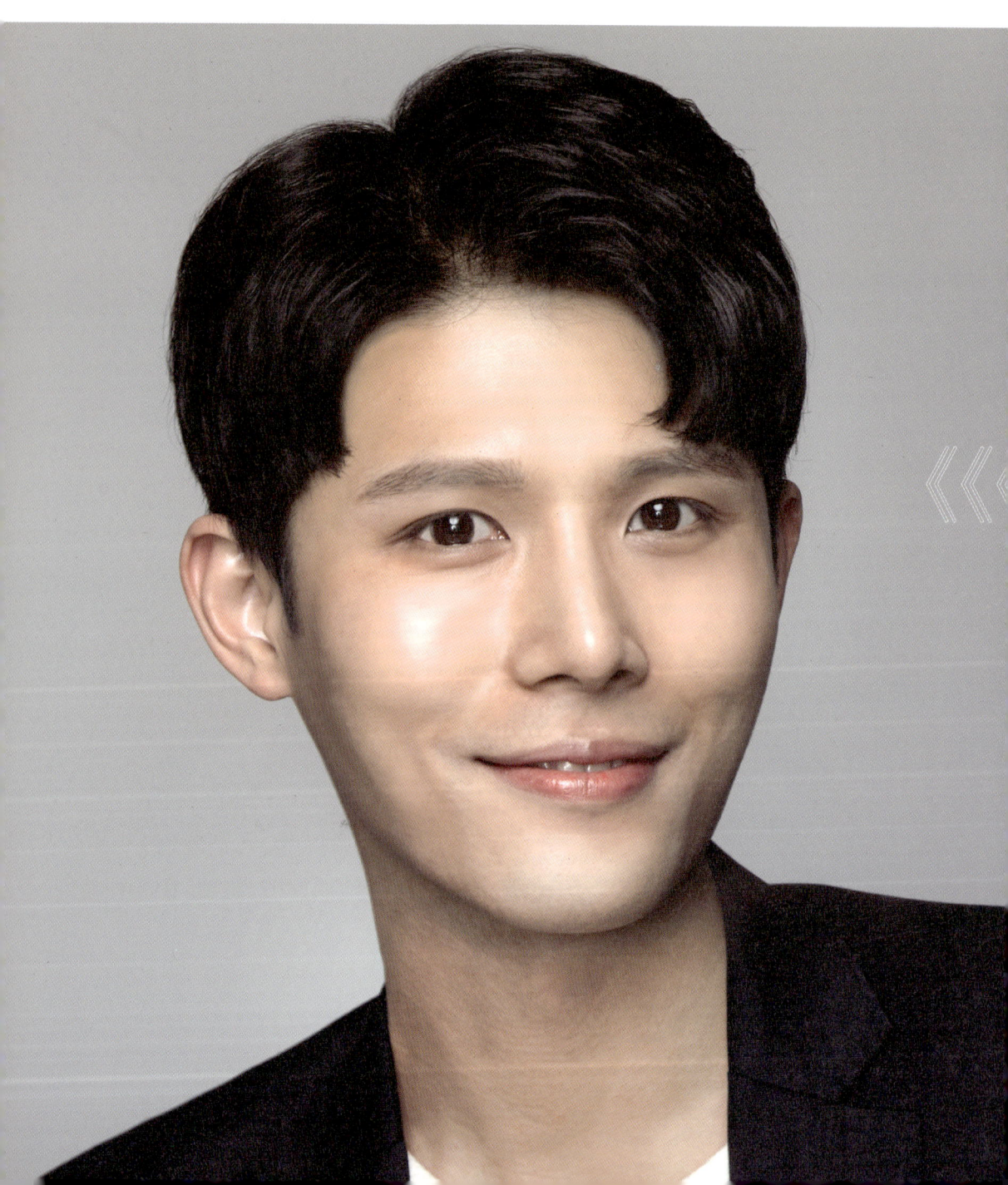

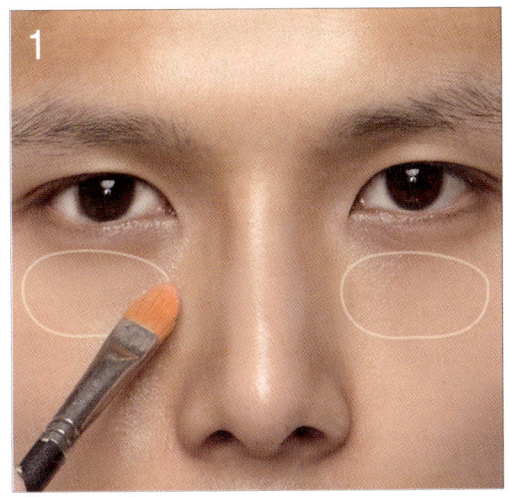

남자 데일리 메이크업을 할 때 스킨케어는 필수예요. 너무 리치하지 않은 수분 젤타입의 크림으로 톡톡한 피부를 만들어주세요.

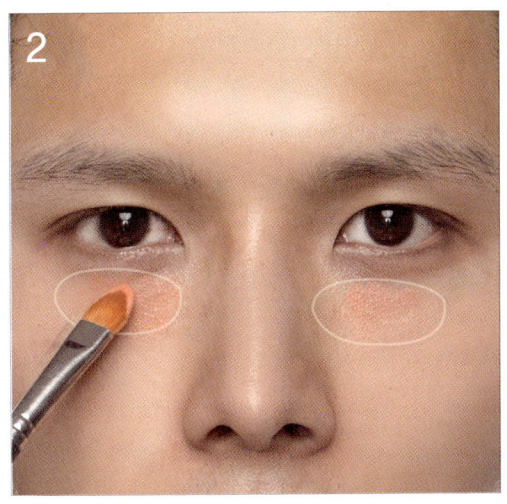

눈 밑에 오렌지 컬러의 컨실러를 사용해서 다크써클을 커버해주세요. 보라색의 다크써클은 보색인 오렌지 컬러로 중화시켜주면 자연스럽게 톤이 정돈될 수 있어요.

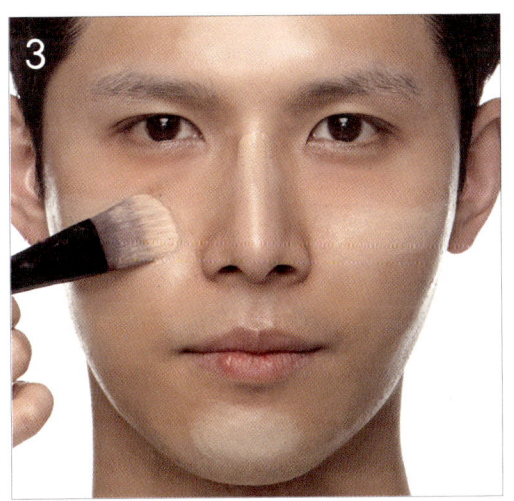

코 옆과 미세하게 가리고 싶은 부분을 피부톤과 같은 자연스러운 파운데이션을 브러시로 얇게 펴발라주세요. 한 번에 바르는 건 아니에요. 두껍지 않고 얇도록 피부결 방향으로 펴발라주세요. 두드려주시고요.

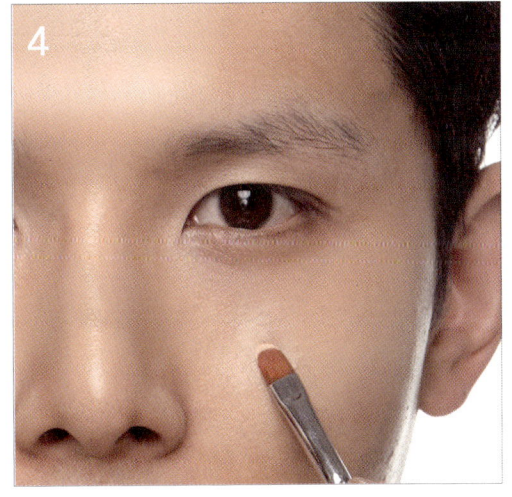

커버가 더 필요한 부분은 컨실러도 소량을 찍어 부분적으로 커버해주세요. 유분감을 잡아주는 모공 파우더를 사용해서 모와 앞볼에 브러시로 쓸어주듯 발라주세요.

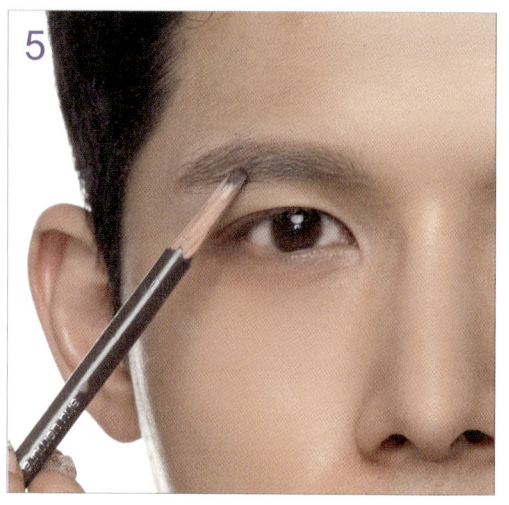

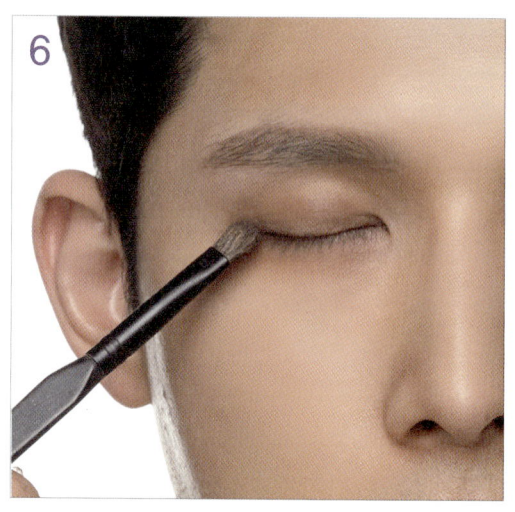

눈썹의 결을 살려 스크류브러시로 빗어준 후 눈썹의 결을 따라 인위적이지 않게 눈썹 사이사이를 메꿔준다는 생각으로 위에서 아래로 쓸어주듯 그려줍니다.

붉은기가 없는 섀딩 컬러로 얼굴 외곽 라인을 자연스럽게 쓸어주듯 발라주어 컨투어링을 시켜줍니다. 광대라인은 구렛나루에서 시작된다는 느낌으로 앞볼이 오기 전 멈춰서 발라주고 턱밑에서 턱끝으로 연결해주세요.

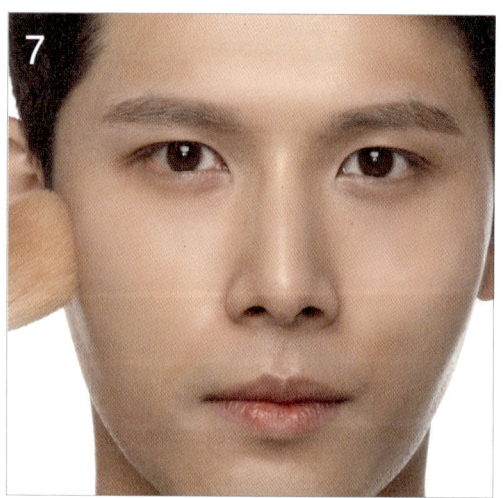

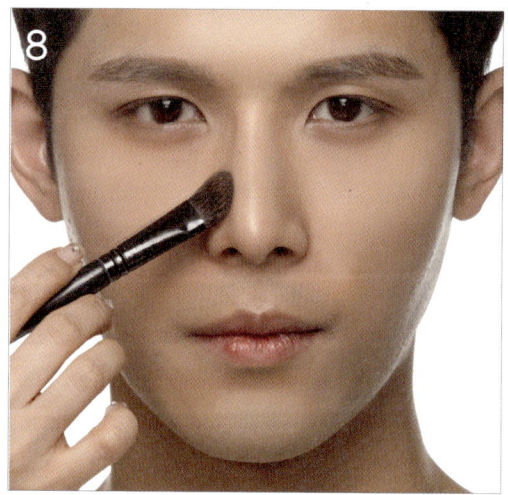

얼굴 외곽을 발랐던 붉은기가 없는 브라운 컬러를 눈두덩이에 살짝 발라 깊이감을 더해줍니다.

코 벽과 인중에도 노즈섀딩을 넣어주어 얼굴의 윤곽을 살려주세요.

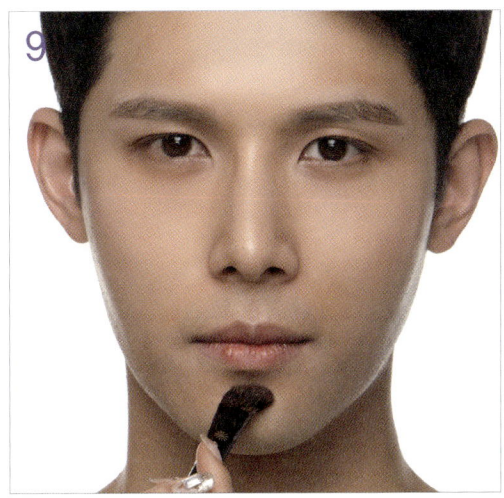

자연스러운 레드빛이 들어간 립밤을 발라 완성시켜 줍니다.

> ✓ **Tip** 남자 다크써클 커버하는 법
>
> - 레드컬러 립밤을 다크써클에 발라줍니다.
> - 피부톤보다 반톤 어두운 컨실러를 사용해서 눈밑, 커버할 부위에 발라줍니다.

> ✓ **Tip**
>
> 남자 메이크업을 하기 전에는 토너로 피부결을 정돈하고 산뜻한 수분크림을 필수로 발라주세요. 미스트를 뿌려주는 것도 추천해요.

face 16

남자 아이돌 메이크업

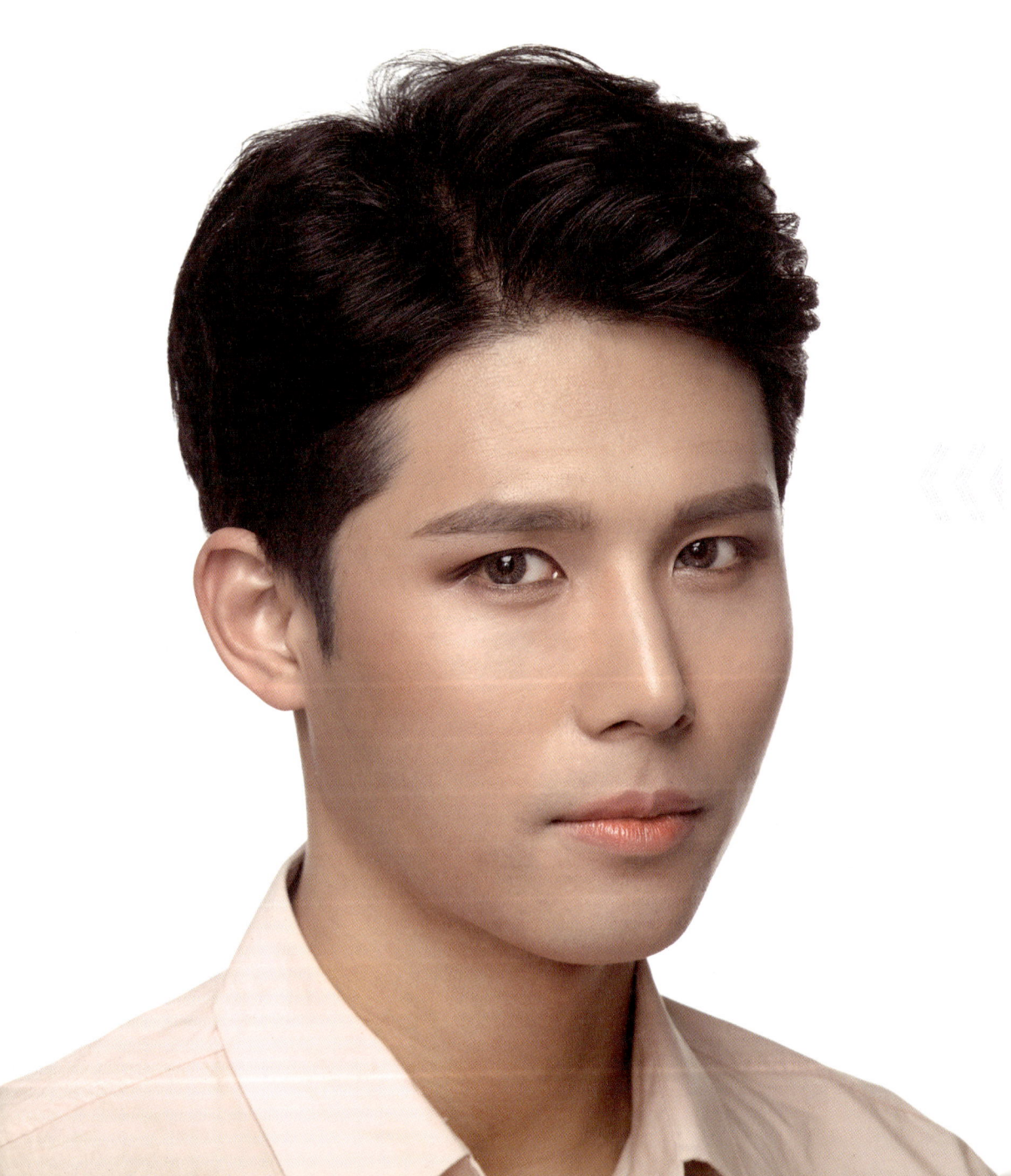

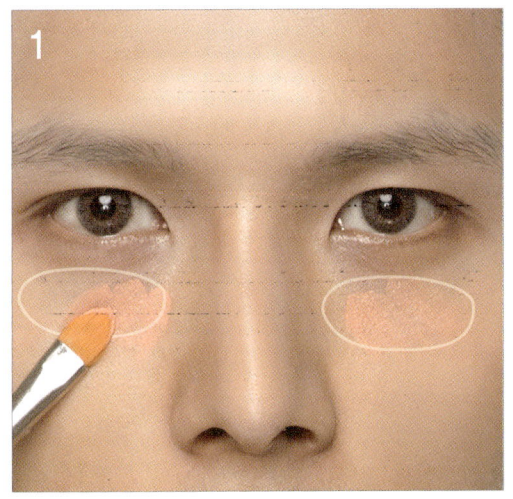

스킨을 바른 뒤 젤크림으로 피부의 수분감을 유지시켜 주세요. 다크써클을 커버하기 위해서 주황색의 컨실러를 다크써클에 발라 브러시로 펴발라주세요.

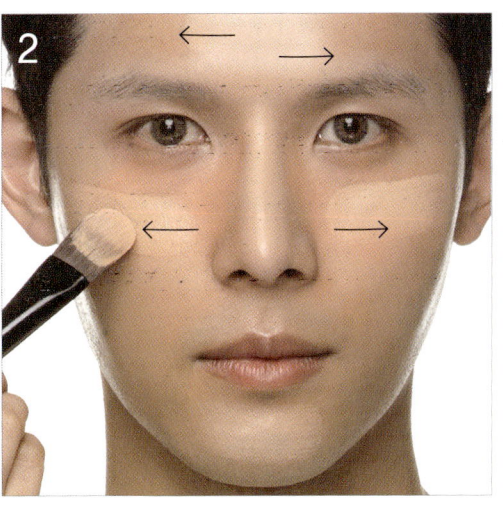

피부톤보다 살짝 밝은 파운데이션으로 얼굴의 입체감을 살려줍니다.

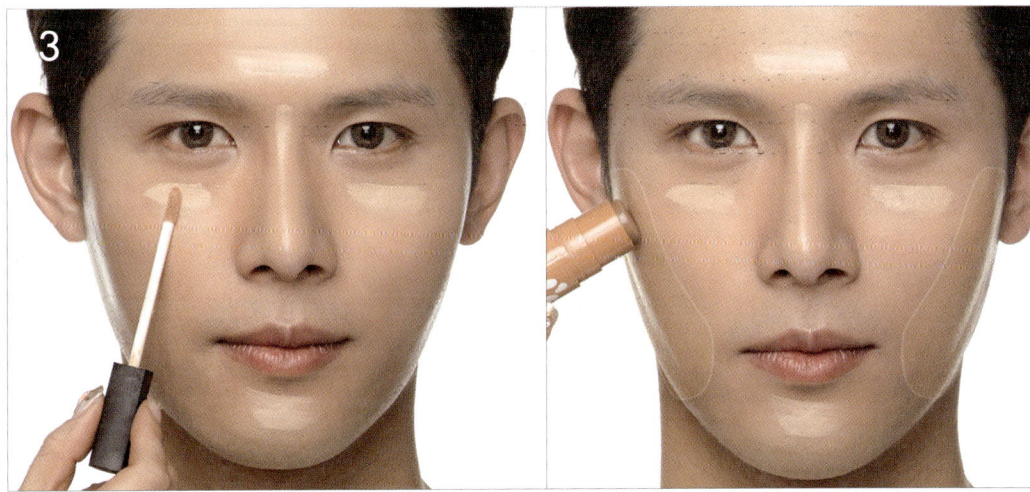

얼굴의 튀어나와야 하는 부분은 밝은 컨실러를 사용해서 발라주고 얼굴의 외곽라인은 어두운 섀딩 컬러를 사용해서 컨투어링을 해줍니다.

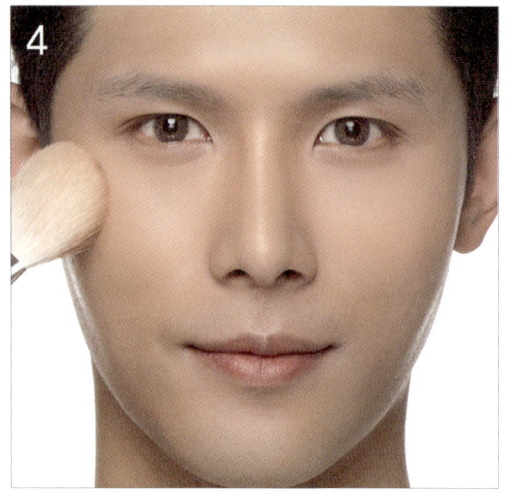

입자가 고운 파우더를 사용해 얼굴 전체를 가볍게 픽스시 켜줍니다.

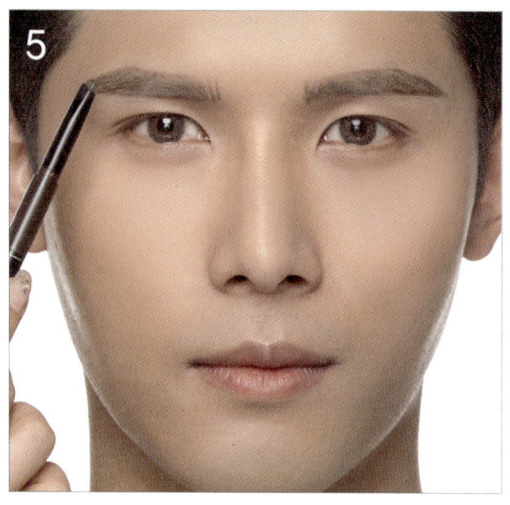

눈썹은 앞부분의 결을 살려 아래에서 위로 그려준 후 비어 있는 부분을 초코브라운 컬러로 채워주세요.

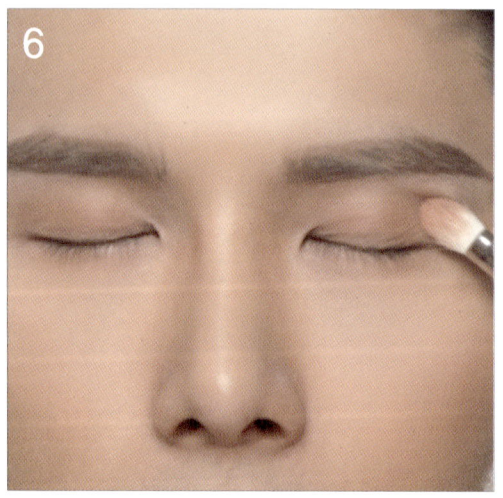

음영감이 느껴지는 베이지브라운 컬러로 넓게 음영을 넣어 주세요. 아이홀 전체 언더라인도 살짝 연결해주세요.

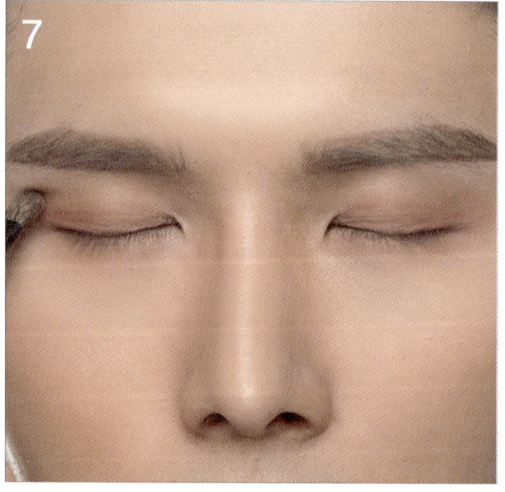

붉은빛이 도는 벽돌색 컬러를 포인트 컬러로 눈끝쪽 넓은 영역과 눈 앞머리 위쪽에 발라준 후 블렌딩 브러시로 자연 스럽게 펴주세요. 언더라인은 조금 더 연한 컬러로 아래 삼 각쪽 부분을 찍듯이 발라주세요. 검붉은 컬러를 총알 브러 시로 끝머리쪽을 한 번 더 잡아주세요.

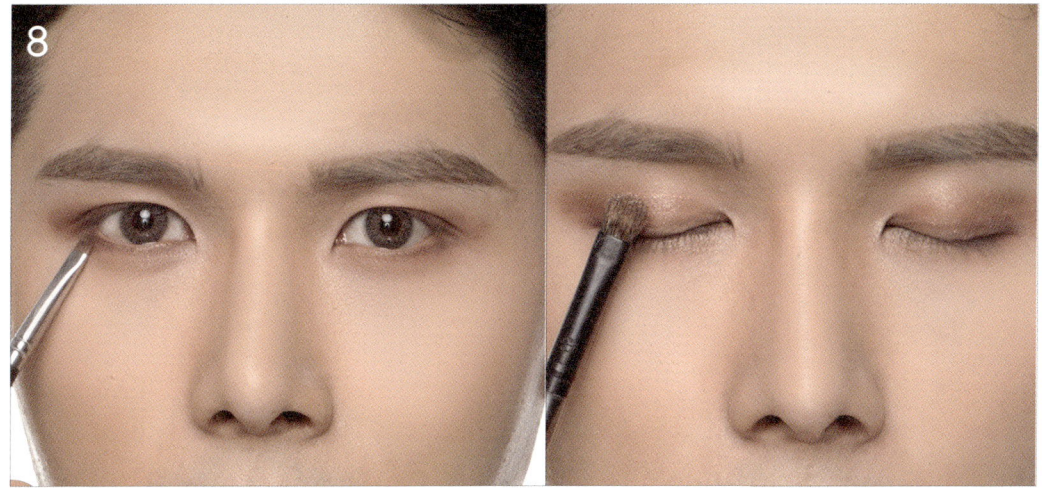

펜슬타입 블랙 라이너로 끝부분을 그려준 후 언더라인을 연결시켜주세요. 라이너는 섀도우를 사용해서 한 번 더 연결해주세요.

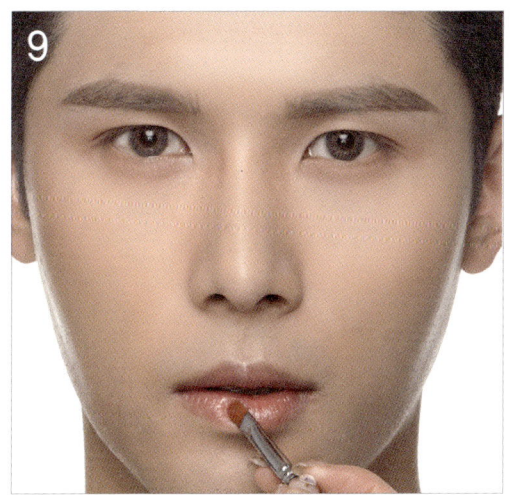 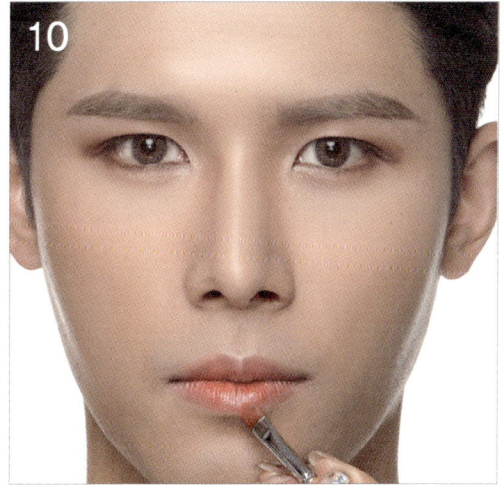

립밤을 지운 후 컨실러로 입술 컬러를 다운시켜주세요.

립 안쪽에 틴트를 사용해서 화사하게 표현해준 후 립밤을 발라주세요. 아이섀도우 컬러로 노즈도 함께 넣어주세요. 입술 아래, 턱에 섀딩을 해주세요. 펄감이 없는 하이라이터로 T존, 앞볼 턱에 살짝 발라주세요.

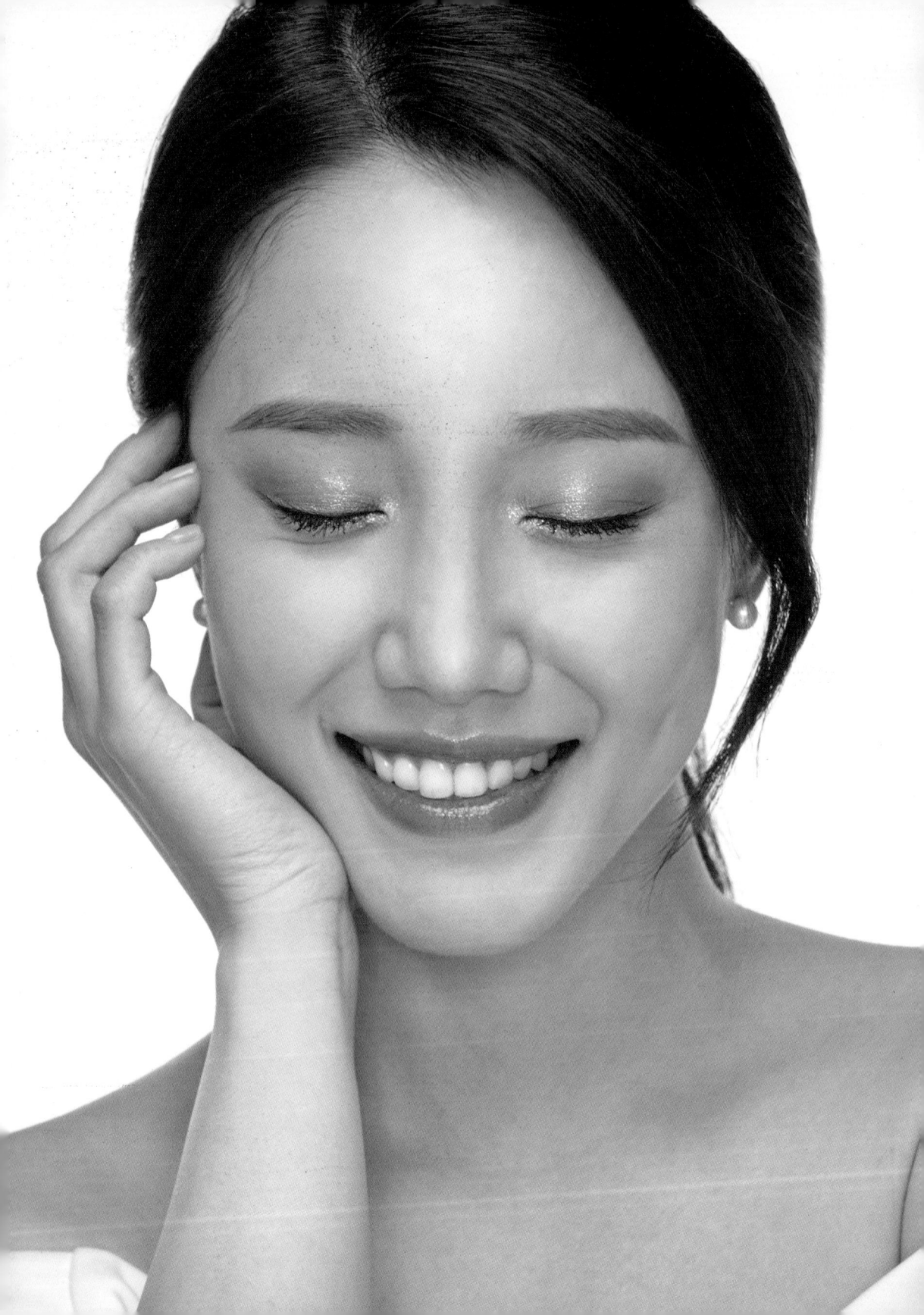

Make up

7분 / 15분 / 30분
초간단 메이크업

Chapter 6

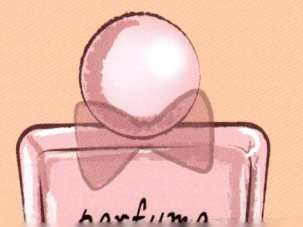
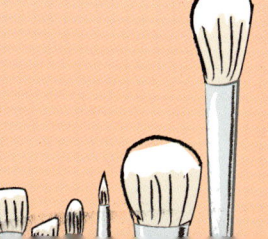
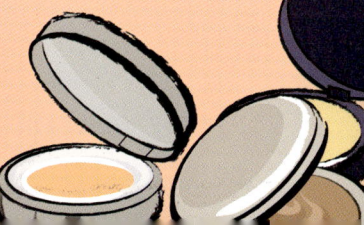

face 01

초간단
7분 메이크업

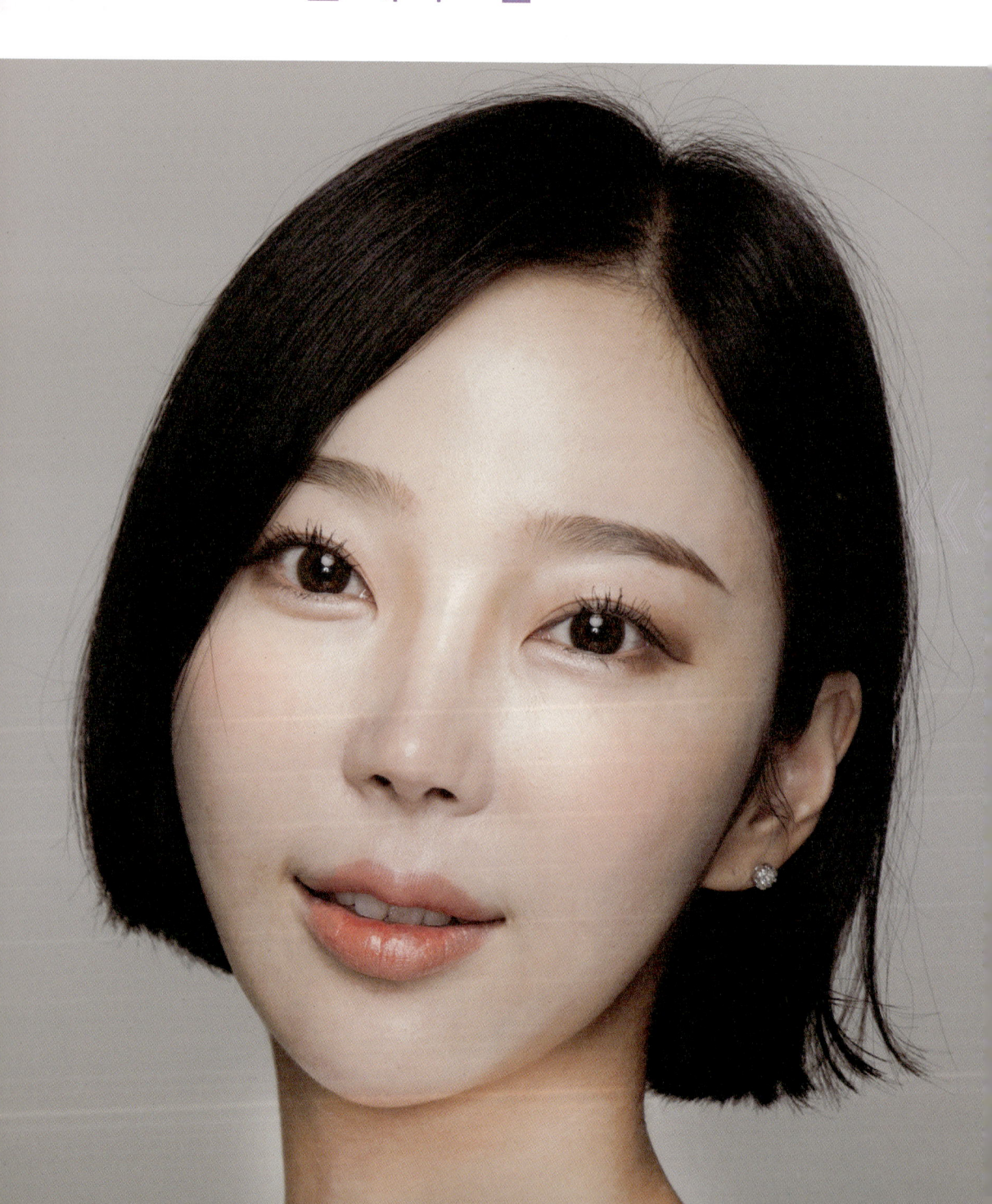

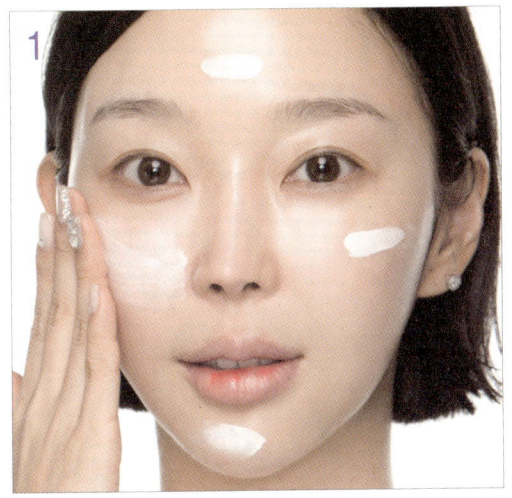

톤업 크림을 손을 사용해 얼굴 전체에 가볍게 펴발라주세요. 목에도 꼼꼼하게 발라 톤을 맞춰줍니다.

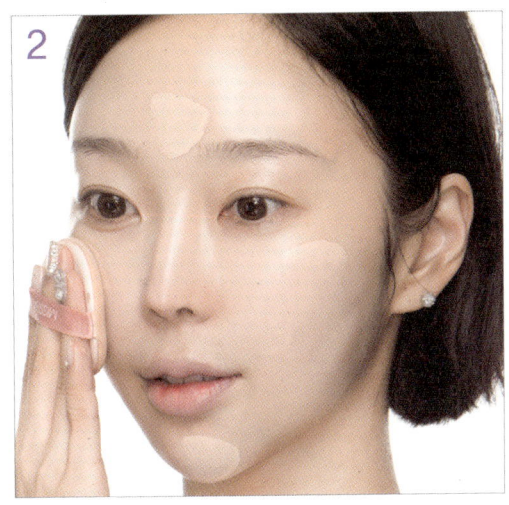

커버 쿠션을 사용해 얼굴 안쪽부터 바깥쪽으로 한 번 발라준 뒤 외곽라인은 가볍게 쓸어줍니다. 다크써클과 코 옆망울 부분은 남아있는 여분으로 한 번 더 콕콕 발라 커버력을 높여주세요.

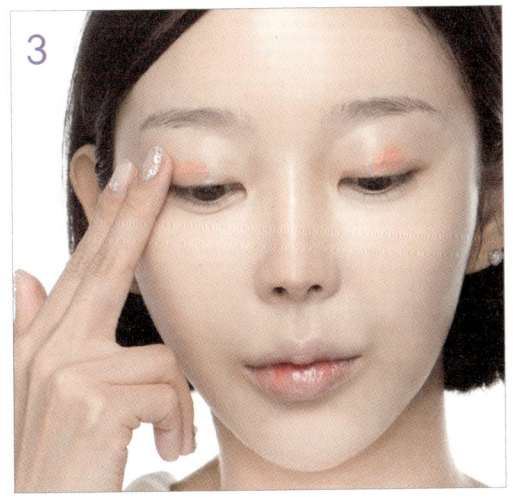

크림타입의 코랄 블러셔를 사용해 눈두덩이, 볼 안쪽, 입술 외곽에 발라 생기감을 살려줍니다.

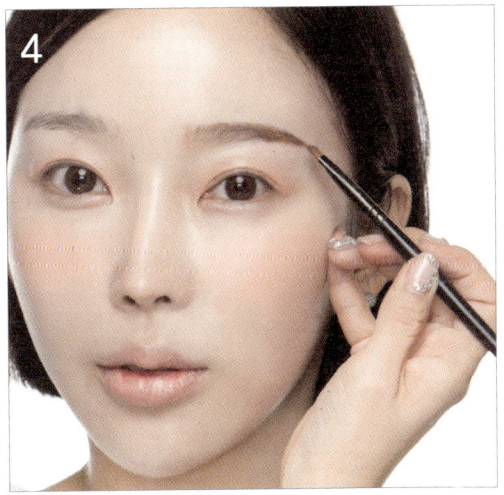

자연스러운 브라운 섀도우로 눈썹 사이 사이를 메꾼다는 생각으로 가볍게 터치해주세요.

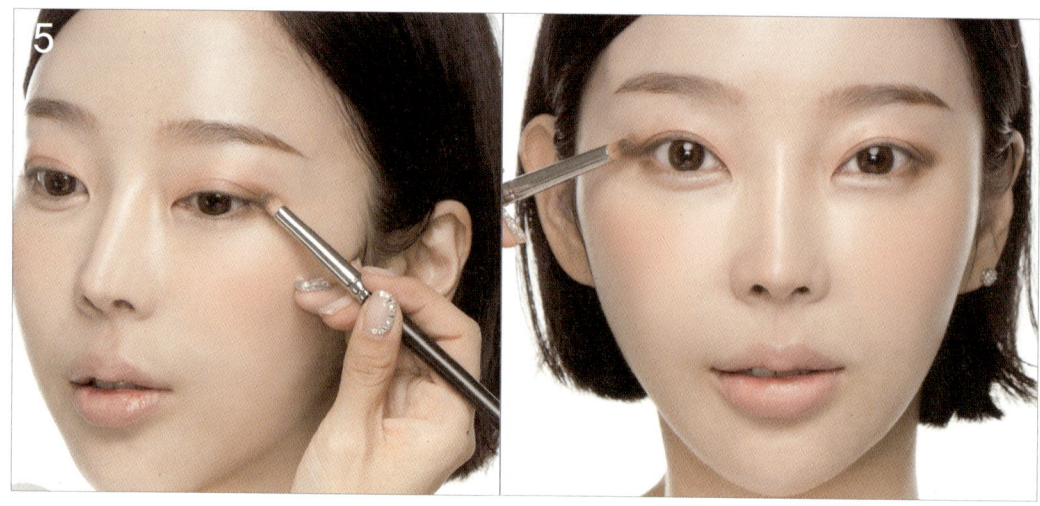

눈썹을 그렸던 브라운 섀도우로 눈꼬리 뒷부분을 막아 눈을 길어 보이게 만들어주세요. 언더의 삼각존 라인에도 발라주어 눈이 커보이도록 음영감을 만들어줍니다.

쌍꺼풀라인에는 은은한 골드 베이지 컬러를 펴발라주세요. 눈이 부어보일 수 있는 부분이기 때문에 눈을 떴을 때 1센티 정도 보일 정도만 바르는게 포인트에요.

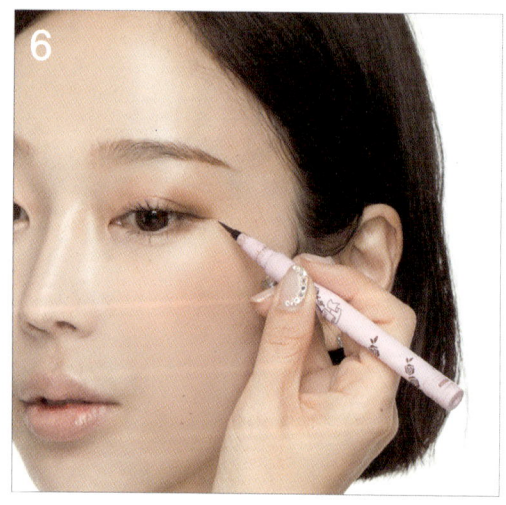

마스카라를 바른 뒤 아이라이너를 사용해 눈꼬리 뒷부분만 길어지도록 그려줍니다.

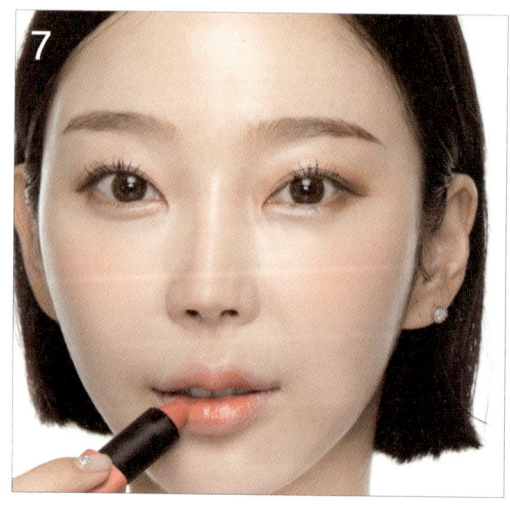

입술 안쪽에 다홍빛의 립스틱을 바른 뒤 손가락으로 외곽라인은 가볍게 문질러서 그라데이션을 만들어줍니다.

> ✓ **Tip**   **7분 메이크업할 때 주의사항**
>
> - 빠르게 수정 메이크업이 필요한 경우 볼터치나 립스틱으로 아이메이크업, 블러셔, 립메이크업을 끝낼 수 있습니다.
> - 블러셔나 립스틱을 고를 때 컬러 선택이 중요합니다.
> - 너무 채도가 높은 컬러는 피하고 코랄 계열을 선택해주세요!
>   (예: 핫핑크 x, 레드 x, 브라운 x)

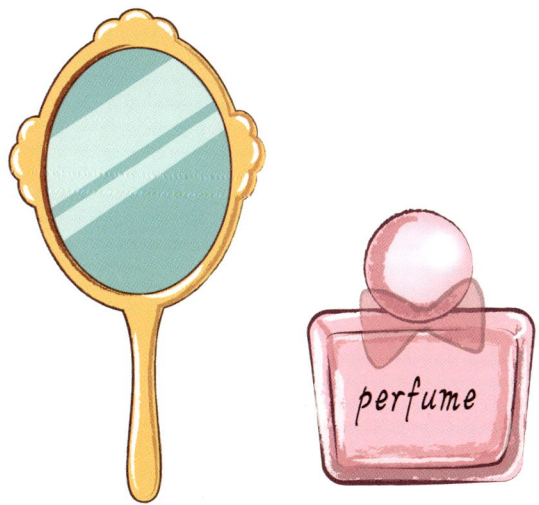

face 02

조금 더 디테일하게
15분 메이크업

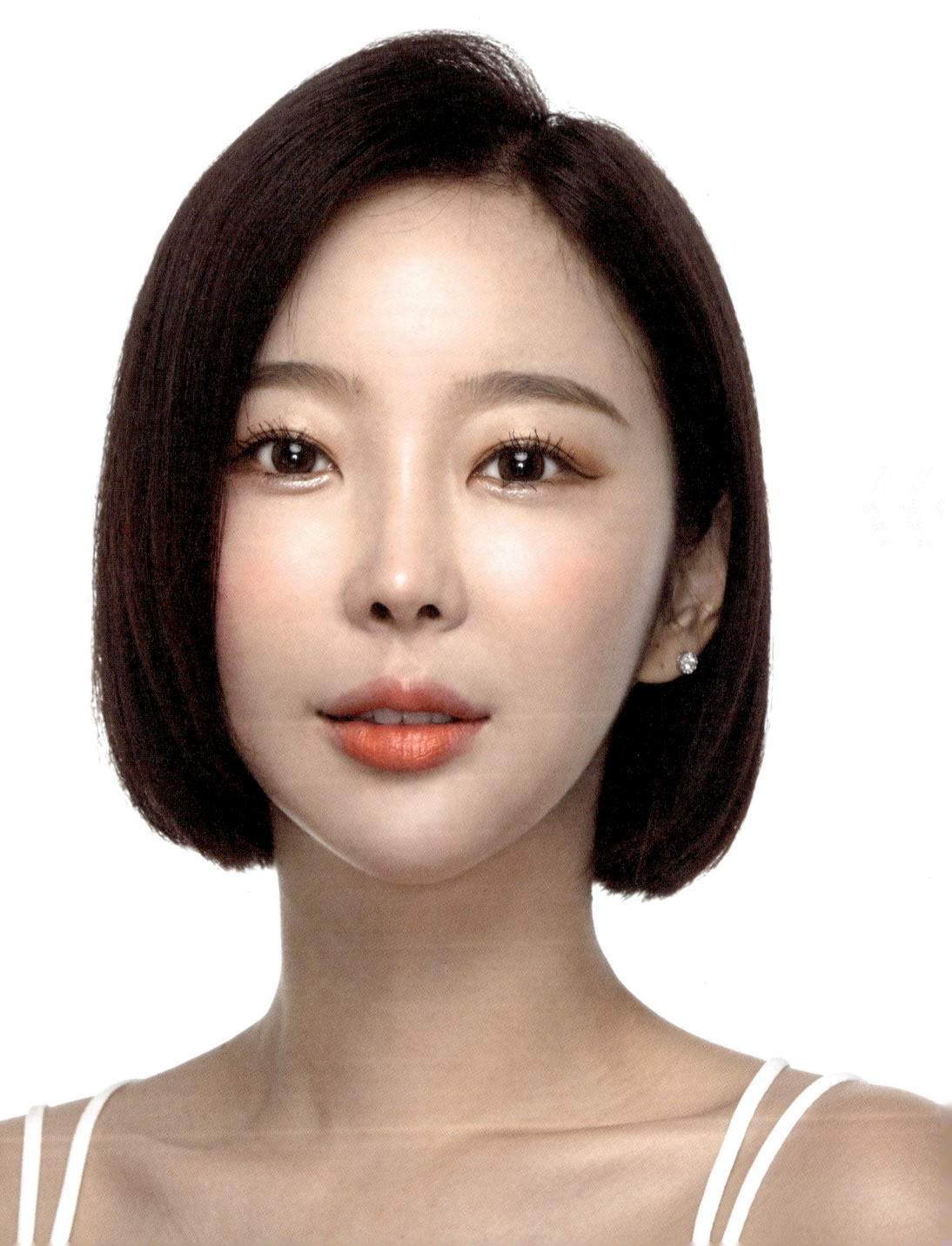

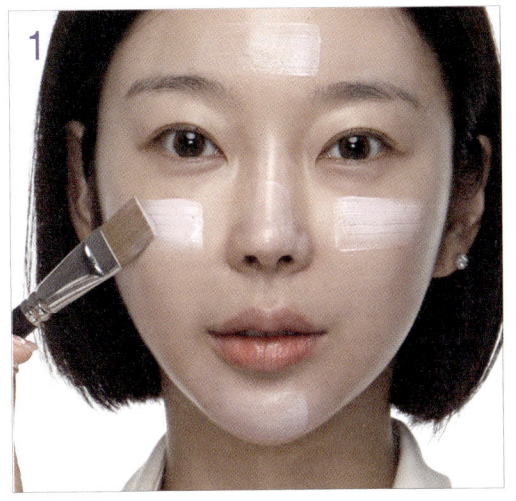

촉촉한 수분 베이스를 브러시를 사용해 볼 안쪽부터 바깥쪽으로 펴발라주세요.

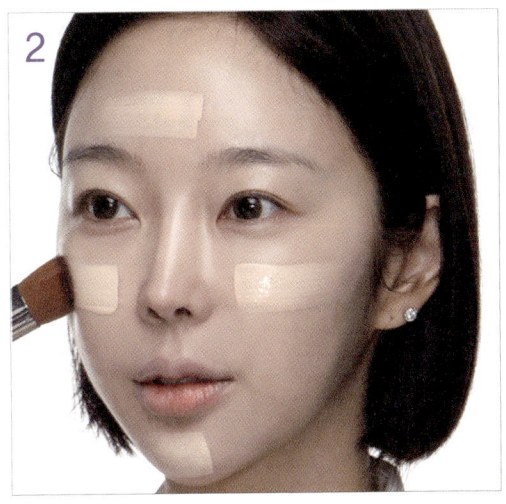

파운데이션을 바를 때는 모공 브러시를 사용해 피부가 두꺼운 볼 안쪽부터 바깥쪽으로 둥그리듯이 펴발라줍니다. 브러시의 결 자국을 없애주기 위해 마무리로 퍼프를 사용해 줘도 됩니다.

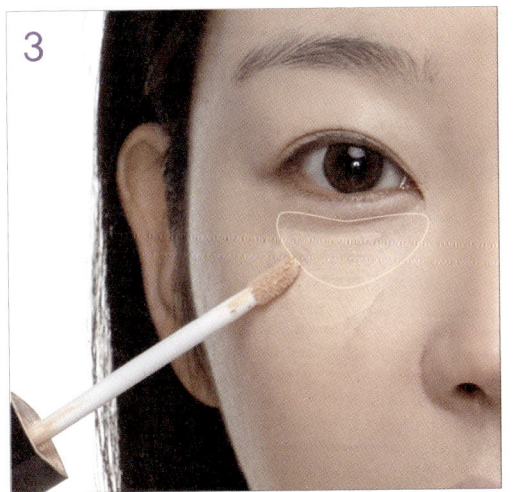

눈 아래쪽의 다크써클은 컨실러를 사용해 삼각존을 만들어 환하게 밝혀줍니다. 커버력과 지속력을 높여줄 수 있어요! (너무 많은 양을 바르면 두꺼워질 수 있기 때문에 손등에 양 조절을 해주면 쉬워요.)

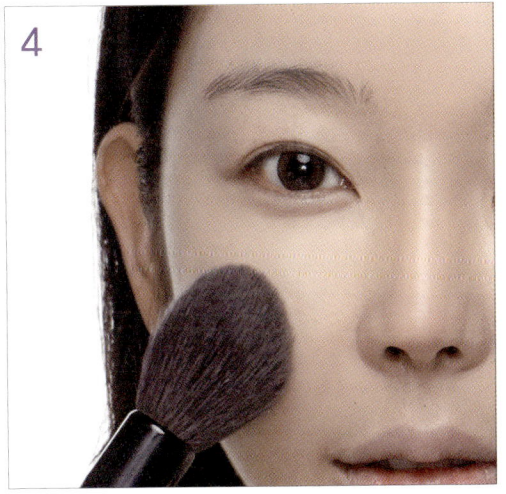

브러시를 사용해 파우더를 전체적으로 가볍게 쓸어서 터치해주세요. 파운데이션과 컨실러를 픽스해주는 게 아주 중요한 단계입니다!

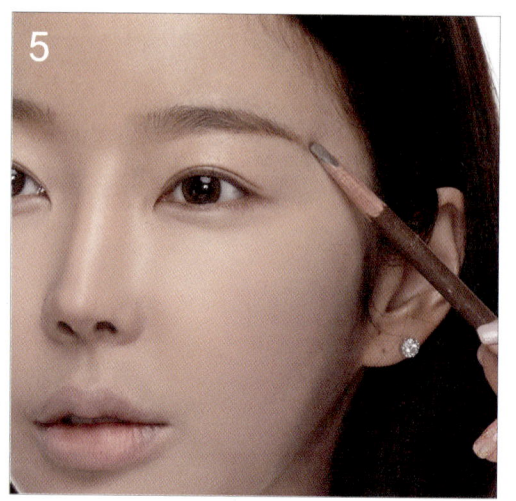

눈썹은 펜슬을 사용해 아랫 라인은 또렷하게 그려주고 윗 라인은 자연스럽게 풀어서 어려보이는 아치형의 눈썹을 만들어줍니다.

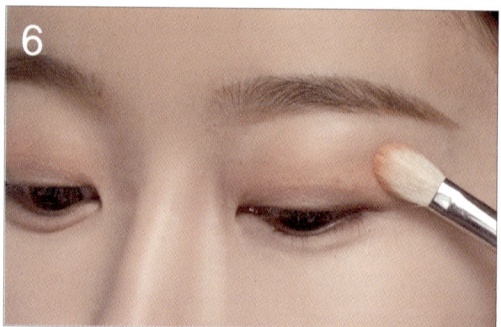

코랄 계열의 펄이 미세한 섀도우를 눈두덩이와 언더라인에 살짝 발라서 생기감을 살려줍니다.

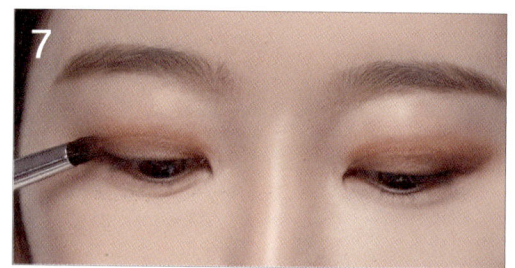

펄이 없는 무펄 브라운 섀도우를 쌍꺼풀 라인에 전체적으로 펴발라주세요. 언더라인의 삼각존도 살짝 메꿔주세요.

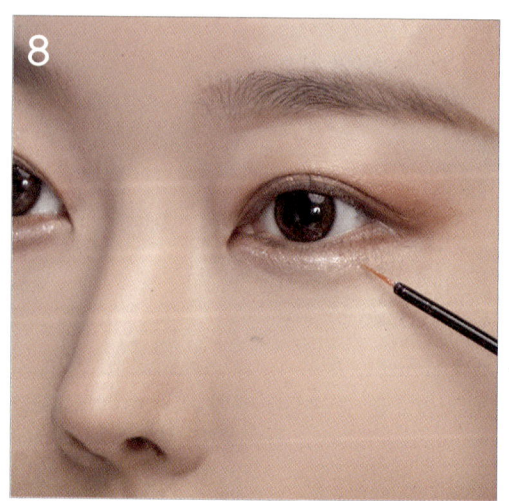

애교살 라인을 밝은 베이지 컬러로 화사하게 만들어주세요. 동안 메이크업을 완성할 수 있어요.

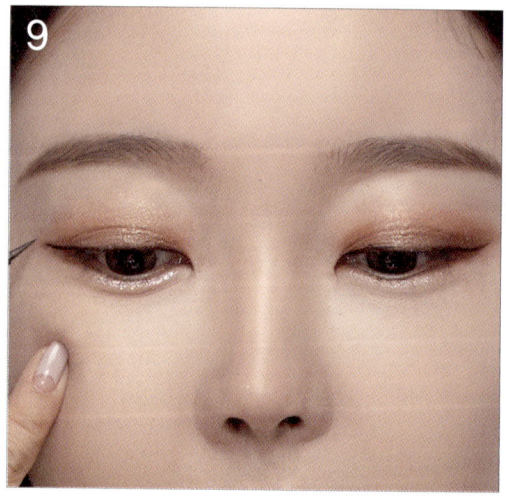

아이라인은 속눈썹 점막을 메꿔주고 옆 라인은 살짝 일자 라인으로 길게 빼줍니다.

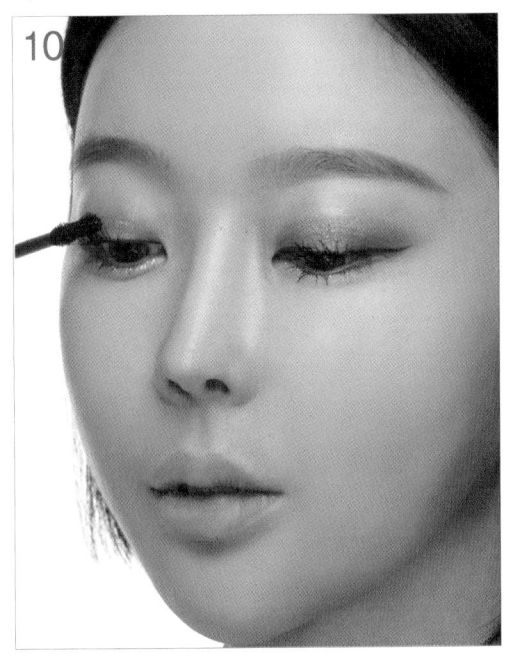

마스카라를 윗부분과 아랫 라인에 꼼꼼하게 바르고 마른 뒤 뿌리쪽만 한 번 더 발라주세요.

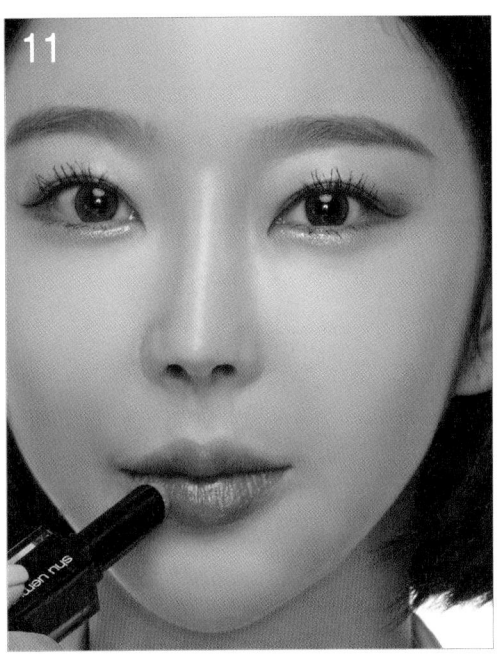

립 컬러는 자연스럽고 투명한 레드 컬러를 사용해 입술 전체적으로 발라주어 산뜻한 느낌을 살려주세요.

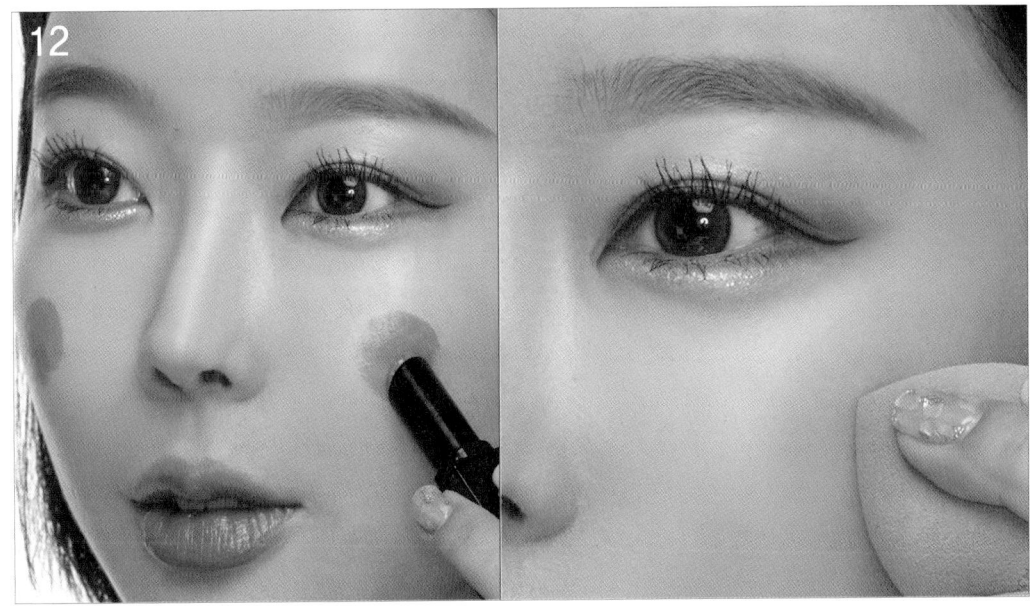

립스틱을 볼에 살짝 발라주어 톤을 맞춰주고 생기감을 넣어주세요.

face 03

완벽 30분 만에 끝내기 메이크업

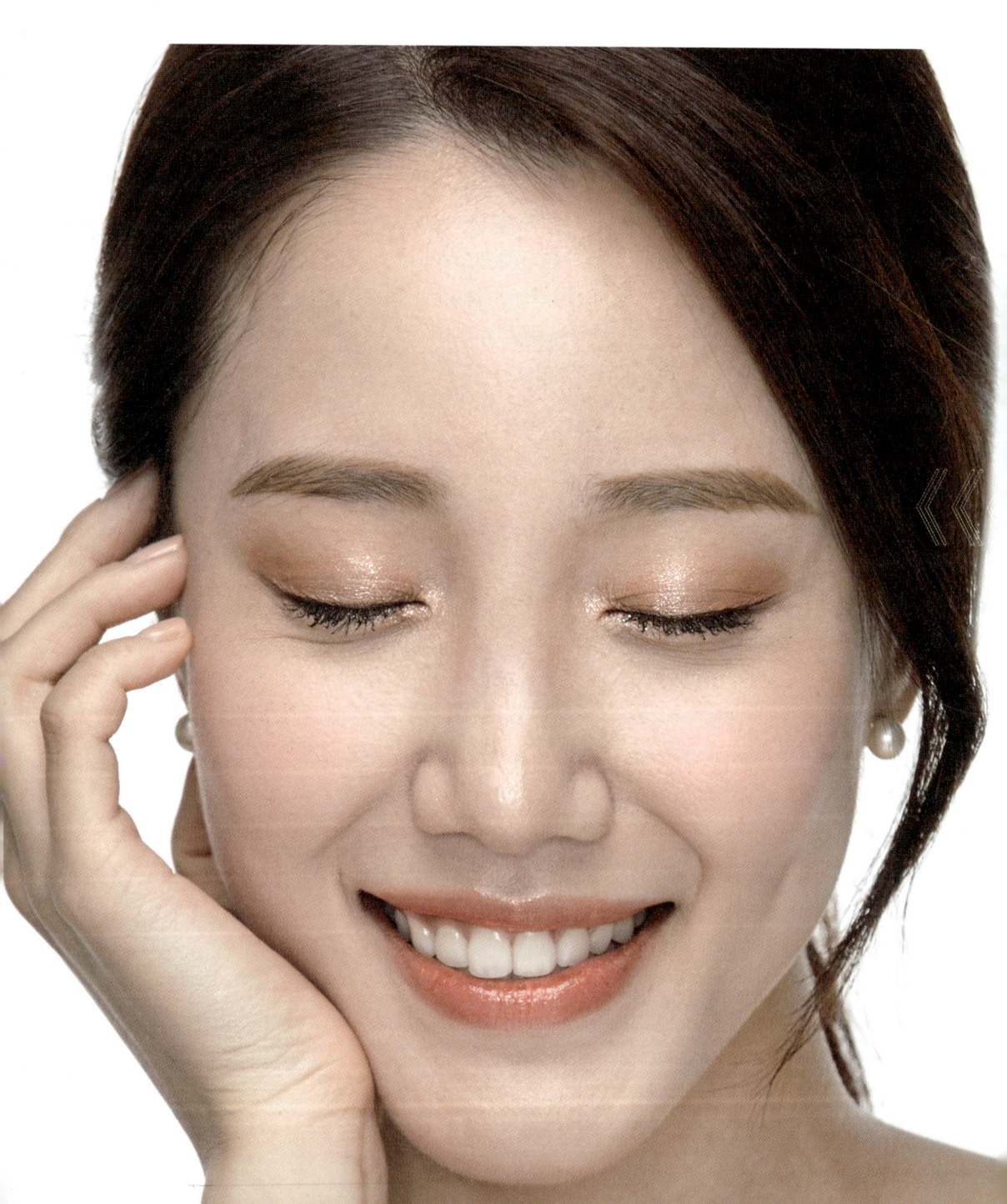

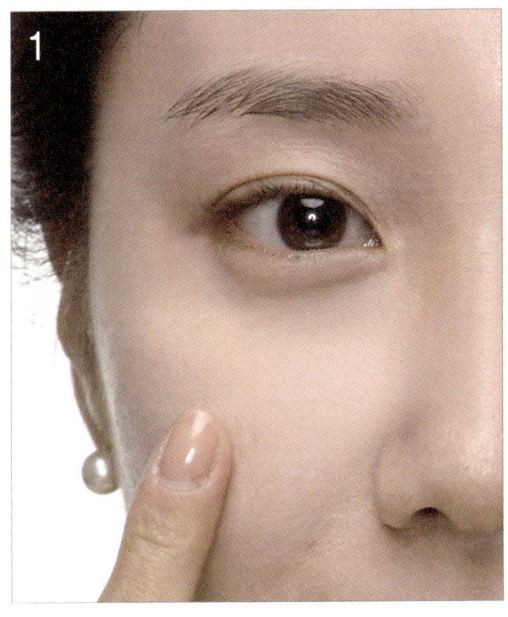

프라이머를 사용해 아주 소량 모공이 있는 부분에 발라주세요(볼 안쪽, 콧망울 위주).

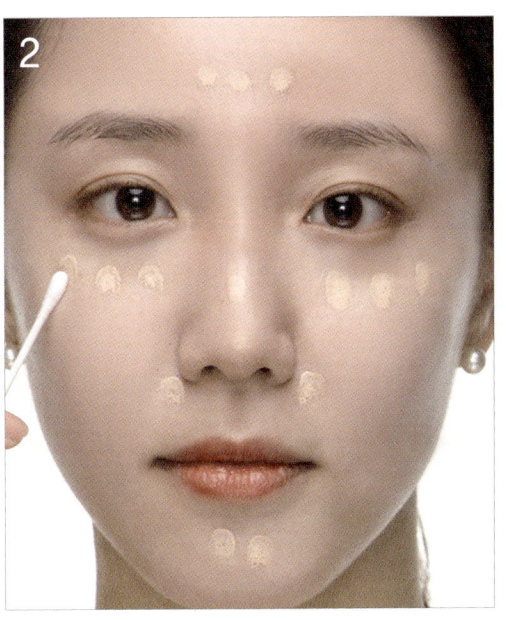

컨실러를 사용해 눈가와 붉은 기가 있는 부분을 먼저 커버해주세요.

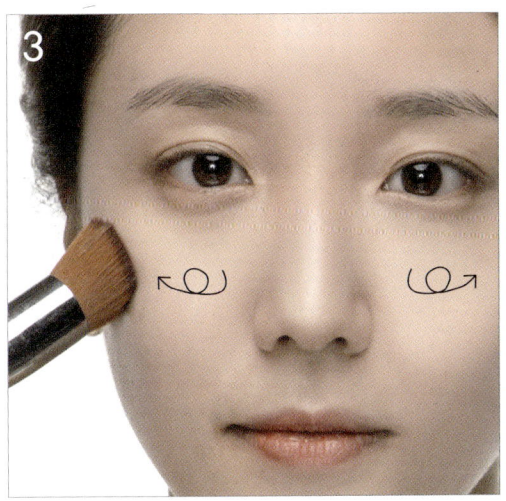

파운데이션은 소량만 넓게 펴발라주고 피부 결방향을 따라서 둥글리듯 모공을 메꿔 매끈한 피부로 만들어 주세요.

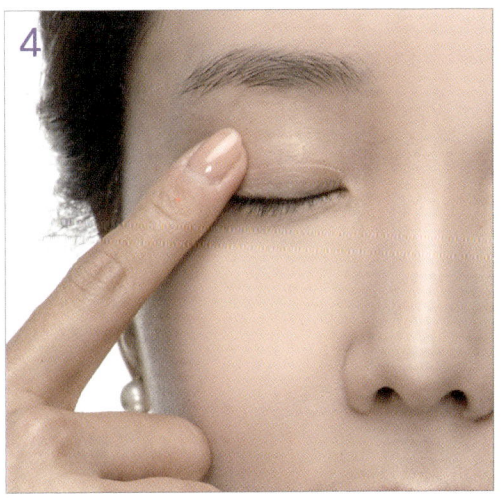

눈두덩이에도 아이프라이머를 따로 발라주어 섀도우의 발색력을 높여주고 지속력도 강화시켜 주세요!

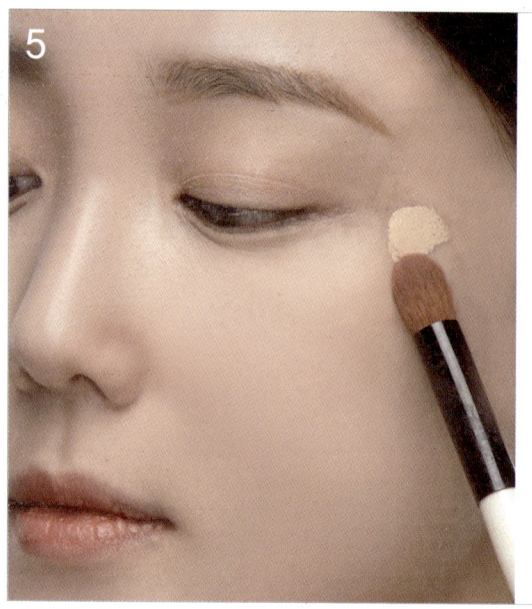

기미나 잡티가 심한 곳은 한 번 더 컨실러를 사용해 완벽한 커버를 해줍니다.

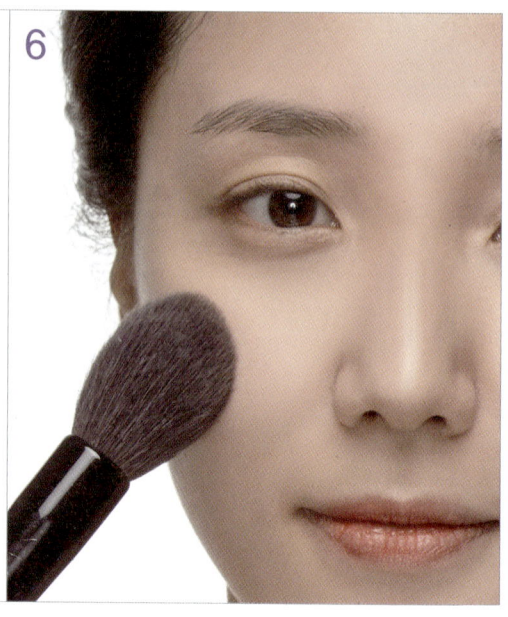

파우더는 소량 브러시에 묻혀 톡톡 두드리듯 마무리해줍니다. 너무 많이 바르면 피부가 두꺼워질 수 있기 때문에 소량만 묻혀주세요!

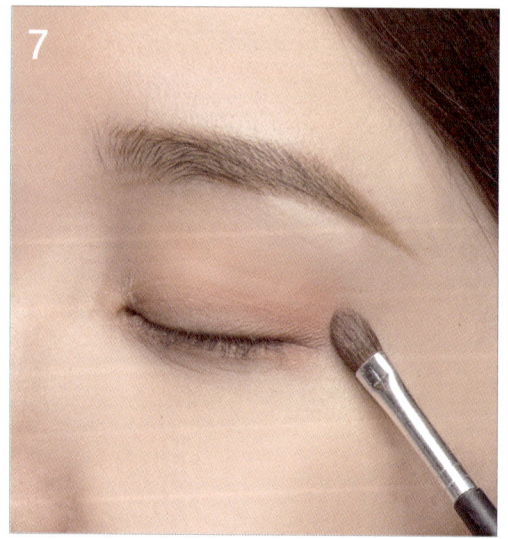

눈썹은 아랫 라인이 또렷하게 그려주고 섀도우를 바를 때는 브러시를 사용해 연한 코랄 컬러를 전체적으로 발라줍니다.

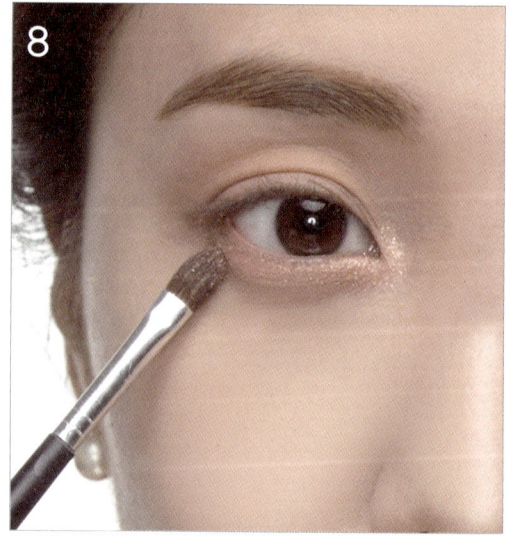

애교살에는 펄감이 미세한 베이지 핑크 컬러를 눈동자의 끝지점을 제외하고 발라주세요.

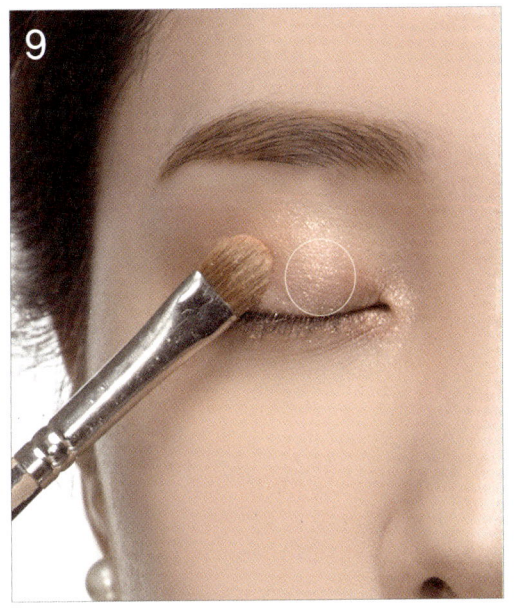

눈을 감았을 때 동공 윗부분을 펄이 강한 섀도우로 발라주면 화려하면서도 선명하게 만들어줄 수 있어요.

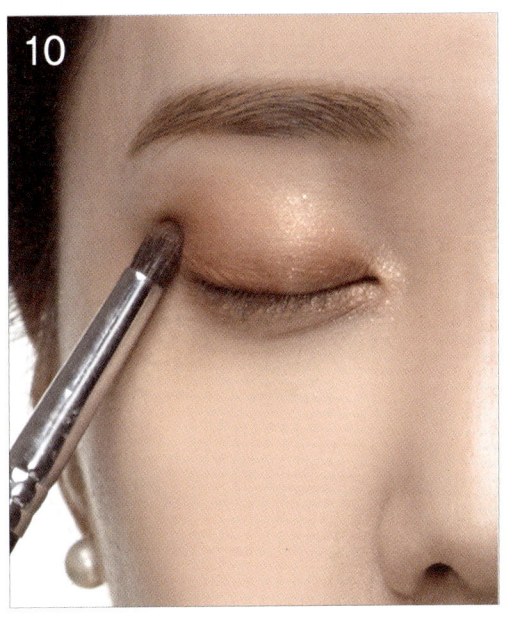

눈꼬리는 연한 벽돌색 컬러를 발라 한층 더 깊어 보이게 터치해줍니다. 뒷라인과 앞부분만 살짝 막아서 그려주세요.

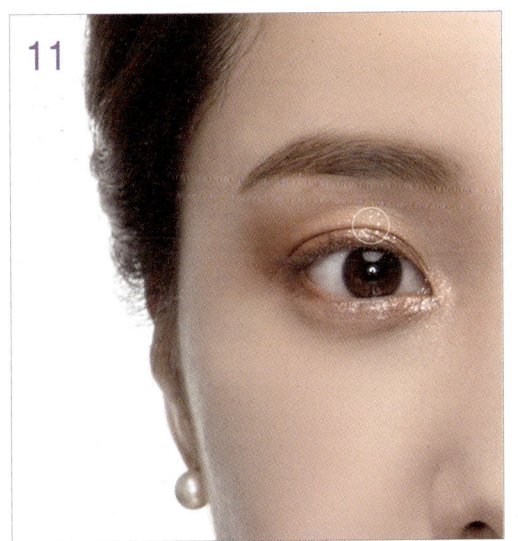

애교살에 입자가 굵은 글리터를 올려 눈을 한층 더 크고 시원해 보이도록 만들어줍니다.

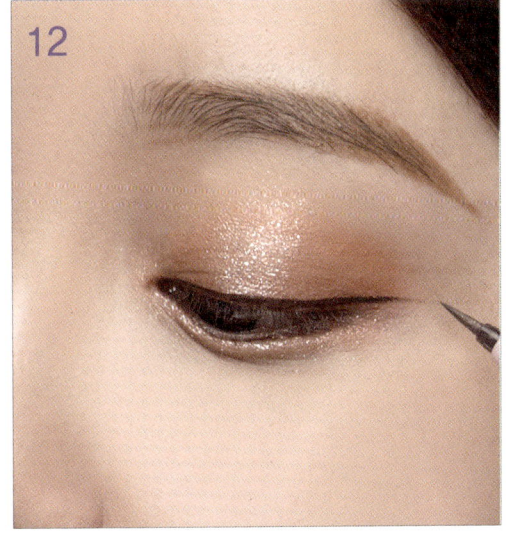

아이라이너는 속눈썹 점막을 채워주고 꼬리는 길게 빼서 눈을 길어 보이고 크게 그려주세요.

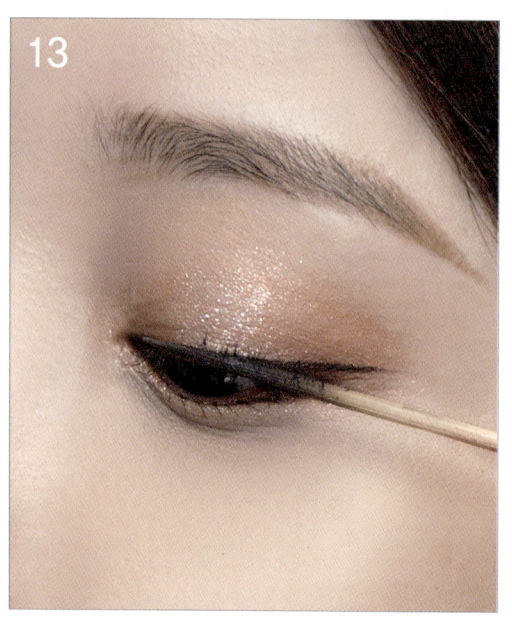

마스카라를 바른 뒤 처지는 속눈썹은 긴 막대기에 열을 가해 한 번 더 컬링을 잡아줍니다(오랫동안 속눈썹이 처지지 않고 오래 유지됩니다).

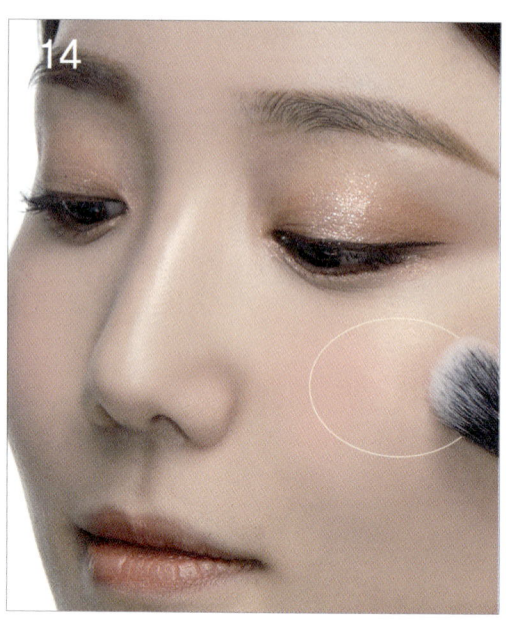

블러셔는 은은한 핑크 컬러를 볼 안쪽에만 발라 생기감을 살려주세요.

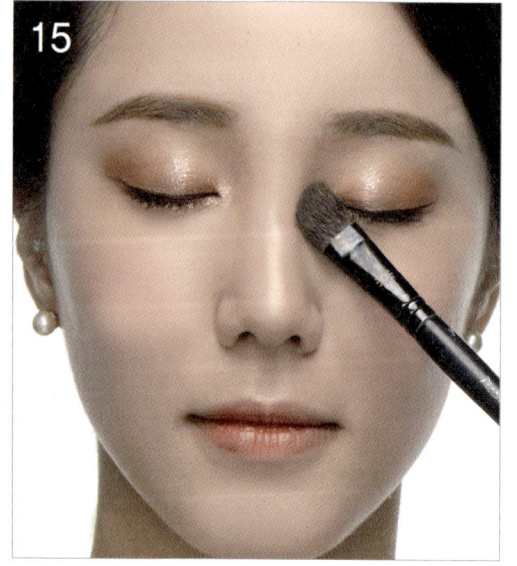

얼굴의 윤곽을 살려주는 노즈를 넣어줄게요. 콧대라인과 인중과 턱라인을 잡아줍니다.

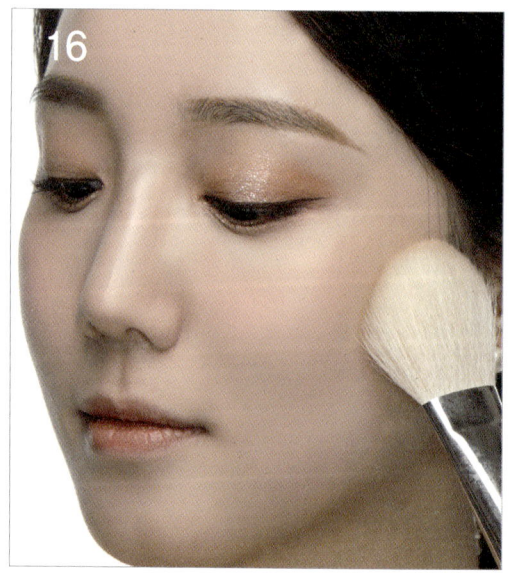

광대라인을 따라서 얼굴이 작아보이도록 셰딩을 넣어주세요. 턱라인과 광대라인을 감싸듯이 굴려서 발라줍니다.

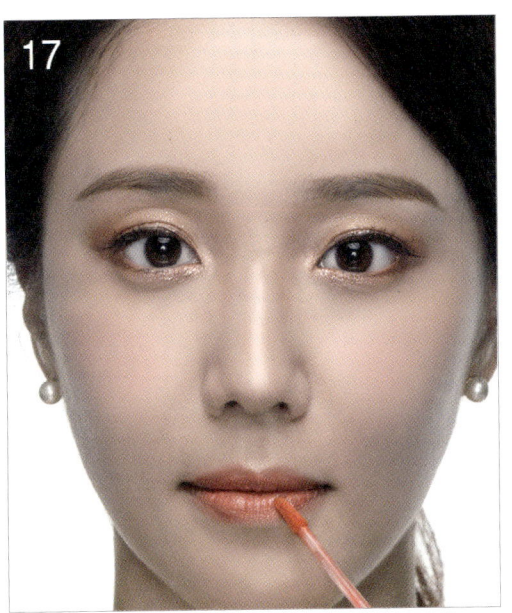

톤이 정돈된 코랄레드를 발라 또렷하고 완벽한 메이크업을 완성시켜줍니다.

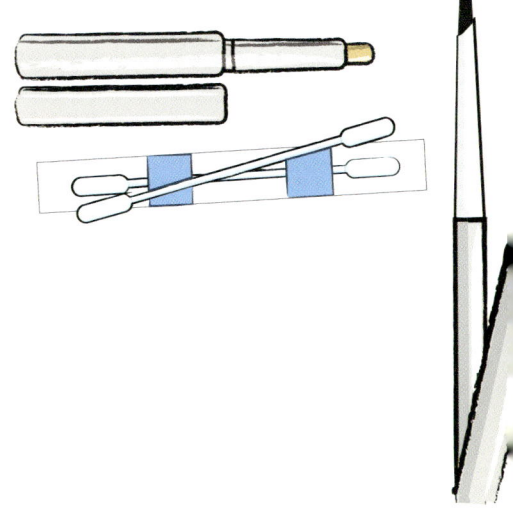

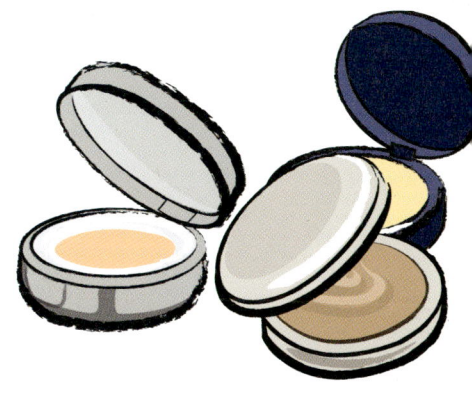

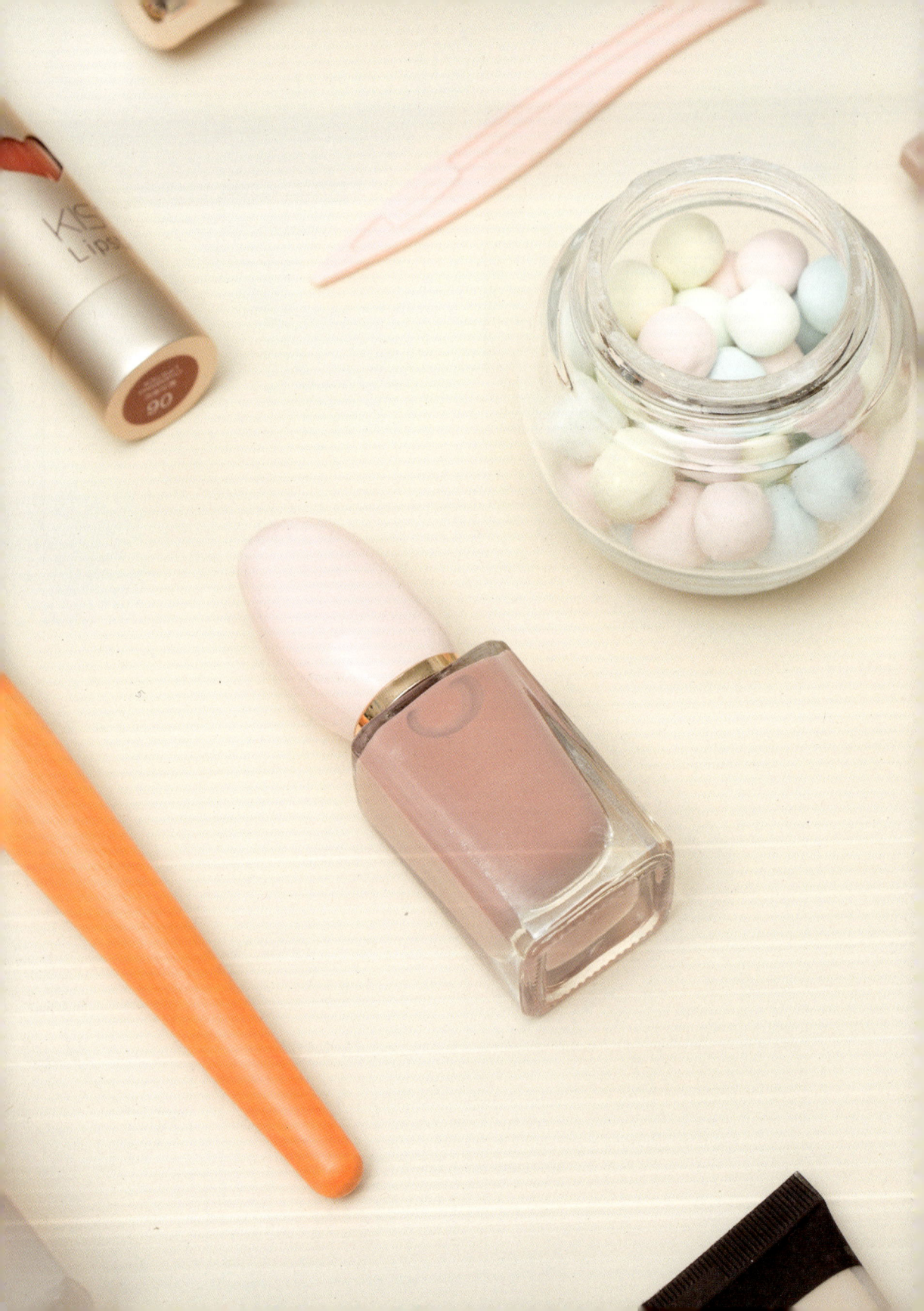

Make up

부록: 고민 상담 시간

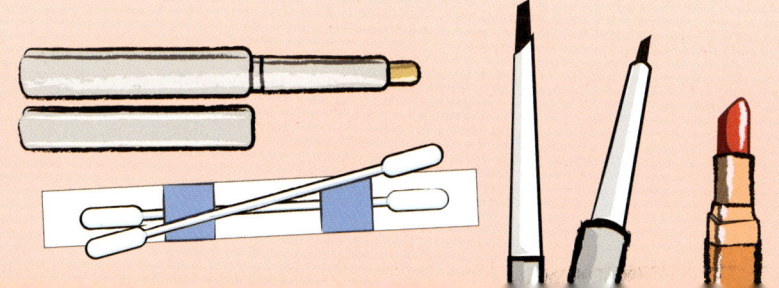

12시간 지속되는 메이크업 노하우를 알려주세요!

아침부터 정성스럽게 한 메이크업이 금방 지워지고 들뜨면 정말 속상하죠? 얼굴의 땀과 기름으로 메이크업이 지워지고 모공에 껴서 지저분해 보인다면 메이크업의 지속력을 길게 해주는 방법을 알려드릴게요.

1. 스킨케어 단계를 꼼꼼하게 발라주세요.
제일 중요한 부분이 메이크업하기 전이에요. 바로 세안 후 피부 타입에 따라 스킨케어 단계를 무겁지 않게 꼼꼼히 발라주는게 중요해요.

2. 프라이머를 사용하세요.
베이스 단계의 첫 번째, 프라이머는 모공을 커버해 피부결을 정돈하기도 하지만 피부와 파운데이션을 더 잘 접착시키는 접착제 역할도 해요. 프라이머의 종류는 무궁무진해요. 광채 나는 피부 표현을 원한다면 미세한 펄이 들어있는 제품을, 모공을 커버하고 싶다면 실리콘 타입, 피지 분비 조절을 원한다면 워터 베이스 타입, 울긋불긋한 피부톤 보정을 원한다면 컬러 코렉팅 기능이 있는 컬러 프라이머를! 내가 원하는 피부 표현에 맞는 프라이머 제품을 골라 사용하세요. 그래서 프라이머 위에 파운데이션을 바르면 지속력이 더 좋아지죠.
피부의 결을 정돈시켜주고 메이크업을 오랫동안 유지시켜 줄 수 있는 프라이머를 사용하세요.
유분감이 많고 모공이 큰 지성 타입은 밤 타입을 추천하고, 건조하고 수분이 부족한 건성 타입은 수분 에센스 타입의 프라이머를 추천해요.

3. 피니싱 파우더를 발라주세요!
메이크업 위에 파우더를 한 겹 덮어주는 것이 피부를 보호하고 메이크업의 지속력을 높여줄 수 있어요! 고운 입자로 좀 더 섬세하게 피부의 유분기를 잡을 수 있는 파우더에요. 즉각적으로 유분을 잡아주는 것은 물론, 그 보송함을 오래 유지시켜 주어 전체적인 지속력을 높여줍니다. 지성 피부는 필수로 발라주는 게 좋아요.

4. 메이크업 픽서는 필수!
메이크업 후 마지막 단계에 픽서를 사용해주면 메이크업이 코팅된 듯한 효과를 줄 수 있고 오랫동안 메이크업 지속력을 높여줄 수 있어요. 이렇게 화장이 잘 지워지는 것이 고민이라면 메이크업 '픽서(Fixer)'를 추천합니다. 픽서는 이름 그대로 화장을 얼굴에 밀착시켜 메이크업 지속력을 높이는 제품입니다. 픽서를 사용하면 아침에 한 화장을 클렌징하기 전까지 유지할 수 있습니다. 또한 파우더로 화장을 고정하면 메이크업이 두꺼워질 수 있지만, 픽서는 미스트 타입이라 보다 얇게 화장 지속력을 높입니다. 간단하게 마무리할 때 한 번만 뿌려주세요.

메이크업 두 시간 뒤에 다크닝이 생겨요!

분명 출근길엔 흠잡을 데 하나 없이 뽀얗던 피부가 오후 2시를 기점으로 거무튀튀하게 변해갑니다. 구체적으로 눈 주변과 입가, 콧망울, 그리고 이마와 턱 부위가 그렇습니다. 이런 상태라면 차라리 민낯인 게 더 낫겠다고 느낄 때가 있습니다. 다크닝 현상을 막는 기본은 스킨케어에 있어요. 피부의 유수분 밸런스를 맞추고 메이크업을 시작해야 오후 2시의 저주를 피할 수 있죠. 피지 분비가 심해지는 여름철엔 유분감이 적은 수분 크림과 미스트가 해답입니다.

메이크업 후 시간이 지남에 따라 파운데이션과 피지가 범벅이 되면서 생기는 게 다크닝 증상이므로, 피지가 덜 분비된다면 다크닝의 정도도 그만큼 덜할 건 분명한 사실입니다. 콧방울과 이마, 턱에 생기는 다크닝이 이러한 피지에 가장 직접적인 영향을 받아 생깁니다. 하지만 입가 양쪽 끝이나 눈 주변은 이와는 성격이 많이 다릅니다. 입은 먹고, 마시고, 말하는 부위라 메이크업이 지워질 수밖에 없어 원래의 피부톤이 올라와 양쪽 끝을 중심으로 거뭇거뭇해집니다. 눈 주변은 피부가 얇고 피지가 거의 없어 메이크업의 밀착력이 가장 떨어지는 부위. 적당한 유분은 메이크업 입자들을 단단히 잡아 지속력을 발휘하지만, 건조하면 메이크업이 쉽게 날아갑니다. 게다가 다크서클이라도 있는 경우라면, 어두운 그림자가 그대로 노출되어 피부를 심한 다크닝 증상으로 몰아갈 터이므로, 입가와 눈가는 예방 차원의 다크닝 집중 케어 핵심 스폿입니다.

다크닝이 심하게 나타나는 피부일수록 메이크업을 두껍게 하는 경우가 많습니다. 두꺼운 메이크업은 피지 산화율을 높이는 결정적인 원인을 제공합니다. 이렇게 산화된 피지가 피부 위의 메이크업 잔여물과 만나면 잿빛으로 변해 피부는 순식간에 좀비 같은 안색으로 변합니다. 또 자신의 피부톤보다 심하게 밝게 메이크업하는 경우에도 시간이 지나면서 메이크업이 지워지면 원래 피부와의 톤 차이로 다크닝 스폿이 더욱 두드러져 보입니다. 비비크림을 너무 두껍게 바르는 습관 역시 다크닝을 부추기는 데 한몫합니다. 비비크림은 본래 붉은기 완화를 위해 생긴 제품이므로, 붉은기 커버를 위해 텍스처 컬러 자체가 잿빛에 가깝습니다. 따라서 붉은기가 없는 사람이 사용하기엔 다크닝이 올라온 것처럼 보이는 칙칙한 얼굴이 되기 쉽습니다.

요즘 메이크업을 할 때 가볍고 편하게 하기 위해서 스킨케어 후 쿠션만 하나 딱 바르는 경우가 많은데 스킨 바로 다음 단계에서 바로 파운데이션을 사용하면 유분감이 빠르게 생깁니다.

메이크업한 후 피부가 칙칙해지는 이유와 해결방법이 있나요?

1. 스킨케어 단계에 브러시를 사용할 것
에센스와 크림을 브러시로 바르면 손으로 바를 때보다 꼼꼼하게 바를 수 있을 뿐 아니라, 흡수율도 높아집니다. 브러시는 피부결에 최적화된 도구이므로 피부 위에 바르는 어플리케이터로는 가장 효과적인 아이템입니다.

2. 메이크업 픽서 효과 200% 끌어올리기
메이크업 시작 전, 픽스 스프레이로 스펀지를 촉촉하게 적신 후 피부 전체에 두드려 바르면 밀착력이 높아집니다. 뿐만 아니라 메이크업 마지막 단계에 뿌리고 난 뒤 모공이 두드러지는 부위만 라텍스 소재의 퍼프로 두드리는 것 또한 밀착력과 지속력을 업시키는 좋은 방법입니다.

3. 파우더 파운데이션으로 밀착력 배가하기
소위 '팩트'라 일컫는 파우더 파운데이션이 늘 두껍고 텁텁한 피부를 연출한다는 편견은 버릴 것. 내장된 스펀지에 물이나 미스트를 살짝 뿌려 사용하면 파운데이션 못지않게 촉촉한 느낌을 낼 수 있을 뿐 아니라, 그 어떤 아이템보다 피부 밀착력과 지속력이 높아집니다.

4. 파우더와 픽스 스프레이의 더블 효과
유분이 많은 피부는 메이크업 맨 마지막 단계에 미세한 입자의 파우더로 마무리하는 게 일반적입니다. 여기에 픽스 스프레이를 추가해볼 것. 초미립 파우더 입자를 픽스 스프레이의 수분 입자가 일일이 잡아 촉촉한 느낌으로 메이크업을 지속시킵니다.

아이라이너 후 팬더눈 되는 이유와 해결방법이 있나요?

1. 아이프라이머 필수! 눈두덩이에 아이프라이머를 발라주면 아이메이크업의 지속력이 2배가 됩니다.
2. 아이라이너를 그린 뒤 아이섀도우를 사용해 한 번 더 발라주세요. 속눈썹 사이 사이 유분감을 잡아주고 라이너가 번지는 걸 잡아줄 수 있어요.
3. 피니싱 파우더를 아주 소량 라이너에 발라주세요(픽서 효과).

들뜨는 메이크업을 밀착시키는 방법을 알려주세요!

1. 피부가 너무 건조하다
건성인 피부는 충분한 수분이 공급되지 않았을 때 메이크업을 하면 피부가 갈라지고 푸석해 보이며 주름이 부각되기 쉬워요. 알카리성 비누세안을 피하고 2~3일에 한 번씩 팩으로 피부를 진정시켜주고 수분을 충분히 공급해 주세요. 건성인 피부는 너무 두꺼운 베이스 화장품을 너무 많이 바르는 것보다는 피부가 촉촉해 보일 수 있도록 훼이셜 오일을 믹스해서 발라주는 것도 좋아요.

2. 각질이 쌓여있다
피부는 계속 재생되고 묵은 각질이 탈락되는 주기를 반복해요. 묵은 각질이 오랫동안 두껍게 쌓여있을 경우 메이크업을 해도 메이크업이 밀착되지 않고 마른 각질들이 일어나 오히려 피부가 지저분해 보일 수가 있어요. 알갱이가 있는 스크럽 제품을 사용하면 물리적으로 각질이 제거되어 피부가 촉촉하고 메이크업이 잘 밀착될 수 있어요. AHA나 BHA들의 각질제거 성분이 함유되어 있는 토너를 사용해서 데일리로 피부를 닦아내어 주어도 피부가 한결 가볍고 메이크업이 잘 밀착되는걸 느낄 수 있을 꺼예요.

3. 화장품이 겹겹이 쌓여있다
피부가 건조한 것과 반대로 오히려 화장품을 겹겹이 너무 많이 발라 화장이 뜰 수도 있어요. 화장이 번들거리나 잘 지워지게 되는데 자신의 피부 타입에 맞춰 스킨케어를 적당히 발라주고 밀착이 잘되도록 흡수를 잘 시켜줘야 해요. 베이스 메이크업 단계에서도 너무 많은 양을 사용하는 것보다는 퍼프나 브러를 사용해서 잘 두드려 밀착시켜주는 게 중요해요.

메이크업하면 촌스러워보이는 이유와 해결방법이 있나요?

우리나라 여성들은 메이크업을 참 많이 하고 완벽한 변신을 하기 위해 유튜브나 잡지를 보고 메이크업을 따라하는데 뭔가 촌스럽고 어색해 보일 때가 많습니다. TV에 나오는 연예인들처럼 한 듯 안 한 듯 자연스러운 메이크업을 하고 싶은 데 무언가 어색한 사람들은 집중해보세요.

1. 나의 장점 찾아내기
보통 메이크업을 시작하면 많은 정보로 인해 이것저것 시도를 해보는데 따라하기 위한 메이크업이 아니라 나만의 메이크업을 찾아내야 해요. 가장 중요한 것은 단점을 가리는 메이크업이 아니라 장점을 살리는 메이크업이여야 한다는 거죠. 나의 가장 예쁜 부분이 어디인지 먼저 찾아봅시다. 부모님이 물려준 피부가 예쁘다면 피부를 윤기 나고 깨끗하게 표현하도록 하고 눈이 예쁘다면 큰 눈을 살릴 수 있는 블링블링한 메이크업을 하는 것도 좋은 방법이에요. 입술이 예쁘다면 립을 강조한 메이크업으로 충분히 본인만의 매력을 만들 수도 있어요. 누구에게나 자신이 가지고 있는 아름다움이 하나씩 있기 때문에 따라하는 메이크업이 아닌 자신만의 메이크업을 찾는 게 가장 중요해요.

2. 화장품의 색상이 피부톤에 맞지 않을 수가 있어요

파운데이션이나 파우더의 컬러가 피부색과 너무 동떨어져 있을 때 메이크업은 부자연스럽게 느껴질 수밖에 없어요. 뽀얀 피부를 원한다면 밝은 파운데이션보다는 톤업 크림이나 핑크 베이스를 활용해 보세요.

3. 단점을 가리기 위해 너무 과한 커버는 금물

피부에 있는 트러블이나 잡티를 가리기 위해 여러 겹 덧바른 파운데이션과 컨실러는 피부를 답답해 보이게 만들고 보는 사람으로 하여금 메이크업이 두껍다는 생각이 들도록 합니다. 적당히 붉은 기운만 가려도 충분히 예쁘니 너무 과한 커버는 멀리하는게 좋아요.

4. 강조할 포인트 메이크업은 포인트에만!

색조 메이크업을 예쁘게 하기 위해서 눈도 진하게, 피부의 블러셔도 진하게, 립스틱 컬러도 진하게 하는 경우가 있습니다. 뭐든 과하면 촌스러울 수밖에 없어요. 아이섀도우나 블러셔 립 중 포인트는 1군데에서 2군데 정도가 적당해요.

✔ Tip 초간단 각질케어 꿀팁

환절기가 되면 피부가 건조하고 예민해서 각질이 올라오는 사람들 주목해주세요!
메이크업을 하고 난 뒤에도 쿠션을 바를수록 지저분해보이고 얼룩덜룩 각질이 올라오는 경우 많으시죠?
메이크업 후에도 각질을 진정시키고 피부를 매끄럽게 만드는 노하우를 알려드릴게요.

1. 클렌징 오일 또는 각질 패드로 각질이 일어난 부분을 깨끗이 닦아주세요. 턱하고 코 주변의 각질들을 손의 온도를 사용해 부드럽게 롤링시켜주세요.
2. 오일클렌저를 닦을 때 타올에 따뜻한 물을 적신 다음 각질들을 불려주세요.
3. 클레이 팩을 피부에 발라줍니다.
4. 물기가 있는 상태에서 진동 브러시를 사용해 턱 부분과 각질이 일어난 부분에 롤링해주세요.
5. 모공속 노폐물을 깨끗하게 닦아낸 뒤 폼클렌저를 사용해 미지근한 물과 찬물을 번갈아가면서 씻어내주세요.
6. 미스트와 페이셜 오일로 피부속 수분감을 충분히 공급해준 다음 스킨케어 단계로 넘어가 주면 됩니다.
7. 녹차수나 아이패치 또는 팩을 사용해 민감해진 부위에 붙여주세요!

✔ Tip 좁쌀 여드름 없애는 방법

유수분 밸런스가 무너지고 피지량이 많아져 모공을 막으면 좁쌀 여드름이 생기게 되요.
이 좁쌀 여드름을 제때 케어를 하지 않으면 화농성 여드름으로 변할 수가 있는데 기본부터 좁쌀 여드름을 잡을 수 있는 방법을 알려드릴게요.

1. 수분 보충! 하루 물 2리더씩 마시기(필수)
2. 각질제거를 꼭 해줍니다(주1회 지성피부- 클레이팩 또는 필링젤 추천, 건성 민감성은 각실패느 주전)
3. 클렌징은 미온수로 자극없이 꼼꼼하게 씻어주세요.
4. 보습관리는 유분감이 적은 산뜻한 수딩크림, 젤크림을 발라주세요.
5. 평소 피부가 너무 오일리하지 않도록 기름종이나 노세범 파우더로 유분감을 적당히 잡아주세요.
6. 압출과 진정(소독된 제품을 사용해야 합니다.)을 시켜줍니다.

Thank to

안녕하세요. 신비아입니다.

제가 메이크업 책을 출간하기까지 너무도 도움을 주신 분들이 많아 부끄럽지만 Thank to 페이지를 준비했습니다. 메이크업 아티스트로 14년을 지내오면서 다양한 분야를 경험하게 되었고 그만큼 메이크업의 매력에 빠지게 되었습니다. 모두 그러하듯 제가 책을 집필할 거라고는 생각도 못 했지만 정말 우연한 기회로 쉽게 가질 수 없는 좋은 경험을 하게 된 거 같습니다. 준비하는 기간동안 저 혼자의 힘으로는 도저히 불가능한 일이라는 생각이 들었습니다.

목차를 쓰는 순간부터 모델 섭외, 촬영, 보정까지...

앞만 보고 달려가던 저에게 처음 메이크업을 시작했을 때의 초심을 되돌아볼 수 있는 정말 뜻깊은 시간들이였습니다. 책을 쓰지 않았다면 잊고 지냈을 메이크업의 진정성과 저에 대해서도 깊이 생각하게 되었고요. 처음에는 정말 막막하고 포기하고 싶은 마음도 많았지만 그때마다 도움을 주신 많은 분들이 있어 힘을 낼 수 있었습니다. 이 책이 세상밖으로 나오기 전 떨리고 설레이는 마음도 크지만 감동받은 순간들이 더 많았습니다. 인생을 살아가는 매 순간 소중하지만 책을 써내려갔던 시간들은 저에게 돈으로 살 수 없는 소중한 시간과 경험들이였고요. 부끄럽지만 제 마음을 담아 소중한 사람들에게 감사의 말을 전달해드리고 싶네요.

먼저 메이크업 촬영을 부탁했을때 흔쾌히 달려와준 모델 동생들. 초혜, 민주, 지유, 지선, 보미, 겸이. 항상 바쁘고 시간이 귀한 동생들이라 촬영을 부탁할 때 미안한 마음과 조심스러운 마음이 컸는데 하나같이 "언니가 하는거라면 당연히 해줘야지"라는 말을 하며 도와주러 온 동생들을 보며 너무 고맙고 뭉클했습니다.

정말 고마웠어 얘들아 ♡ 내가 평생 갚을께!

그리고 가장 걱정이였던 사진 촬영에 흔쾌히 도움을 주신 유재덕 포토그래퍼님 정말 너무 감사합니다. 계속된 추가 촬영과 스케줄 조정에도 항상 우선으로 도와주셔서 무사히 끝낼수 있었습니다.

표지촬영에 도움을 주신 레이준 작가님! 바쁜 시간 쪼개어 예쁜 표지사진 촬영해주셔서 너무 감사합니다. 촬영할 때마다 도와준 미선언니, 지연이와 서영이 항상 고마워요.

예쁜 표지 디자인 해주신 손예슬 디자이너님도 감사합니다. 항상 고마운 친구들 정신적 지주 은해와 화영이! 예민한 딸래미 스트레스 다 받아준 우리 엄마 사랑하고 고마워요.

모두 저의 주변 사람들의 도움으로 책이 탄생했다고 생각합니다. 너무 많은 사람들이 도움을 주셔서 감사한 마음을 가지고 베풀며 살아가도록 하겠습니다. 일을 하며 바쁜 시간을 쪼개어 책을 만든다는 게 쉽지 않은 일이였지만 막상 책이 출판되는 시점이 되니 설레이고 행복한 마음뿐이네요.

앞으로 한국의 메이크업 아티스트 신비아로 많은 사람에게 한국의 진정한 아름다움을 전달해드리고 싶습니다. 모두에게 행복한 美를 알려줄 수 있는 진정한 아티스트가 되도록 노력할게요!

감사합니다.

- 메이크업 아티스트 신비아 -